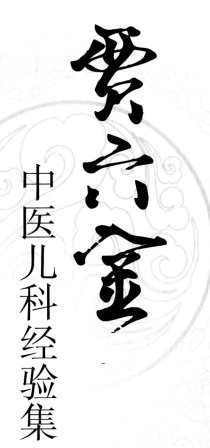

贾六金
中医儿科经验集

主　编　贾六金　薛　征

副主编　刘小渭　秦艳虹　贾晓鸿

编　委　（按姓氏笔画排序）

王美琴　王逸华　师会娟　刘小渭

李梦娇　张　焱　张慧媛　范梅红

胡　炀　贺文彬　秦艳虹　袁　叶

贾六金　贾晓鸿　曹　霞　薛　征

人民卫生出版社

图书在版编目（CIP）数据

贾六金中医儿科经验集 / 贾六金，薛征主编 . —北京：人民卫生出版社，2018

ISBN 978-7-117-27528-6

Ⅰ. ①贾⋯　Ⅱ. ①贾⋯②薛⋯　Ⅲ. ①中医儿科学 – 中医临床 – 经验 – 中国 – 现代　Ⅳ. ①R272

中国版本图书馆 CIP 数据核字（2018）第 220674 号

| 人卫智网 | www.ipmph.com | 医学教育、学术、考试、健康，购书智慧智能综合服务平台 |
| 人卫官网 | www.pmph.com | 人卫官方资讯发布平台 |

贾六金中医儿科经验集

主　　编：贾六金　薛　征
出版发行：人民卫生出版社（中继线 010-59780011）
地　　址：北京市朝阳区潘家园南里 19 号
邮　　编：100021
E - mail：pmph @ pmph.com
购书热线：010-59787592　010-59787584　010-65264830
印　　刷：北京瑞禾彩色印刷有限公司
经　　销：新华书店
开　　本：710×1000　1/16　　印张：14　　插页：8
字　　数：237 千字
版　　次：2018 年 10 月第 1 版　　2024 年 6 月第 1 版第 3 次印刷
标准书号：ISBN 978-7-117-27528-6
定　　价：65.00 元

打击盗版举报电话：010-59787491　E-mail：WQ @ pmph.com
（凡属印装质量问题请与本社市场营销中心联系退换）

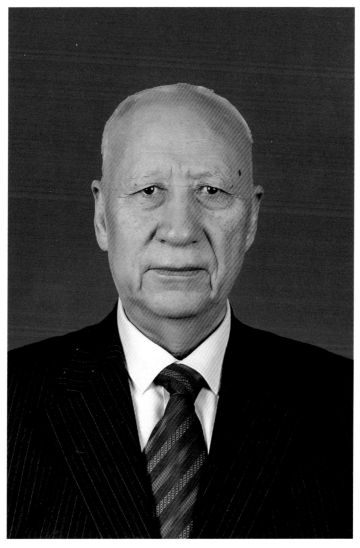

贾六金先生近照

首届全国名中医
第三批、第五批、第六批
全国老中医药专家学术经验继承工作指导老师
山西省名中医

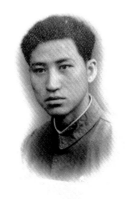

1961 年 5 月贾六金先生山西省中医学校毕业留影

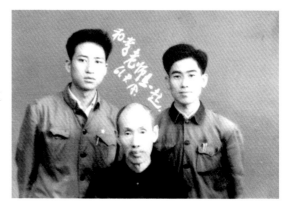

1961 年 9 月 18 日,贾六金教授(左一)与恩师李翰卿先生(中)合影

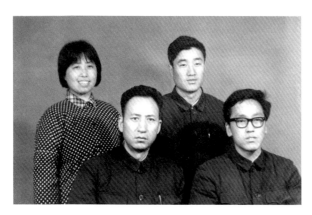

1973 年冬,贾六金教授(前左)与爱人辛翠英女士及他们的二位弟子合影

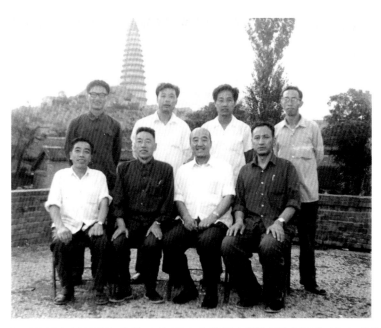

1976年春,山西省运城地区经典学习班,贾六金教授应邀讲授《金匮要略》,与其他教学老师合影

前排从左至右依次为:黄殿英先生(稷山县中医院院长)、周鼎新先生(运城地区医院中医科主任)、贾得道先生(山西省中医研究所所长)、贾六金先生;后排左一南裕民先生(新绛县中医院院长)、左二田化龙先生(运城地区卫生学校校长)、右二畅达先生(运城地区卫生学校副校长)

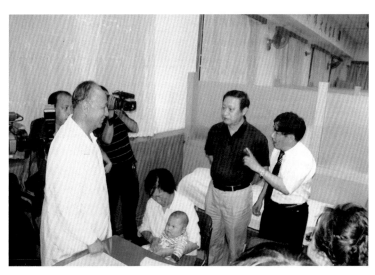

2009年10月14日,时任国家中医药管理局局长王国强(中)来山西中医学院视察期间在门诊与贾六金教授交流,时任山西中医学院附属医院院长魏中海(右)陪同

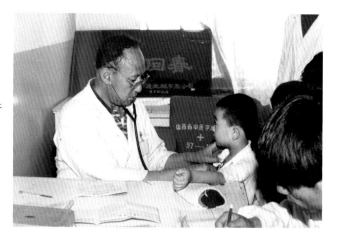

贾六金教授在门诊（摄于
1997 年 6 月）

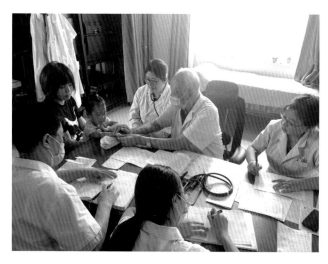

贾六金教授在门诊（摄于
2018 年 8 月）

贾六金教授处方手迹（摄于 2018 年）

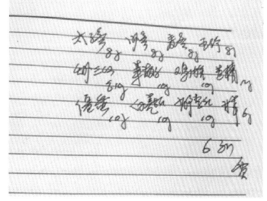

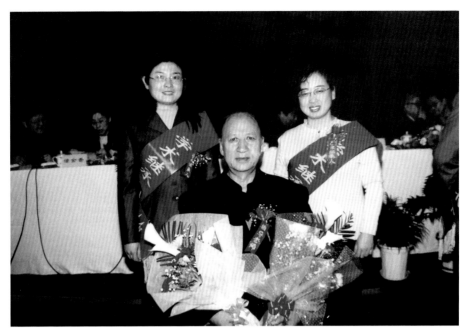

2002年11月,贾六金教授在全国第三批老中医药专家学术经验继承工作指导老师拜师收徒会上与其弟子、全国第三批老中医药专家学术经验继承人薛征(左)、刘小渭(右)合影

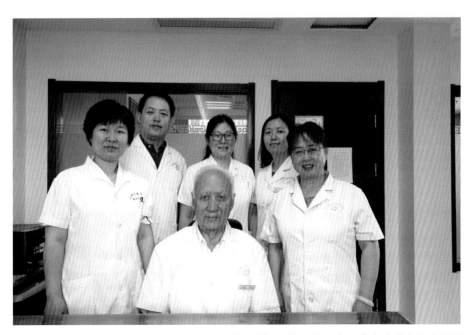

2018年7月4日贾老与工作室人员及全国第三、第五、第六批老中医药专家学术经验继承人(部分)合影

2013 年 7 月,贾六金工作室启动仪式留影

李艳彦（前左一）为山西中医学院附属医院副院长,刘小渭（前右一）为贾六金工作室负责人,李变华（后右三）为山西中医学院附属医院科教科科长,秦艳虹（后左三）为山西中医学院附属医院儿科主任,其余为工作室成员

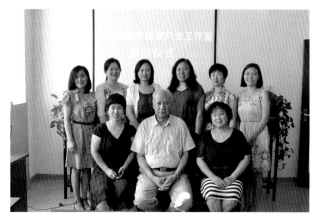

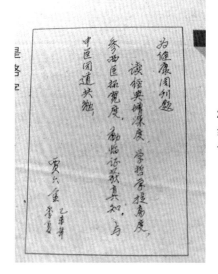

2015 年季夏,贾六金教授为《健康周刊》题词:"读经典增深度,学哲学提高度,参西医拓宽度,勤临证获真知,与中医同道共勉"

贾六金教授 2017 年 8 月 14 日在世界中医药学会联合会第九届中医儿科国际学术会议（深圳）作学术报告

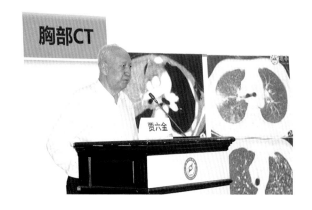

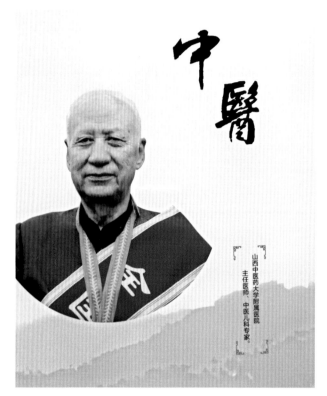

中醫

山西中医药大学附属医院主任医师，中医儿科专家。

2017年6月29日，贾六金教授荣获首届"全国名中医"称号

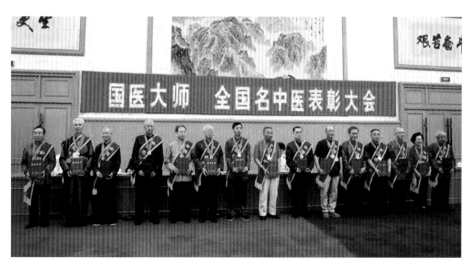

第三届国医大师及首届全国名中医领奖台上合影，左四为贾六金教授（摄于2017年6月29日）

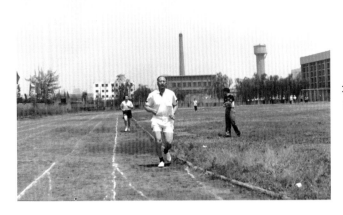

运动场上英姿飒爽（摄于1998年4月30日）

五台山中健步如飞（摄于2018年8月9日）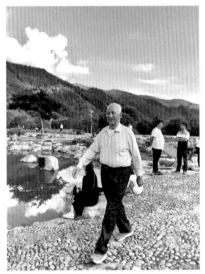

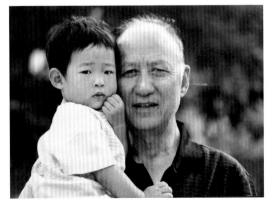

贾六金教授与3岁孙女合影,她告诉爷爷,长大也要学中医（摄于2004年7月）

王　序

　　国家名中医贾六金先生，山西中医药大学儿科临床创始人，悬壶三晋热土六十载，精研儿科药证一甲子，尽得千年三晋国医之真传，广集童稚特色诊疗之大成，复年复日手耕不辍，宅仁宅德久负盛名。

　　先生向从古学求正理，不泥古法治今病。辨发病，刻记"急症多、杂病多、同伴同病多"之三多特征；治急诊，常思"起病急、传变急、家长急"之三急之患，首倡"慎输液、重祛邪、防传变"之理念，创立"紧扣病机、紧抓主症、紧追余邪"之三紧法则；治杂证，首见学龄儿童病因"课业之思多、名次之虑多、同伴相诱多"三多之说，独创"轻言虚、慎用补、少滋腻、擅疏调"之法则。经年经日，学术体系臻于至善，首创小儿发热诊治"八要"，首创"治肺六杰十二法"，首创"泄泻证治十九条"，尤以传承创新"对方合用"之特色而独步于学界。其学养之丰、临证之精、德行之正，实乃目下儿科临床业界诸同道足可效法之楷模也。

　　贾老治学，向以开放善教而见称。临证亦师亦友，诊余授学课徒，执手授徒数十人，出类拔萃者甚众，成名三晋者有之，领军沪上者有之。精英尽出，团队既成，感贾老之学必有助于后学，思广传遍播应为弟子固有之任，遂自启研究整理贾老心验心法之善行，汇集而成《贾六金中医儿科经验集》，凡学术思想六题，医论医话四则，汇临证经验二十一病，集对方合用心法三十七篇，读之顿觉医理精道，心验独特，付梓印行，必为儿科同道座右肘后之常备也。先阅有感，欣然命笔，权以为序。

国医大师王世民

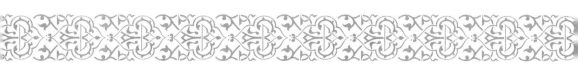

马　序

　　贾六金老师是我们中医儿科界的老前辈,行医近六十载,医术精湛,誉称"山西小儿王",近喜获首届"全国名中医"称号,实至名归,为先生医德医术的总结,亦为我们中医儿科界的一大幸事! 今贾老携弟子众人总结个人学术思想及临证经验,编撰成册,余有幸先睹为快。

　　读《贾六金中医儿科经验集》,感先生"精诚大医"的胸怀和气魄,先生曾教导学生:"学业上要不断归零,做事才能知不足,做学问才能不知足。""要虚怀若谷,虚心学习,重视经典,勤于思考,深化研究,勇于实践,才能不断提高。"深有同感,实为做人做事做学问之根本!

　　毛泽东的哲学巨著《矛盾论》在谈到矛盾的普遍性时讲了两点,一是"矛盾存在于一切事物的发展过程中",二是"一切事物的发展过程存在着自始至终的矛盾运动"。如果把矛盾替换成中医的阴阳,把事物替换成病证,这两句话就成为:阴阳存在于一切病证的发展过程中,一切病证的发展过程存在着自始至终的阴阳运动。从哲学的高度表明了证是运动的、发展的、变化的。贾老的话带有明显的时代烙印,体现贾老自始至终勤学苦思的学术钻研精神,也体现了贾老临证中的哲学思辨方法。

　　中医的生命力就是疗效,这是硬道理。贾老勤于临证,善于总结。指出儿科急症正邪相争之势一日三易,治病之要重在圆机活法,切不可拘泥僵化,其治病以临床疗效为根本出发点,衷中参西,对于西医西药,或用其理,或用其药,或用其诊查之法,贾老认为:"应用中医,是要在临床中发扬中医特色,但也要掌握现代医学知识,要让现代医学科技知识更好地为发掘中医中药的宝库服务。"余深以为然! 如其对化脓性扁桃体炎,纯用中药即可热退、脓消、白细胞降至正常范围,屡试屡验,在全国中医儿科学术年会宣讲之后,引得广泛关注,纷纷求问研讨。

　　观贾老治疗抽动症及癫痫的学术特点:认为抽动症主要为心肝有余,其次为脾肾不足,兼有风痰上扰。治疗时根据病情辨证论治,清心柔肝,散风镇静,自拟柔肝祛风汤,药用秦艽、葛根、天麻、防风、僵蚕、白芍、钩藤、甘草、蝉蜕、珍珠母、节菖蒲、草决明等。贾老指出癫痫患儿多正虚为本,以脾肾两虚为主,痰为病机关键。治疗紧扣脾肾两虚，风阳痰浊，蒙蔽心窍，流窜经络的病机。承其师张光煜先生加味可保立苏汤，药物以补骨脂、酸枣仁、白术、当归、白芍、人参、黄芪、山萸、枸杞子、核桃、天麻、胆南星、菖蒲、甘草治疗。先生辨治思路及遣方用药亦给我以启发。

　　本书的亮点之一为学生总结的贾老之常用对方，有病有案，既有原方出处，又有贾老的临证经验化裁，我对贾老总结的"两方合一的意义：功能略同，减少繁冗；先服后服，不如同服；药力不足，合方增效；新病久病，标本同治；优势互补，相得益彰；所见略同，各有侧重"颇为认同，我曾以《伤寒论》经方合方治疗流感，此思路和贾老的组方思路不谋而合，并已在临床取得非常好的疗效。

　　贾老年近八十，仍坚持在儿科临床一线，精神矍铄，热情为患者服务，实为我们学习的榜样！今贾老经验集出版在即，余深感兴奋，欣然受邀作序，希望老先生的学术思想和临床经验能发扬光大！

中华中医药学会儿科分会主任委员
天津中医药大学附属医院原院长　

前　　言

贾六金老师从医50多年,擅长中医儿科及内科疑难杂症,对小儿咳喘等肺系病症及脾胃病症造诣尤深,擅治小儿诸疑难病症,临床每有效验。吾等有幸从师学习,颇得恩师悉心教诲,受益良多,真切体会到老师治学之严谨,治病之独到。老师临床数十载,救人无数,育人无数,值老师喜获首届"全国名中医"之誉,及2018年中华中医药学会儿科分会第35次学术会议于山西太原召开之际,将老师学术思想及部分临证经验总结成册,作为献礼。

贾老治学严谨,勤勉苦读,尤推崇《黄帝内经》《难经》《伤寒论》《金匮要略》《温热论》《温病条辨》和《医宗金鉴》《医学衷中参西录》,同时对孙思邈、钱乙、万密斋、叶天士、吴鞠通等诸家著作和学术成就都有深入的研究。他常说这些书是前人实践经验的高度总结,具有很高的临床价值,一定要常学不懈。他教导弟子,不但要勤于学习,还要善于学习,学习中既要掌握辨证论治的核心理论,又要掌握具体的治疗手段,切不可为病寻药式的学习,东一榔头西一棒子,零敲碎打,否则,只能是弃本丢源。

贾老在不断学习经典著作的同时,注重理论联系实际,注重理论指导临床,但更注重的是在实践中的学习、总结、思考与探索。纸上得来终觉浅,心中悟出始知深。贾老常说,学中医悟性很重要,但悟性说白了就是用心思考,就是对事物的分析理解能力,理论知识的积淀固然重要,但丰富的临床实践是不可取代的、重要的学习过程,因为临床实践更具体更鲜活,更有创造性。学习的最终目的就是要应用,要融会贯通,指导临床,把学习转化为一种实实在在的能力,转化为临床的诊断和鉴别诊断能力、辨证施治能力和疗效不断提高的能力。因此要师古而不泥古,将学而思、思而行有机地结合在一起,统一在一起。因此先要学,深入钻研,精思致悟,方能得其精髓,有所造诣。其次要思,不但要思考,还要学会思变。如贾老治疗小儿外感发热,以往对其分型治法较多,如风温发热用银翘散之类,春温发热用黄芩汤之类,暑温发热用白虎汤、新加香薷饮之类,伤寒发病麻黄汤、桂枝汤、败毒散等等,但因小儿多不能表达病情,家长也叙述不清,给临床辨证用药带来了困难。贾老在总结和继承众多医家经验的基础上,从小儿生理病理入手,总结多年临床心得,驾繁就简,独运匠心,在经方的基础上创制了"银柴退热汤"治疗上呼吸道感染,临床屡用屡效。

中西医结合是贾老临床治病特点,他对中西医两套医学模式都非常熟悉。贾老强调,作为中医工作者,不仅要弘扬中医,应用中医,要在临床中发扬中医特色,也要掌握现代医学知识,要让现代医学科技知识更好地为发掘中医中药的宝库服务。在临床上,有些病中医药治疗效果比较好,有些则用西药治疗效果比较好,有些则是中西医结合治疗效果比较好。贾老对这些病做到准确地把握与区分,坚持实事求是的原则,讲求实效,从而大大提高了疗效。贾老临床,尽可能用中医药治疗,但也不排斥西药,如缺铁性贫血、佝偻病等补给相应的铁剂、维生素 D;而支气管肺炎一类的疾病,贾老多采取中西医结合治疗,以期尽快缓解病情,彻底清除病灶。

贾老在长期的医疗实践中,集先贤之精华,结合临证经验逐渐形成了自己的学术观点。这种组合思维的创新突出体现在贾老辨证施治中对于证的认识,以及治法、方药的组合。在临床工作中,贾老反复强调小儿生理病理特点的重要性,重视小儿的望诊,强调以五脏证治为核心,突出从肺、脾论治,善用清法、和法,遣方用药多方合用,善补泻、升降、寒温并用。在治疗上从小儿生理病理特点入手,注重分清标本缓急,重视护脾保肺,同时小儿脏腑清灵,对药物反应灵敏、随拨随应的特点,用药审慎,仔细斟酌剂量,恰到好处。

贾老辨证选方独到,创制了许多行之有效的方剂和药物组合,既有继承又有创新,临床广为应用,效如桴鼓。其临证善多方合用,多法并举,贾老指出:复方、多法合用优于单方、单法治疗,复方多法治疗涵盖面广,使主症、兼症都能得到充分的治疗,同时可汇总主方的优点,有利于集中优势打"歼灭战",且多方合用,能将相类似的方子合成一方使用,有利于方剂的创新与发展,如临床贾老常常六味地黄丸、左归丸(饮)合用,肾气丸、右归丸合用,华盖散、杏苏散合用。

全书分为五部分:第一部分为贾六金老师传略,介绍贾老从医及学术成长之路;第二部分为老师学术思想总结;第三部分为医论医话;第四部分为儿科疾病诊疗经验;第五部分为贾老常用对方精粹。我等蒙恩师教诲,获益良多,忝列门墙,感念栽培之恩,在贾老经验整理过程中未敢有丝毫懈怠,虽尽量精选,反复推敲,但仍属管中窥豹,难赅老师诊病用方之精髓,但以点滴之墨,供临床同道参研。

贾老众弟子

2018 年 8 月 18 日

目　录

第一章　贾六金传略

一、六十年从医路

贾六金,1941年出生,山西省昔阳县胡封村人。于1956年跟从同宗叔父,昔阳县名老中医贾如琏先生开始学习中医,1958年考入山西省中医学校,1961年9月毕业于山西省中医学校及山西中国医学研究所,留所工作。师从山西四大名医之首李翰卿先生和三晋儿科名医张光煜先生,得李老应用经方和张老治疗儿科疾病的经验,深受二老治学精神和医德医风的熏陶。1966年,响应党的"把医疗卫生工作的重点放到农村去"的号召,赴山西省绛县人民医院工作,先后任业务副院长、院长,绛县第六届、第七届人大常委等职。1974年(时年33岁)被推选为名中医出席运城地区名老中医表彰会。在绛县工作期间,1974—1975年进入山西医学院医学系学习。1988年奉调筹建山西中医学院,是山西中医学院附属医院的第一批学科带头人,先后任儿科主任、内科主任、儿科教研室主任、门诊部主任、院长助理等职。被业界和公众誉为"精儿科、通全科、接地气、有大爱"的贴心医生。1996年被评为山西省卫生系统先进工作者,2008年被评为山西省著名中医专家。60年研习中医,由懵懂入门,经勤勉苦学,受大师亲传,成为主任医师、博士生导师、全国老中医药专家学术经验继承工作指导老师(第三、五、六批)、全国中医优秀人才研修项目指导老师、全国名老中医药专家传承工作室建设项目专家、山西省优秀中医临床人才研修项目教学委员会副主任、山西中医学院附属医院首届名医、山西省贾氏儿科学术流派创始人、山西省突发公共卫生事件专家咨询委员会专家。2016年山西省卫计委授予"首批山西省名老中医"称号,2017年喜获"全国名中医"荣誉称号。

二、潜心儿科

贾老勤于临证,善于总结。观当今儿科多发病种,大致有三多,即所谓"急症多、杂症多、伴发病证多",其中,就急症而言,突出表现为"起病急、传变急、家长急"三急,经多年临证,总结儿科急症正邪相争之势一日三易,治病之要重在圆机活法，切不可拘泥僵化，提出"慎输液、重祛邪、防传变"的理念，创立"紧对病因、紧扣病机、紧抓主症、紧追余邪"的四紧治法。如对化脓性扁桃体炎，纯用中药多可热退、脓消、白细胞降至正常范围，屡试屡验，在全国中医儿科学术年会宣讲之后，引得广泛关注，纷纷求问研讨。此理此法，在上呼吸道感染、急性支气管炎、支气管肺炎、急性肠炎、中耳炎、结膜炎、咽喉炎、急性淋巴结炎、肠系膜淋巴结炎以及手足口病等多种急性发热性疾病的诊疗中，每获良效，部分经验收载于《医苑英华》（2007 年，中国中医药出版社）和《山西省著名中医临床经验选粹》（2009 年，人民卫生出版社）。就杂症而言，当今儿童营养过剩多、体质偏颇多、滥用滋补多，特别是学龄儿童课业负担重，心理压力大，久坐少动，构成了当代儿科新的病因与发病趋势，诊疗之法，应当"轻言虚、慎用补、少滋腻、擅疏调"。如抽动障碍，学龄前与学龄期多见，证多属"肝旺生风"，首发时段治以"平肝、柔肝、清肝"见效颇快，重在随访随诊，不可浅尝辄止，且疏解引导家长尤为重要。曾在《儿童多动症临床治疗学》（2010 年，人民军医出版社）中立题专论。贾老力倡儿科临床必须直面疾病谱改变的全新挑战，指出时令之病，古病渐少，常证易势，新证迭出，须紧扣病机创新古法方为时令新病之正途。故机动灵活化裁古方，创制新方 20 余首，多有显效。其中，"银柴退热汤"已列为山西省重点研发计划并开发应用。

三、坚守临床

贾老从医 50 多年来，始终坚守临床第一线。2001 年退休至今，从未离开过临床、教学与科研一线，每周 4~5 次门诊，周门诊量约 320~350 人次，诊疗人数约 20 万人次。贾老认为：培养家长的信心、引导家长学习儿童保健知识尤为重要。2013 年 10 月 15 日《健康导报》刊登"贾六金：有效中医的追梦者"，2015 年 8 月 4 日《山西市场导报》登"峥嵘岁月痴国医，志在活人施妙药"，称赞其中医脊梁，济世福民；2015 年 10 月 9 日《山西晚报》刊登"名医贾六金专注儿科数十载"；2016 年 3 月 31 日《山西晚报》寻访山西好中医活动中，荣获"百姓心中的好中医"称号；2016 年 7 月 29 日，《健康时报》"仍在出诊的名老中医们"活动，贾老为全国入选的八名老中医之一。

贾老在绛县人民医院工作期间，曾目睹了农村缺医少药、医疗资源匮乏的状况，因此，尽己所能，坚守一线，造福更多的患者。在诊疗过程中，重视和患者交流，遣方精简，用药醇和，用药偏廉，心系患者，想患者所想，急患者所急。

四、传道授业

作为山西省儿科著名中医专家,贾老一直关注着全省儿童的身心健康。年逾古稀的他常常感叹:"我个人能力有限,即使全天不休息,一天最多也只能治疗 100 余人,一个月也只有 3000 余人,实在难以满足全省儿科患者的需求。希望能够多带弟子、学生,培养更多的儿科人才。其在教学、带徒方面,无不倾囊相授,尽情而为。带教过的 20 名在读本科生,18 人考取硕士研究生;近 10 年间共收授徒弟 60 余人,有 4 人获评省级名医;在承担全国第三批、第五批、第六批老中医药专家学术经验继承工作指导老师时,培养继承人 6 名,2 人成为山西省名中医,1 人成为上海市中医药领军人才,2 人获得北京中医药大学博士学位;并新近收徒 30 余名。

第二章 学 术 思 想

贾老从医 50 多年,博采众长,潜心钻研,对《黄帝内经》《难经》《伤寒论》《金匮要略》《医宗金鉴》和钱乙、万密斋、叶天士、张锡纯等诸家著作和学术成就进行深入的研究,并勇于实践,积累了丰富的临床经验,形成了独特的学术思想。临床上秉承中西医结合,重视小儿的生理病理特点,注重望诊,强调以五脏证治为核心,突出从肺、脾论治,善用清法、和法,遣方用药多方合用,善补泻、升降、寒温并用。

一、崇尚并奉行中西医结合

贾老一贯践行中西医结合,强调作为中医工作者,不仅要弘扬中医,应用中医,在临床中发扬中医特色,也要掌握现代医学知识,中西并重。

中医的优势在于通过四诊将人体的全方位信息综合起来,着手于特定环境、个体差异及疾病的阶段性治疗上。而西医近二百年来充分利用现代科学技术的成就寻找疾病发生的原因,从器官组织到细胞基因,从生物物理到生物化学,详尽地探知了人体的生理和病理机制,对大多数疾病的发生、发展都有客观的认识。然而,许多疾病病因复杂隐匿,疾病的发生和变化受多种因素的影响,给西医的病因治疗带来了一定的困难;这些西医学之短,恰恰是中医学之长。因此贾老一贯坚持衷中参西,将中西医各自的优势有机地结合起来,积极地从现代医学中汲取养料为我所用,力求实效。

(一)坚持宏观辨证与微观辨病相结合

中医以宏观辨证见长,西医以精确的微观认识为优,贾老善将宏观和微观相统一,借助现代的诊疗手段提高对疾病的认识。宏观辨证是以中医理论为指导,依据望、闻、问、切四诊之所得,对疾病做出病因、病位、病性的综合的整体分析判断。微观辨病主要是运用各种现代科学方法,对患者进行病因、病理、生理、生化、免疫、影像等各方面客观征象的检查分析,探讨疾病发生发展的物质基础和提供可作为辅助诊断的客观定量化指标。贾老临证把二者有机地结合起来,取二者之长,互补其不足,以期对疾病有较全面的系统认识,使临床辨治达到更高水平。如治疗小儿厌食症,贾老便将宏观辨证和微观的微量元素指标结合起来进行辨证治疗,取得了很好的疗效。

(二)坚持西医辨病与中医辨证相结合

贾老认为,证和病是中医和西医两种不同体系对疾病过程的认识,各有所长,又各有所短。在诊断上,西医长于以精确的微观认识疾病,在疾病的定性、定位、诊断上占优势,因此辨病有利于了解疾病的病因及疾病发展变化之规律;中医长于宏观地认识疾病,着眼于具体的病人和其生活的环境,因此辨证可以全面分析疾病的病邪性质及邪正盛衰状况。贾老认为在中医辨证与西医辨病相结合的过程中,重要的环节是参考西医理化检查结果判断疗效,预知疾病转归。参考化验检查并非丢掉中医特色,而是提高中医"望、闻、问、切"的能力。如 X 线、心电图、超声、CT、内镜、MRI 以及实验室等各项检查技术,明确西医诊断对中医辨证有帮助。将西医的检查作为中医四诊的延伸和补充,同中医理论有机地结合,能开阔思路,准确用药。只要有利于认识疾病和提高疗效,西医的检查技术、中药的现代药理药效研究成果等尽可以采纳使用。贾老认为辨证论治既不同于一般的"对症治疗",也不同于现代医学的"辨病治疗"。将西医辨病论治引入中医辨证论治体系,也就是辨证与辨病相结合的临床模式,贾老对于一些经西医检查未发现阳性结果而无法确诊的疾患,按照中医辨证论治多收到良好的疗效。贾老强调,辨证和辨病相结合,绝不是按照西医的诊断来应用中药治疗,而是立足于中医理论,发挥中医整体观念和辨证论治的优点,并且吸收西医对病因、病理的认识和科学的检查方法,进一步认识病机,观察疾病的进退和疗效。如小儿咳嗽一证,首先要从中医的角度明确引起咳嗽的病因,是属于外感六淫所致的外感咳嗽,还是五脏受损引起的内伤咳嗽;再从西医的角度辨病,仔细检查是因咽喉炎、扁桃体炎、气管支气管炎、肺炎、肺结核等呼吸道疾病引起的咳嗽,还是呼吸系统以外的某些疾病引起,如此对咳嗽一病才能有更全面的认识,才能更切合实际地选方用药,提高疗效。临床上贾老还坚持无证从病、无病从证,如对紫癜性肾炎的后期治疗,临床可能已无症状,即无证可辨,但仍存在镜下血尿,贾老便会从病而治。在治疗上,西医是辨病用药,而中医辨证论治强调人是一个有机的整体,脏腑之间是相互关联的,其治疗可因人而异、因病而异,异病同治和同病异治,灵活多变。贾老在临床中坚持辨病与辨证相结合,既考虑到病的各阶段证的变化,在辨证的同时,又不忽视病的本质。

(三)坚持证的动态变化认识

世间万事万物都存在着阴阳互根、对立、消长转化的普遍规律,一切事物都在发展、变化。事物运动变化的根源,就在于其内部相互对立的两个方面(阴阳)相互作用的结果。因此,贾老十分注重证的动态变化,强调证是不断发展变化的,是不间断的移行过程,并以此来指导临床。《素问·阴阳应象大论》曰:"阴阳者,天地之道也,万物之纲纪,变化之父母,生杀之本始,神明之府也,治病必求于本。"此处所谓"本",就是阴阳变化,治疗疾病必须从它的阴阳变化这个根本上出发。治病"必求于本",诊断和辨证也应该"必求其本"。

毛泽东的哲学巨著《矛盾论》在谈到矛盾的普遍性时讲了两点,一是"矛盾存在于一切事物的发展过程中",二是"一切事物的发展过程存在着自始至终的矛盾运动"。阴阳是中国古代哲学解释万物的两个对立范畴,病证是一种特殊事物。如果把矛盾替换成阴阳,把事物替换成病证,这两句话就成为:阴阳存在于一切病证的发展过程中,一切病证的发展过程存在着自始至终的阴阳运动。从哲学的高度毋庸置疑证明了证是运动的、发展的、变化的。

六经分证、卫气营血分证自始至终处于动态变化之中。证的错综复杂的变化有很多形式,如在一定条件下出现不同程度的转化;寒热虚实的夹杂和交错;以及病证发展到一定阶段,可出现一些与疾病性质相反的假象等也体现了动态变化的态势。在诊断时,要灵活掌握临床表现,要抓主证,不要按图索骥。在治疗时,要有前瞻性,要有提前量,尤其是治疗急性病、传染病、发热性疾病,一定要固护未受邪的脏腑,在治已病中体现"治未病"效果。如治疗温病,病在卫分就要考虑到气分,又如仲景所说"见肝之病,知肝传脾,当先实脾",即是此意,只有这样,才能牢牢掌握主动权,在治疗中立于不败之地。

(四)坚持实事求是,力求实效的原则

在临床上,有些病中医药治疗效果比较好,有些则用西药治疗效果比较好,有些则是中西医结合治疗效果比较好。贾老对这些病做到准确把握与区分,坚持实事求是的原则,讲求实效,从而大大提高了疗效。贾老临床,尽可能用中医药治疗,但也不排斥西药,如缺铁性贫血、佝偻病等补给相应的铁剂、维生素 D;而支气管肺炎一类的疾病,贾老多采取中西医结合治疗,以期尽快缓解病情,彻底清除病灶。

二、重视小儿生理病理特点

小儿自出生到成人,始终处于不断的生长发育过程中,无论是在形体、生理方面,还是在病因、病理及治疗方面,都与成人有着显著的不同。金·刘完素《素问病机气宜保命集》指出:少儿"和气如春,日渐滋长"。在生理病理方面,小儿脏腑娇嫩，形气未充，"五脏六腑，成而未全……全而未壮"，发病容易，传变迅速。《温病条辨·解儿难》说：小儿"脏腑薄，藩篱疏，易于传变；肌肤嫩，神气怯，易于感触"；又"生机蓬勃，发育迅速，故脏气清灵，易趋康复"。这说明小儿在生理上，既有生机蓬勃、蒸蒸日上的一面，又有脏腑娇嫩、形气未充的一面。病理上因其"稚阳未充，稚阴未长"，抗病力低下，所以易于发病，发病后病情发展迅速、变化多端是最显著的特点。贾老运用现代医学小儿解剖生理特点来进一步阐发古人的这一理论，如在呼吸系统，由于小儿鼻腔短小，黏膜血管丰富，没有鼻毛，加上抗体产生较少，故易发生呼吸道感染性疾病，此即小儿"肺常不足"，是脏腑娇嫩，发病容易的具体表现；在消化系统，小儿的胃呈水平位，贲门括约肌较松弛，故易呕吐和溢乳，因胃酸及消化液分泌相对较少，消化酶活力较低，故饮食稍有不当，即易引起腹泻，此乃小儿"脾常不足"。婴幼儿神经髓鞘未完全形成，兴奋易于扩散，高热时易出现惊厥，此属"肝常有余"之象。

小儿的病机转化错综复杂，"易寒易热""易虚易实"，稍有疏忽便险象丛生，如吴鞠通在《温病条辨·解儿难》中所说："小儿肤薄神怯，经络脏腑嫩小，不奈三气发泄。邪之来也，势如奔马，其传变也，急如掣电。"贾老强调在临证时，必须明察小儿病理特点，掌握病情演变规律，及时诊断，预见可能的病机变化，采取有力措施，才能不断提高疗效。如贾老治疗小儿外感发热一病，肺卫一旦感邪，便会子病及母，影响脾胃运化功能，导致脾胃枢机不利，饮食易于积滞，蕴而助热，使热邪缠绵难退，故消积导滞之品不可不用。又因小儿形体未充，发病后"易虚易实""易寒易热"，因此病势若进一步发展，邪气则可由气入营入血，出现热扰神明或内陷厥阴的惊厥、昏迷、出血等危急变证，急需予以疏风解表、清热解毒之重剂以挫其热势，防患于未然。

在临床工作中，贾老反复强调小儿生理病理特点的重要性，在治疗上从小儿生理病理特点入手，注重分清标本缓急，重视护脾保肺，考虑小儿脏腑清灵，对药物反应灵敏、随拨随应的特点，用药审慎，仔细斟酌剂量，恰到好处。

三、四诊合参，注重望问

儿科古称哑科，小儿或不能言语，或表达不清，或言不足信，且检查时常常啼哭叫扰，声色俱变，难于合作，给诊断带来困难，如《小儿药证直诀》中所说："小儿之病，虽黄帝犹难之，其难一也……小儿脉微难见，医为持脉，又多惊啼，而不得其审，其难二也；脉既难凭，必资外证，而其骨气未成，形声未正，悲啼嬉笑，变态不常，其难三也……小儿多不能言，言亦未足取信，其难四也；脏腑柔弱,易虚易实,易寒易热……其难五也。"临床上许多医师不注重问诊,亦有"四诊不求全备,以望诊为主"之说。贾老指出,小儿疾病的发生、发展、变化过程、治疗经过,以及既往病史、衣食起居等基本情况,只有通过问诊才能获得,这些资料是分析病情、判断病位、掌握病性及辨证治疗的可靠依据,是诊断、治疗疾病不可缺少的重要过程。贾老一再强调,四诊中既要合参,又要突出望诊和问诊。

(一) 发掘风池、气池的望诊特色

风池、气池望诊与辨证较早见于明·万全《片玉心书》"风气两池黄吐逆,烦躁啼哭色鲜红"。《医宗金鉴·幼科杂病心法要诀》以图谱指明风池、气池的部位,风池即眼平视,瞳孔直上,当眉毛下缘处,即目上胞;气池位于目下胞。书中指出望诊后辨证纲领"风气青惊紫吐逆",风池、气池均为目胞之处,属五轮之中肉轮,为脾所主。脾胃为后天之本,气血生化之源,脾胃的受纳运化功能对促进小儿的生长发育尤为重要。小儿生机蓬勃、发育迅速,对营养物质的需求较高,脾常不足之特点也更易显现。风池、气池的异常变化,可以反映小儿脾胃的病理变化,对诊断脾胃疾病及其全身疾病都具有重要的指导意义。

在长期临床实践中,贾老发现气池色泽变化更易显现,有青色、赤色、紫色、黄色、黑色。常见气池色青,伴有山根发青,主惊,多见小儿暴受惊恐,惊啼不安,睡卧不宁,或脾虚肝旺质。赤色者,可见面红唇赤,常见于积滞日久,脾胃蕴热者,胃热熏蒸其面。色黄形瘦者多脾胃两虚,形胖者多痰湿。形瘦者多脾胃阴虚火旺,形胖者多脾胃积热。有见紫色者,紫为赤之甚,主肺胃热盛之证。气池色紫为胃经火热,常见于阳明燥火过盛,或胃火蕴郁日久所致。若是紫暗,而呈黑色者,多为瘀血寒凝之象。西医对变应性鼻炎的体征描述有眼眶下有灰蓝色环形暗影和皱褶,称"变态反应性着色",俗称"黑眼圈"。这是由于鼻腔和鼻窦黏膜长期肿胀或水肿,或鼻甲肥大,压迫静脉丛,造成睑静脉与眼角静脉淤血所致,也是特应性儿童眼鼻过敏的一个特征性表现,拓宽了中医对气池的认识水平。

(二) 重视察口望咽的应用

贾老尤重对口咽部的观察,注重望色,色症合参。贾老指出,咽喉是呼吸、饮食的通道,肺主气,司呼吸,胃主受纳,故咽喉为肺、胃之门户;心、肾、肝、脾、胃诸经均连络于咽喉;而外邪侵袭人体,也多从口鼻咽喉而入,因此望咽喉是临床辨别小儿虚实寒热的客观、重要的依据。贾老临证通过望咽喉的色泽变化来判断虚实寒热,以软腭为参照物,凡咽部色泽较软腭红者,为热证。又有程度不同三种情况,稍红,多为外感风热所致;焮红,为里热炽盛之征;若为暗红,则为阴虚内热兼有瘀血。凡咽部色泽同软腭一样者,为咽部正常。查口望咽,常能为儿科疾病的诊断提供重要线索,提供早期诊断的客观指标,提供辨证的可靠依据。

口咽望诊包括口唇、牙齿、牙龈、颊黏膜、软腭、咽、扁桃体等部位。

口唇:唇色苍白为气血虚弱,多见于营养不良和各种原因引起的贫血。唇色深红为脾胃积热。口角㖞斜为风邪中络、风痰痹阻,多见于特发性面神经麻痹。口角浅裂呈放射状,有浅溃疡并有黄色渗出及干痂,张口时两唇角疼痛并有出血,此为脾胃湿热,见于维生素 B_2 缺乏症。唇色青紫为血瘀及寒证,多见于各种原因的心力衰竭、哮喘、重症肺炎和先天性心脏病。口唇干燥或樱桃红色为伤津或伤阴,多见于轻中度脱水及代谢性酸中毒者。

牙齿:齿为骨之余,出牙过晚或乳牙脱落,恒牙萌生缓慢为肾气不足,是发育延缓的一个现象,多见于佝偻病、呆小病和先天性痴呆。

牙龈:牙龈属胃,牙龈发红肿胀,牙龈乳头由原有尖锐形变为钝圆形,并有出血,为胃火上冲,多见于牙龈炎。脓液自龈缝流出,为胃火旺盛,多见于龋齿炎症继续蔓延,形成牙槽脓肿。

颊黏膜:口腔黏膜出现红白色斑块、微高起的斑膜,形如奶块,擦去斑膜后,局部黏膜潮红粗糙,亦可见于舌、腭等处,为虚火上浮的鹅口疮。口腔黏膜充血水肿,颊、舌、龈唇内出现大小不等、边界清楚的溃疡,为心脾积热,见于溃疡性口炎。

软腭:咽部充血,在软腭黏膜上可见数个或数十个 2~4mm 大小灰白色小疱疹,周围有红晕,属风热之邪客于肺卫,见于急性疱疹性咽峡炎。

咽及扁桃体:咽部急性充血,咽后壁淋巴滤泡增生和咽侧索见红肿,为外感风热,最常见于急性上呼吸道感染、急性咽炎。扁桃体肿大,周围充血,隐窝口有黄白色脓点,多因肺胃热毒壅盛,见于急性化脓性扁桃体炎。扁桃体慢性充血肥大,为阴虚火旺。

（三）舌诊特点

舌虽为心之苗窍,但是通过经络与许多脏腑相关联,所以脏腑的病变,每能从舌象上反映出来。舌质、舌体、舌苔及伸缩动态都需要详细查明。如小婴儿见舌吐唇外,缓缓收回者属吐舌,常为心经有热所致。舌伸唇外,来回拌动,掉转不宁者为弄舌,多为大病之后,心气不足之象,也有属于智能低下者。小儿一旦舌苔厚腻,常为湿困积滞之兆,需运脾化湿、消积导滞,常用砂仁、白蔻

仁、生薏仁、白术、苍术、炒三仙等药。针对舌诊,贾老将临床常见舌质、舌体、舌苔的异常,自编歌诀作为辨证纲领:

望 舌 质

淡白阳弱虚寒证,气虚不足血不荣。红色主热分虚实,实多兼苔虚少津。
绛舌热病入营血,内伤久病虚火升。紫舌要辨寒与热,热灼少津寒湿润。
初现草莓后杨梅,烂喉痧证一特征。

舌 体

舌体胖嫩有齿痕,多为脾肾阳虚证。气血两虚有裂纹,热盛伤津舌僵硬。

舌 苔

辨 白 苔

薄白欠润边尖红,外感风热卫分证。薄白而干边尖红,肺津已伤表未尽。
白苔黏腻吐浊沫,湿浊内阻湿热蒸。舌苔白厚而干燥,脾湿未化胃伤津。

辨 黄 苔

薄黄而润病属轻,干燥热盛胃伤津。微黄带白或相兼,热传气分表未尽。
尖黄焦刺有裂纹,邪热积聚胃脘中。黄腻不燥湿热蕴,流连气分属湿温。
黄苔需辨真与伪,十有八九染而成。

偏苔与地图舌

半边无苔对边病,口疮腮肿及牙痛。地图花剥证相同,胃虚伤气又伤阴。

(四)结合望指纹判断病情

望小儿指纹是1岁以内望诊中的重要组成部分。望指纹的原理实源于《内经》中的辨络脉,尤其是手鱼络脉。手鱼即大鱼际,为经络气血运行充盈之处,更是手太阴肺经循行之处,与寸口诊脉之原理相同,故《幼幼集成》云:"盖此指纹与寸关尺同一脉也。按《内经》十二经始于手太阴,其支者从腕后出次指之端,而交于手阳明,即此指纹是也"。望指纹在儿科临证应用中,历代医家也积累了丰富的经验。尤其清代陈飞霞提出以"浮沉分表里,红紫辨寒热,淡滞定虚实"作为纲要,后世医家又加"三关测轻重"。

贾老在临证充分诠释辨证纲要,对1岁以下小儿以望指纹作辅助诊断,提供可靠的诊断依据。指纹,联系西医解剖生理,实为食指的浅表静脉,其充盈度及长度的变化与静脉压有关。指纹的颜色在某种程度上可反映体内缺氧的程度,缺氧愈重,指纹色泽愈青紫。指纹颜色的深浅与血内含氧的多少、血红蛋白的高低和末梢循环有关,如脱水、失血性疾病,指纹则淡而萎陷。一定程度上望指纹能推测预后。

四、五脏证治,突出肺脾

贾老对钱乙"五脏证治"的学术观点十分崇尚,认为钱氏在《内经》《难经》《金匮要略》等书的基础上进一步发展了"五脏证治"的理论,所创立的"五脏证治"既适用于六淫外感,也适用于内伤杂病。贾老对五脏证治学术思想进行了钻研和探索,不仅继承了钱乙"五脏虚实补泻"的学术思想,而且结合数十年临床实践,进一步发展了"五脏证治",逐步形成了"五脏证治,突出肺、脾论治"的学术思想。贾老认为:小儿脏腑柔弱,形气未充,发育未完善,对疾病的抗病能力较差,尤以肺、脾两脏更甚,突出表现为"肺常不足""脾常不足",加上小儿寒暖不能自调,饮食不知自节,故外易为六淫之邪所侵,内易为饮食所伤,所以在临床上小儿肺系疾病、脾系疾病的发病率最高。贾老指出,临床所见肺系疾病多伴有消化道症状,如感冒、咳嗽、肺炎喘嗽等病常伴有纳差、呕吐、大便干结或溏泄等症状;而积食、泄泻等脾胃疾病易诱发感冒、咳嗽等肺系疾病,这与肺脾两脏之间相互影响、相互制约的密切关系相关。

贾老非常重视小儿肺脾的调治,概括了肺脾密切相关的九大因素:

①经络相连,手太阴肺经起中焦,为脾胃所居之地;②共同的生理病理特点,即万全所提出小儿"肺、脾常不足",生理功能较薄弱,从而易于患病;③脾肺两脏共同参与气的生成与输布,肺主呼吸清气,脾胃主水谷精气;④卫气出于脾胃水谷之气,而分布于人体体表,实是肺气功能的延展;⑤津液输布代谢中,二者密切相连,"饮入于胃,游溢精气,上输于脾,脾气散精,上归于肺";⑥脾肺为母子关系,五行生克制化中,生理上土生金,病理上母病及子,子盗母气;⑦病理上脾为生痰之源,肺为贮痰之器;⑧形寒寒饮伤肺又伤脾;⑨西医学中呼吸系统与消化系统之间解剖生理特点的密切关系,与中医肺脾关系相吻合。

由此可见,肺与脾互相影响,互相为用,贾老形容其为"一荣俱荣、一损俱损"的密切关系。肺不病则化源不绝,脾不虚则生化不息。在五脏辨证中,针对儿科常见多发疾病应着眼于肺脾两脏,突出从肺、脾论治。治疗时多从肺脏入手,兼顾脾胃,以宣肺调脾,祛邪逐寇为主,不仅可清除病灶,将疾病消灭在萌芽阶段,避免滋生变证,同时还能强脾固肺,增强抵抗外邪的能力。例如治疗小儿反复呼吸道感染,贾老所创"小儿复感灵",方用玉屏风补肺固卫,六君子健脾益气化痰,又有小柴胡和解少阳。突出从肺、脾论治,就是重视肺脾与其他脏腑之间的关系,重视肺脾在小儿常见病、多发病中的主导地位,而不是否定从其他脏腑入手治疗。突出从肺、脾论治，并不是单独强调肺脾，而是从治肺脾入手，达到治疗其他脏腑疾病的目的。贾老治疗其他许多慢性疾患，也常从调理肺脾入手，往往收到良好的疗效。

五、善用和清，少用补法

贾老根据小儿的生理病理特点，在儿科疾病的治疗中，处处体现用药醇和柔润的原则，慎用大寒、大热、妄攻、蛮补。因此临床中总以清法、和法为要。

（一）清法

即清热法，是运用寒凉药物，通过清热、泻火、解毒、凉血等作用，以解除热邪的治疗大法。

《素问·至真要大论》所说"热者寒之"即指本法。因此无论表里虚实，若其性质为热者，均可运用本法。临床应用时，亦应根据热邪所犯脏腑的不同和病情发展的不同阶段据证立法，辨证用药，如在表属实者，清散、清行可也，如清凉解表、清肺泻热；在里属虚者，清而补之；在里属实者，清而下之、清而化之。贾老指出，清代名医叶天士在《临证指南医案·幼科要略》说："襁褓小儿，体属纯阳，所患热病最多。"小儿生机旺盛，一旦发病，则机体反应敏捷，对外邪有较强的反应能力，故而感邪之后往往从阳化热，所以临床所见小儿"所患热病最多"，感邪后"易化热化火"，因此治疗多用清法。现代医学认为小儿发热性疾病大多为感染性疾病，需抗感染治疗，现代药理学研究，清法所用大部分中药都有抗病毒、杀菌或抑菌的作用。贾老强调，在运用清法时，一要充分利用小儿纯阳之体易趋康复的特点，准确、及时地辨证施治；二要审慎用药，因清法所用药物多性寒凉，易损阳气，尤易伤伐脾胃之阳，故不宜久用，须中病即止，以免阳气受损而使病情缠绵难愈。如贾老治疗外感热证只开3~4剂，常反复叮嘱家长务必热退药止。

（二）和法

即和解法，贾老指出"和法"是通过和解与调和的方法，针对阴阳、表里、寒热、升降等错杂的病机矛盾，顺应人体自和趋势，采用比较和缓的药物或寒热并用，或升降并举，或散收并行，从而调整人体阴阳、脏腑气血等，使之归于平复的治法。

贾老指出，小儿从出生到成年，其生长发育过程往往时强时弱，时快时慢，时虚时实，其功能转输主要在少阳肝胆；在病变发生发展过程中，小儿易寒易热，易虚易实，究其原因，少阳枢机不利占主导。因此贾老在治疗儿科疾病时，将和法应用到了各种疾病的治疗当中,从外感病到内伤杂病,常常寒热并用、补泻合用、表里双解、升降相协、敛散并用,疗效卓著。其中贾老尤以调和脾胃法应用更为广泛,如以平胃散加减逾十首方剂用于呕吐、腹痛、泄泻、积滞、厌食、幽门梗阻等儿科脾胃病证的治疗,体现调和脾胃之功。同时"和"法还可用于亚健康状态调理及疾病恢复期调理。

六、组合创新,善复方多法合用

事物的整体与部分是自然界的一对具体矛盾,要认识掌握,需要分解;要创新发展,则更需要组合起来。医学中的"组合"无处不在。要认识掌握整体,需要把客观对象的整体分解为一定部分:单元、环节、要素。要创新,需要把不同客观对象的部分、单元、环节、要素重新组合。中医学不仅要继承,更重要的是发展,而发展更需要创新。创新当以中医理论为指导,密切结合临床实践,采取传统与现代方法的结合,使中医理论得到升华,中医临床疗效得到进一步提高。贾老认为,创新发展需要组合思维,只有善于把多个不同的事物组合起来思考,才会得到创造性的成果。

贾老在长期的医疗实践中,集先贤之精华,结合临证经验逐渐形成了自己的学术观点。这种组合思维的创新突出体现在贾老辨证施治中对于证的认识,以及治法、方药的组合。贾老辨证选方较为独到,善多方合用,多法并举。贾老指出:复方、多法合用优于单方、单法治疗,复方多法治疗涵盖面广,使主证、兼证都能得到充分的治疗,同时可汇总主方的优点,有利于集中优势打"歼灭战",且多方合用,能将相类似的方子合成一方使用,有利于方剂的创新与发展。

贾老创制了许多行之有效的方剂和药物组合,既有继承又有创新,临床广为应用,效如桴鼓。

第三章 医论医话

第一节 儿科治未病思想探析

中医治未病的思想早在《素问·四气调神大论》中就有记载，"是故圣人不治已病治未病，不治已乱治未乱，此之谓也。夫病已成而后药之，乱已成而后治之，譬犹渴而穿井，斗而铸锥，不亦晚乎。"这种不治已病治未病，防患于未然的观点随着时间的推移，成为祖国医学独特的理论体系的重要组成部分。

儿科治未病的内容，在古籍中有大量记载，如《医宗金鉴·幼科杂病心法要诀》对新生儿用拭口法清洁口腔，预防口腔疾病。用甘草浓煎令儿吮服，解百毒预防感染性疾病。以黄连水浸浓汁滴口内，使胎粪早下，预防新生儿黄疸。用桃、槐、桑、梅、柳枝水煎成，再加猪胆汁，在断脐后三日浴儿，滋润肌肤预防婴儿湿疹等皮肤病。这些措施，在当时条件下是积极有效的方法。薛铠、薛己父子精于儿科，认识到新生儿破伤风是因断脐不洁感染引起，发明了烧灼法断脐。明代儿科医家万全，十分重视小儿胎养（孕期预养）、蓐养（初生护养）以及鞠养（婴幼儿调养），这种思想在当时是很先进很超前的，与现代医学的围生期保健契合。贾老认为掌握小儿生理病理特点、病因发病特点和诊断治疗特点，在小儿治未病中至关重要，治未病的步骤或程序分为四个方面比较合理，即未病先防、已病早治、既病防变、瘥后防复。它贯穿了疾病自然病程的全过程，也能和疾病的自然进程：易感期、发病前期、发病期和发病后期相对应。未病先防，主要针对健康人群，谨奉敬顺天时，调理精神情志，遵循自然规律，保持阴平阳秘，强身健体。疾病的易感期、发病前期或亚健康状态，要已病早治，清除在萌芽状态，这对传染病意义更大。发病期，出现临床症状和体征，本质基本暴露出来，诊断辨证不难，但病情变化多端，要防传防变，防止由表传里，由浅入深，由轻转重，由缓变急，实证酿成大虚，阳证入三阴。此时，治已病就是在防未病，要在治已病中体现治未病的效果。因为疾病是一个发展变化的动态过程，由量变到质变，由简单到复杂，由起始到终结。在这个过程中有一些规律，其中因果关系交替转化是疾病发生发展的基本规律之一。因果关系中的每一个环节，既可能是前一种原因的结果，也可能是后一种结果的原因，构成了复杂的病因网(果成为因,称二级病因)。如高热引起惊厥,小儿肌肤疏薄,藩篱不实,卫外不固,感受外邪,这是病因;引起发热等一系列症状,这是结果。热极生风,引起神昏、抽搐等症,发热又由果变因;病情再往下发展演变,如达到复杂性高热惊厥的诊断,又是癫痫发病的主要原因。在疾病的后期,争取完全康复,避免迁延不愈转为慢性,防止并发症、继发症和后遗症。

第二节 小儿感冒发热诊治八要

小儿脏腑娇嫩,形气未充,卫表不固,藩篱不实,最易邪干。六淫邪气自皮毛、口鼻侵入,客于肺卫,导致腠理开阖失常,卫阳被遏,郁而化热,出现发热、恶寒为主症的一系列外感症状,是小儿时期最常见、多发的一种病证。及时而准确地辨证施治,可防传防变,防兼防夹,减轻症状,缩短病程,早日康复。根据临证需要,总结整理出诊断治疗外感发热的八个要点,明显简切,有裨于掌握使用。

一、表里先后遵古训

一般而论,凡有表证当通过宣发肺气、调畅营卫、开泄腠理等作用,使外感六淫之邪随汗而解。但病证往往是表里混杂出现,并不单纯,在诊治外感发热性疾病时,必须辨清标本先后、轻重缓急来决定治疗原则。正如《素问·标本病传论》说"知标本者,万举万当,不知标本,是为妄行。"表证多具备新发病、邪在外、症较重、病情急的特征,在标与本的关系中属于标的方面,应当急则治其标。《医学心悟》告诫后学"医家误,失标本,缓急得宜方是稳,先病为本后为标,纤悉几微要中肯。"《伤寒论》对标本理论的运用更是炉火纯青,"太阳病,外证未解,脉浮弱者,当以汗解""本发汗而复下之,此为逆也。若先发汗,治不为逆"都是讲的有表证先治表,只要表证存在,未传未变,仍当继续解表,不可攻下治里,否则就是违反原则。

二、风寒风热辨别清

小儿感冒,风热证、风寒证居多,暑邪感冒因有严格的季节性,相对较少。对风热、风寒两证的鉴别,虽主证有不同,舌、脉有区别,看似简单,其实有难度。比如恶寒和恶风,这种主观感觉,医者虽可胸中了然,但指下难明,需要有一种客观体征作为诊断要点。贾老辨别首先看口咽部,咽峡发红,咽部疱疹,软腭充血,有红斑、出血点,但见一症即可辨为风热证;咽不红,脸色苍白,面颊鬓角、上臂外侧皮肤如鸡皮状,毫毛直立,摸之碍手,是风寒证的诊断要点。

三、警惕温疫防误诊

温疫是感受疫疠之邪而发生的多种急性传染病的统称。常见的一些急性传染病的前驱期,临床表现通常是非特异性的,如发热、咽痛、疲乏无力、食欲下降、头痛身痛等,为许多传染病所共有,非常类似小儿感冒症状。一般持续1~3天后,传染病所特有的症状和体征会充分显现,如麻疹、水痘、猩红热、百日咳、流行性脑脊髓膜炎等,还要注意有无黄疸、肝脾肿大、脑膜刺激征等,注意鉴别,以防误诊误治。

传染病的早期诊断,要详细认真询问预防接种史和传染病史,根据疾病早期独特的症状和体征,如麻疹的柯氏斑,结合流行病学资料及实验室检查进行综合分析确定,做到早发现、早诊断、早隔离、早治疗。

四、病情复杂多兼证

小儿发病容易,变化迅速,感冒后常出现兼证,可有夹痰、夹滞、夹惊。除此之外,还有一些兼证也很常见。一是腹痛,腹部为外邪所侵,客于肠胃之间,使气机不畅、经络不通而发生腹痛,多为并发急性肠系膜淋巴结炎。二是颈部瘰核肿痛,为外感风热、痰毒互结而成,症见颈部瘰核肿大疼痛,相当于西医单纯性颈淋巴结炎。三是耳痛,风热之邪犯表亦可伤及孔窍,或已有肝胆火热循经上乘,内外合邪,蒸灼耳道,壅遏经脉而致耳痛,属于现代医学急性卡他性中耳炎。常继发于急性上呼吸道感染、急性鼻炎、腺样体肿大,炎症直接蔓延到咽鼓管,管腔黏膜充血肿胀,妨碍鼓室正常通气和引流而发病。年幼儿用手抓耳,拍打头部、哭闹、烦躁不安,年长儿常自诉耳痛、耳鸣、耳闭塞感或胀满感等。风热感冒兼耳痛为多,治疗应在辛凉透表、清热解毒的基础上,清泻肝胆之火,如龙胆草、夏枯草、丹皮等。

五、发热早期防惊风

感冒发热早期易兼夹急惊风,多因小儿感受风热时邪,郁于肌表,化热化火,热极生风,风助火旺,风火相煽,引动肝风,出现发热、项强、神昏、抽搐等症,西医学称热性惊厥。它的发作多与发热性疾病中体温骤然升高有关,70%以上与上呼吸道感染有关。儿童患病率3%~4%,首发年龄为6个月到3岁,男孩多于女孩。在一次发热疾病过程中只发作一次,惊厥持续时间不超过 10 分钟,属于单纯型热性惊厥。如惊厥发作形式局限或不对称,持续时间≥15 分钟,24 小时内反复多次发作或复发总数≥5 次,就符合复杂型热厥的诊断标准,是癫痫的危险因素之一。我国元代医家曾世荣早在 1294 年就注意到惊后成痫的可能性,《活幼心书·卷中》云"所谓惊风三发便为痫"。

在防治小儿惊风方面,古代医籍颇多记载,《幼科证治准绳》仅关于小儿惊风的方剂就汇集了 300 余首。关于惊风的先兆,早在唐代已有详细观察,唐·孙思邈在《千金方》中记载了二十余条,如"手白肉鱼际脉黑、鼻孔干燥,大小便不利,眼不明上视喜阳"等惊风先兆。王清任亦总结了二十种惊风先兆症状,如"顶门下陷,昏睡露睛,口中摇舌,不能啼哭,哭无眼泪,但见一二症,则知将来必抽"。在王清任看来,治惊风"古方不效",医者无策,"将欲抽风之前,必见抽风之症"告知病家,也是一种责任。

相比上述孙思邈和王清任两位医家对惊风先兆的总结,清·沈金鳌在《幼科释谜》中所述"凡乳儿欲发惊风者,先神志不足,恍惚惧人,剽目上视,左顾右盼,伸手握拳,闷郁努气,情志不如寻常,皆惊风先兆"较切合临床实际。

如有惊风既往史的小儿,家中常留一些药品如中成药安宫牛黄丸,西药地西泮、丙戊酸钠片和苯巴比妥片等以应急也是很好的措施。发作即刻,针刺人中、合谷、涌泉、百会等有效。

六、遍身微汗要记准

《素问·阴阳应象大论》说"其在皮者汗而发之",发汗是治疗表证的大法,但要运用得当,若发汗不彻,腠理闭塞,营卫不通,病邪深入,易流传经络;发汗太过,会导致伤阴伤阳,邪未尽解,正气已虚。所以在汗法的具体运用上既要遵循法度,也要寻找规律。

张仲景运用汗法为医者"垂方法,立津梁"。《伤寒论》桂枝汤方煎服法中昭示后人"温覆令一时许,遍身漐漐微似有汗者益佳,不可令如水流漓,病必不除"。遍身微汗是一种最佳状态,标志着腠理开,营卫和,肺气畅,血脉通,外感六淫之邪随汗而解。至于"遍身"如何掌握:凡下肢特别是小腿微微有汗,即表明全身汗已发透。

七、有汗身凉脉需静

"脉静"一词源自《伤寒论》"伤寒一日,太阳受之,脉若静者为不传。颇欲吐,若躁烦,脉数急者,为传也。"静"是相对于脉数疾而言,意为脉证相符,病情未发生变化。后世医家常用"脉静身凉"表述表解里和,邪去正安,病已康复。此处的"脉静"应理解为脉象已正常,应指和缓,往来甚匀,不疾不徐,如春风杨柳舞风之象。

感冒发热,脉象多见浮数或浮紧。《濒湖脉诀》讲"数而弦急为紧脉""紧来如数似弹绳",紧脉包含在数脉之中,随着表邪透解,病因清除,体温逐渐降至正常,此时表现为皮肤湿润,一般要持续数小时至一两天,脉象由数、紧变为和缓,神清气爽,霍然而愈。

八、热退复升详审因

感冒发热如果表解、便通、食消、热清,疾病即愈,若热退后复升,要认真详细察辨,如汗不如法,病重药轻,劳复食复,兼变证蜂起等,小儿多见食复和兼变证。《素问·热论》"病热当何禁之? 岐伯曰病热少愈,食肉则复,多食则遗,此其禁也。"小儿发热初降,消化功能尚未恢复正常,过食肉食或食量过大,会引起病情复发。兼变证的出现也很常见,如结合现代医学,要考虑病毒和细菌的合并感染,以及支原体、EB 病毒的合并感染,需要重新辨治。

第三节 "治肺六杰十二法"

小儿肺脏娇嫩,不耐寒热,卫外不固,极易感邪。因此,肺系疾病占据儿科疾病十之六七,及时准确的治疗尤为重要,一旦失治,娇肺遭伤不易愈。贾老针对肺系疾病,总结出"治肺六杰十二法"。所谓"六杰"是指具有特殊功效的六味中药,即:麻黄开肺闭、黄芩清肺热、黄芪补肺气、葶苈子泻肺实、甘遂逐肺饮、皂荚消胶痰。

一、治肺六杰

(一)麻黄

具有发汗、开闭平喘、利水之功效,为治肺要药。《本草纲目》言:"麻黄乃肺经专药,故治肺病多用之"。经方中多有用之,如麻黄汤、小青龙汤、麻杏石甘汤等。贾老擅长用麻黄治疗诸多肺系病证,特别是咳喘病,不论新久,均可用之,常与杏仁相使,"麻黄常常以杏仁为助臂"。麻黄非特治表证,凡里病可使从表分消者,皆可用之,故贾老用生麻黄于气阳不足者,每获良效。因此,贾老称麻黄为治肺杰出要药。

（二）黄芩

黄芩苦寒，集清热燥湿、清热泻火、清热解毒于一身，主入肺经，专清肺热。黄芩治肺热是李时珍的亲身经历。《笔花医镜》称黄芩为清肺猛将，贾老也称其为清肺第一要药。承张仲景用黄芩之三法：协柴胡清气分之热，协芍药泄迫血之热，协黄连能解热生之湿。温热病和肺热咳嗽是必用之品。除协柴胡以解热自拟银柴退热汤外，协菊花以清热通窍于风热鼻衄，伍皂刺清热解毒于肺热痤疮，同黄连、茯苓等配伍治湿热泻泄痢。

（三）黄芪

有补气升阳，益卫固表，托毒生肌，利水消肿之功。《素问·五脏生成》说"诸气者，皆属于肺。"黄芪为补气要药，通过补益肺气，使卫气充分发挥"温分肉，肥腠理，司开合"之功，使人体正气健旺。贾老临证擅长重用黄芪，治疗小儿反复呼吸道感染、汗证、遗尿等病证；并以黄芪治疗小儿烂乳蛾，取托毒生肌之功，疗效显著。

（四）葶苈子

大苦、大寒，作用峻猛。《本经》言："主癥瘕积聚……破坚逐邪，通利水道"，故凡水气坚留一处有碍肺降，宜用之。葶苈子泻肺实、逐痰水，为治肺要药，主治渗出性胸膜炎、胸腔积液、咳喘、水肿等病证。现代药理研究证实葶苈子除止咳平喘外，有强心、利尿及抗菌等药理作用。

（五）甘遂

有毒，泻水逐饮，消肿散结。用于身面浮肿、大腹水肿及胸胁积液，还可以用于风痰癫痫。甘遂性径直行，祛经络隧道间水，上至胸中，下至于腹。师张仲景之法，贾老擅用甘遂主治悬饮，作用显著，因其泻水之力峻猛，称其为"破水饮"之要药。

（六）皂荚

祛痰作用强，药力峻猛。用于顽痰阻塞，胸闷咳喘，咳痰不爽之胸中痰结证，西医称痰栓。《金匮要略》称皂荚丸所治之"痰"，其性黏、浊、老、顽，用皂荚宣壅导滞，利窍涤痰。《本经疏证》言皂荚于"肺有寒邪，黑痰胶固不可拔而为喘咳膺胸咽喉之疾者宜之"。因其祛痰作用峻猛，贾老继承《经方实验录》经验用于顽痰壅滞胸中咳逆上气者。因有小毒，宜中病即止。

贾老临证用这六味中药治疗不同病证，功效卓著，犹如英才俊杰，故称"治肺六杰"。

二、治肺十二法

（一）宣肺法

主治风邪犯肺，肺失宣肃证，以咳嗽为主症，咳痰不畅，可伴有发热、流涕。因肺为娇脏，不耐寒热，易为邪侵，且不论风寒风热之邪均易致病。邪在肺卫，如"温邪上受，首先犯肺"，此时以肺为主，宜轻宣肺卫，疏风散邪为主，贾老擅用三拗汤、止嗽散、华盖散、银翘散、桑菊饮等。常用药物有紫苏、荆芥、前胡、白前、桑叶、菊花、桔梗、薄荷。

（二）开肺法

主治外邪犯肺，肺气郁闭证，以咳嗽、喘息，甚者鼻煽为主症。因肺主气，主司呼吸，以开宣为顺，郁闭为逆，外邪犯肺，肺气不得开宣，肺气郁闭而上逆，出现咳喘，以喘为主。常用代表方如麻黄汤、麻杏石甘汤。不论寒热，郁闭肺气，均以麻黄为主药，为肺经专药，有开宣肺气，平喘止咳之功。

（三）降肺法

主治痰涎壅盛，肺气上逆证，症见咳喘、喉间痰鸣哮吼有声。因肺为贮痰之器，"液有余，便是痰"，水液停聚生痰，上贮于肺，痰气交阻，壅塞胸中，肺气不利，宜降气涤痰，平喘止咳。擅用代表方有定喘汤、苏子降气汤。代表药物为紫苏子、百部、冬花等。紫苏子为降气圣药，降气消痰，止咳平喘，《本经逢原》言紫苏子"性能下气，故胸膈不利者宜之"。

（四）泻肺法

主治郁热、痰浊壅滞肺中的邪实证，可见喘息、咳嗽、胸满，甚则不能平卧。肺留伏火郁热，肺痈痰浊壅滞，均以邪实为患，邪气壅滞肺中，气逆不降，则咳喘，以喘为主。泻肺即泻肺中郁热，亦泻肺中痰水，荡涤肺中壅滞，以达平喘止咳的功效。常用代表方为泻白散。葶苈子、桑白皮二药为泻肺平喘，利水消肿的要药。

（五）清肺法

主治毒热壅肺证，症见咳嗽，或喘息，壮热不退，或咳痰，色黄质稠，舌苔黄腻。肺属金，主气司呼吸，痰热壅阻于肺，肺金失于清肃，肺气上逆，故见咳喘。清肺法既清肺热，又清痰火，擅用代表方有清气化痰汤、清金化痰汤，尤以清气化痰汤临床应用常收奇效，堪称清肺良方。黄芩为必用之药。

（六）温肺法

主治寒饮停肺，咳嗽喘息，痰白清稀，舌淡苔白之肺寒证。《素问·咳论》首次提出了"肺寒"的病名,《灵枢》言"形寒寒饮则伤肺",《素问》中还指出肺寒与咳嗽的关系,"肺寒则外内合邪,因而客之,则为肺咳"。小儿稚阴稚阳之体,肺脏尤娇,寒邪犯肺,或寒饮停肺,甚至"重寒伤肺",当以温肺法治之。常用代表方如小青龙汤、射干麻黄汤、麻黄附子细辛汤等。

(七)润肺法

主治燥邪犯肺或阴虚肺燥证,见干咳,无痰或少痰,咳痰不爽,可伴有喘息、胸满或胁痛。肺为娇脏,性喜清润而恶燥,热病后期肺胃阴伤,肺津耗伤,则当选润肺养阴。若新感燥邪,亦当配合轻宣润肺之法。代表方有清燥救肺汤、沙参麦冬汤、麦门冬汤、桑杏汤等。常用药物如南北沙参、川贝、麦冬等,润肺止咳。

(八)敛肺法

主治慢性肺病,肺气耗散,肺气不敛,久咳不已,常见于肺炎迁延不愈,肺虚久咳之证,症见咳嗽少痰,喘促自汗,气短懒言,迁延不愈,纳食不香,舌淡苔薄白。治当补气敛肺。《素问》"肺欲收,急食酸以收之,用酸补之,辛泻之。"代表方如人参五味子汤、都气丸等。代表药物五味子、乌梅、五倍子等。五味子酸能收敛,性温而润,既上敛肺气,又下滋肾阴,《本草备要》言其"专敛肺气"。

(九)固肺法

主治肺病咯血,肺阴虚或肺肾阴虚,虚火上炎,虚火灼络,咳嗽,咳痰带血,喘促,手足心热,骨蒸盗汗,舌红少苔,脉细数。常见于支气管扩张、肺结核等病。代表方有百合固金汤。贾老常用药有仙鹤草、白及、海浮石等。仙鹤草,味涩收敛,有收敛止血和止咳之效,可大量使用。《本草纲目》言白及"能入肺止血,生肌治疮"。

(十)益肺法

实为补脾益肺法,脾气旺则肺气易复,即培土生金法,用培补脾土的方法使肺的功能复健的治疗。多于反复外感或肺炎后期,主治肺气不足,久咳痰多,腹胀便溏,舌淡苔白,脉缓。贾老擅用六君子汤合玉屏风散。人体上下表里之气均为肺所主,黄芪为主药,健脾益肺。

(十一)补肺法

主治肺之气阴两虚,虚劳久咳,咳嗽气喘,咯血,潮热盗汗等。代表方如补肺阿胶汤、人参蛤蚧散,代表药黄芪、人参。

（十二）金水相生法

主治肺肾两虚,水泛为痰,气喘,咳嗽呕恶,咳逆多痰,或咽干口燥,自觉口咸,舌质红,苔白滑或薄腻。因肺属金、肾属水,金生水,肺肾相生,为母子关系;病理状态下肺气虚损可致肾气虚弱,母病及子,反之亦可由子病及母。贾老常用金水六君煎肺肾并调,化痰止咳。

第四节　泄泻证治十九条

泄泻是以大便次数增多,粪质稀薄或泻下如水样为主的一种小儿常见病。一年四季均可发生,尤以夏秋两季为多。贾老师详细总结了泄泻证治十九条,并做了专题讲座,包括:感寒伤湿泻、湿热泻、食滞胃肠泻、肝气乘脾泻、飧泻、脾胃虚弱泻、脾胃虚寒泻、惊泻、疳泻、表邪内陷泻、肺燥肠热泻、湿阻脾胃泻、寒热互结泻、湿泻、痰泻、寒厥亡阳泻、滑脱泻、热结旁流泻、正虚邪恋泻共十九个证型。

一、感寒伤湿泻（风泻、风寒泻、寒湿泻）

证候:泄泻清稀如水,多有呕吐,腹痛肠鸣,脘闷食少,或有恶寒发热头痛,肢体酸痛,苔白腻,脉濡缓多数。

证候分析:外感风寒之邪,卫阳被郁,则发热恶寒头痛,肢体酸痛;或过食生冷,脾失健运,湿浊内阻则气机不畅,脘腹疼痛食少;湿滞胃肠则清浊不分,饮食不化,传导失司,呕吐,大便清稀等。

治法方药:疏风散寒,解表化湿,代表方为藿香正气散。

本证属表里同病、表里同寒、外有风寒、内有寒湿,治必表里双解,表寒重加荆芥、防风,内寒重加草果,草果治疗寒湿阻滞脾胃、腹痛吐泻尤为适宜。

二、湿热泻（热泻、火泻、饮泻、暑湿泻）

证候:发热,泻下急迫,注下如水,或泻下黏稠,后重不爽,肠鸣腹痛,痛泻阵作,粪色黄褐而臭,肛门有灼热感,烦热口渴欲饮,小便短赤,苔黄腻,脉数疾。

证候分析:湿热之邪或夏令暑湿之邪伤及肠胃,传化失常发为腹泻。肠中有热故暴注下迫。湿热互结下注,故泻而不爽,肛门灼热,稠黏秽臭。邪犯肌表,故有发热。尿少,口渴欲饮为热盛伤津,苔黄脉滑数疾为湿热内盛之象。

治法方药：清热利湿,代表方为葛根芩连汤。

本证属表里同病,应表里双解。腹痛腹泻阵作为主,称为"火泻"。饮多泻多称为"饮泻"。发生在夏季,兼有自汗、面垢、烦渴等称为暑泻。暑为热邪阳邪,暑多夹湿,名称不同,但湿热之邪作祟则已。湿热泻临床最为多见,感染性腹泻多属此证。

三、食滞胃肠泻（伤乳泻、伤食泻、伤乳食泻,胃泻、食滞胃肠泻）

证候：腹痛肠鸣、泻下粪便臭如败卵,泻后痛减,伴有不消化食物,脘腹痞满,嗳腐吞酸,不思饮食,舌苔垢浊厚腻,脉滑。

证候分析：饮食不节,伤乳伤食,宿食内停,阻滞胃肠,传化失常,故腹痛肠鸣,脘腹痞满;宿食不化而浊气上逆,嗳腐酸臭;腐物下趋则泻下臭如败卵;泻后浊气泄出,故腹痛减轻。苔厚腻,脉滑为宿食内停之象。

治法方药：消食导滞,代表方为保和丸。

辨证要点为腹痛、腹胀、便次不多,粪臭如败卵,泻后痛减。

四、肝气乘脾泻（痛泻）

证候：平素多有胸胁胀闷,嗳气食少,每因恼怒、情绪紧张,发生腹痛腹泻,泻后仍腹痛,苔薄白,脉弦而缓。

证候分析：七情所伤,气机不利,肝失条达,横逆犯脾,脾失健运,土虚木乘,脾受肝乘,升降失常。

治法方药：抑肝扶脾,代表方为痛泻要方。

本病多见于成人,西医称"动力性腹泻",因胃肠功能紊乱引起。治疗时痛泻要方应与柴胡疏肝散合用,方中白术、白芍应重用,方可收效。

食滞胃肠泻和本证均有痛则欲泻,前者是泻后腹痛减,后者泻后腹痛不减。

五、飧泻（水谷泻）

证候：倦怠懒动,四肢乏力,食而不化,口不知味,泻物完谷不化,小便次数多,舌质淡,脉缓。

证候分析：多由脾胃虚弱,土衰木盛,清气不升,不能运化水谷水湿所致。

治法方药：补中益气,代表方为补中益气汤。

本证的诊断要点是完谷不化,小便次数多。在病机上与肝气乘脾泻有相同之处,都与土虚木乘有关,但各有侧重,肝气乘脾泻重在肝盛,飧泻证重在脾虚。升阳益胃汤治本证疗效亦可,但要减黄连倍芍药。《素问·阴阳应象大论》说:"清气在下,则生飧泻",贾老认为正常状态是寒主凝降而生浊,热主升散而生清,若清气在下,热邪下迫,脾胃失其冲和之气,使水谷不能消化而发生飧泻。《素问·阴阳应象大论》又说:"春伤于风,夏生飧泄"。雷丰《时病论》讲述最为详尽,他说"风气通于肝,肝木之邪,不能调达,郁伏于脾土之中,中土虚寒则风木更胜,而脾土更不主升,反下陷而为泻也。"谈到病因,雷丰提出了五种致病之因,有风邪、木胜、寒气、脾虚、伏气。"春伤于风,夏生飧泄"说明是风邪致病;"厥阴之胜,肠鸣飧泻""岁木太过,民病飧泄",据此而论是木盛致病;"胃中寒则腹胀,肠中寒则飧泻",据此而论是由寒致病;"脾胃者,虚则胀满,肠鸣飧泻食不化",据此而论是由脾虚致病;虚邪中人,感而未发,舍于肠胃,由此而论是与伏气相关。

六、脾胃虚弱泻

证候:大便时溏时泻,水谷不化,特别是进食油腻之物则大便次数增多,四肢乏力,形体消瘦,胸脘闷胀,面色萎黄,苔白,脉细缓。

证候分析:脾胃虚,清阳不升,运化失职,故大便稀溏。运化失司,故饮食减少,脘腹胀闷,食后作泻。久泻不止,精微不布,气血来源不足,故面色萎黄,肢倦乏力。

治法方药:健脾益气,代表方为参苓白术散。

辨证要点为脘腹胀满,进食后腹泻,一日3~4次,四肢乏力,面黄肌瘦,体重常低于同龄均值,病程较长。

七、脾肾虚寒泻(五更泻、肾泻、肾阳虚弱泻、洞泻、中寒泻、脐寒泻、脾胃虚寒泻)

证候:久泻不愈,或五更泄泻,腹部作痛,肠鸣即泻,泻后则安,形寒肢冷,腰膝酸软,不思饮食,神疲乏力。舌质淡,苔白,脉沉细。

证候分析:脾阳不振,运化失常,故久泻不愈;黎明之前正值阴气盛极,阳气萌发之际,阳气当至不至,阴气极而下行,故出现五更泻;肾阳虚衰者脾亦不暖,阳不温布,阴寒内生,故形寒肢冷,腰膝酸软。

治法方药:温补脾肾,代表方为七神丸合附子理中丸。七神丸(《医学心悟》):肉豆蔻、吴茱萸、广木香、补骨脂、白术、茯苓、车前子。

在施治时要进一步辨别偏于脾阳虚寒还是偏于肾阳虚寒,成年病人多表现为五更泻,以肾阳虚为主;小儿则表现为久泻不止,偏于脾阳虚。七神丸中有白术、茯苓健脾渗湿,比四神丸更能紧扣病机。脾与肾在生理上是先后天关系,脾阳根于肾阳,肾又依赖水谷充养;病理上互相影响,肾阳不能温煦脾阳,则下利清谷、五更泄泻,脾阳久虚可损及肾阳,终成脾肾阳气俱虚之证。

八、惊泻

证候:小儿夜卧不安,昼则惊惕,粪稠若胶,色青如苔。

证候分析:因神气怯弱,暴受惊恐,《素问·举痛论》说:"惊则气下"。惊恐使气机逆乱,肝脾不和,引起泄泻。

治法方药:益脾镇惊,代表方为益脾镇惊散加味(人参、白术、茯苓、甘草、钩藤、朱砂、蝉蜕)。

辨证要点是夜卧惊哭,粪黏稠,色绿。小儿粪便的颜色也可作为诊断辨证的线索,母乳喂养粪色金黄,人工喂养粪色浅黄,以食物为主是褐黄色。如白陶土样便多为胆道梗阻、消化不良,绿色黏液便要排除肠道感染。

九、疳泻

证候:面黄肌瘦,肚大青筋,毛发憔悴,水谷不分,频频作泻等。

证候分析:饮食失节或喂养不当,脾胃受损,不能运化水谷,日久水谷精微不能吸收,身体失于滋养,渐至形体羸瘦。是虚实并见的夹杂证。

治法方药:益气健脾、清热利湿、消食导滞,参苓白术散、肥儿丸、消疳理脾汤、清热和中汤均可选用。以清热和中汤(《医宗金鉴》)为佳。方药组成:炒白术、陈皮、厚朴、赤苓、黄连、神曲、谷芽、使君子、泽泻、生甘草。

疳泻只是疳积的一个症状,《医宗金鉴》对疳证记载详尽,尤对病因病机及证候认识深刻:"大人为劳小儿疳,乳食伤脾是病原,甘肥失节生积热,气血津液被熬煎。初患尿泔午潮热,日久青筋肚大坚,面色青黄肌肉瘦,毛发憔悴眼睛眍。"

本病西医属蛋白质-能量营养不良,主要表现是消瘦,皮下脂肪逐渐减少以至消失,皮肤干燥,弹性差,肌肉松弛萎缩,反应差,体温低,无食欲,腹泻便秘交替,下肢可以出现可凹性水肿,脉细而缓。

十、表邪内陷泻

证候:发热恶寒、头项强痛,泄泻,苔白,脉浮。

证候分析:太阳之邪,不得外解,内迫阳明,下走大肠,使大肠传导失职,水谷不别,引起泄泻。证虽属里,但由表证引起。

治法方药:逆流挽舟,代表方为葛根汤。

表里同病,表寒而里未热。《伤寒论》太阳阳明合病必自下利,葛根汤主之。太阳少阳合病自下利者,与黄芩汤。阳明少阳合病,皆言必自下利,大承气汤。《注释伤寒论》说"以邪气并阴,则阴实而阳虚;邪气并于阳,则阳实而阴虚,寒邪气甚,客于二阳则里虚,故必下利,用葛根汤以散经中寒邪。"上呼吸道感染和流感,部分病人会出现腹泻水样便,是因为病原体毒素可使胃肠道黏膜糜烂、出血,上皮细胞坏死脱落,导致胃肠黏膜屏障功能破坏,使胃肠道功能紊乱,出现腹泻,与本证的临床表现近似。

十一、肺燥肠热泻

证候:病初为咽喉发痒,干咳无痰,咳甚时痰黏带血,胸胁牵痛,腹部灼痛,水泻如注,腹痛,肛门热痛。

证候分析:本证多发于秋令燥热偏盛季节,燥邪伤肺,肺热下移大肠所致。

治法方药:润肺清肠,代表方为阿胶黄芩汤(《通俗伤寒论》方),方药组成:阿胶、黄芩、杏仁、桑皮、白芍、甘草、车前子、甘草梢、生糯米。

本证属于表里同病,肺与大肠相表里,燥邪伤肺,气虚不固,清浊混杂而下,出现泄泻。诺沃克肠炎和空肠弯曲菌肠炎,都是先有上呼吸道感染的症状,如咽痛咽痒、咳嗽、流涕等症,随后出现腹泻。

十二、湿阻脾胃泻(湿困中焦)

证候:本证多见夏秋雨湿较盛季节,发病较缓,病势缠绵,病程较长。主要表现为身热不扬,脘腹痞满,恶心欲吐,大便溏泄,小便浑浊,口不渴,或渴不欲饮,或渴喜热饮,苔白腻,脉濡缓。

证候分析:湿邪郁阻脾胃,湿中蕴热,故身热不扬,湿浊困阻中焦,气机被郁,则脘腹胀满。脾胃升降失职,浊气上逆则恶心欲吐。湿邪下趋则大便溏泄。口不渴,渴不欲饮或渴喜热饮,均系湿邪内阻之象。

治法方药:燥湿化浊,清利湿热,代表方为雷氏芳香化浊汤,药物组成:藿香叶、佩兰叶、陈皮、姜半夏、大腹皮、厚朴、鲜荷叶。三仁汤亦可选用。

十三、寒热互结泻

证候:心下痞硬,干噫食臭,胁下有水气,腹中雷鸣下利。

证候分析:伤寒汗出表解后,脾胃损伤,升降功能失常,邪热自外内陷,寒自内生,寒热互结,升降失司而致泄泻。

治法方药:和胃散结,代表方为生姜泻心汤。

《伤寒论》中,生姜泻心汤证与甘草泻心汤证在症状和病机上有共同之处,药物组成相差无几,但病因不同,生姜泻心汤证是胃虚食滞,水谷不运,以生姜为君药,后者是再次误下,胃气重虚,客气上逆,以甘草为君药。

寒热互结泻多见于急性肠炎。

十四、湿泻(水泻、濡泻、溏泻、鹜泻)

证候:脘腹胀满,肠鸣,水样便,量多,腹部不痛,小便短少。

证候分析:夏秋季节,湿邪损伤脾胃,脾虚不能运化水湿所致。

治法方药:和中利湿,代表方为胃苓汤。

辨证要点为水样便,量多,肠鸣,腹部不痛。本证应和湿阻脾胃泻进行鉴别。本证病程短,无热象;湿阻脾胃泻病程长,因湿中生热,有身热不扬等症。

十五、痰泻

证候:时泻时止,或多或少,或泻下白胶样物,头晕恶心,胸腹满闷,病程缠绵,久治不愈,脉弦而滑。

证候分析:因脾气虚弱,生湿生痰,痰积于肺,脏病及腑,因而致泻。久泻不止,正虚邪恋,缠绵难愈。

治法方药:健脾化痰祛湿,代表方为六君子汤。

本证多见于慢性结肠炎、慢性痢疾和肠结核。

十六、寒厥亡阳泻

症状:下利清谷,四肢厥逆,恶寒蜷卧,呕吐不渴,神衰欲寐。苔白滑,脉细微欲绝。

证候分析:暴泻伤阳,或寒邪深入少阴,肾中阳气衰微,心脾之阳气亦衰,阴寒独盛之危候。

治法方药:回阳救逆,代表方为四逆汤。

本证"下利、手足厥冷,无脉,灸之不温,脉不至,反微喘者死",属低血容量性休克。由于重度脱水,有效循环血量锐减,导致重要生命脏器和组织循环灌流不足,功能代谢发生了严重障碍,出现了面色苍白,皮肤湿冷,四肢厥逆,脉搏呼吸增快,血压下降,脉压缩小,烦躁不安等症,证候极其凶险,应立即抢救治疗。

十七、滑脱泻

证候:泄泻日久不愈,滑脱不禁,日夜无度,多有脱肛,腹痛喜温喜按。舌淡苔薄白,脉沉缓无力。

证候分析:大便久泻,不能固摄,致脾肾俱虚,中气下陷,下元虚寒。

治法方药:涩肠固脱,代表方为真人养脏汤(《太平惠民和剂局方》),方药组成:人参、当归、白术、肉豆蔻、肉桂、炙甘草、白芍、广木香、诃子、罂粟壳。

各型腹泻日久不愈,都会出现滑脱不禁表现。辨证要点是久泻并有脱肛。

十八、热结旁流泻

证候:脐腹疼痛,按之坚硬,下利清水,色纯清,口舌干燥,脉实。

证候分析:内热炽盛,燥屎结于肠中不得出,但自利清水,臭秽不可闻。热灼津液故口咽干燥。

治法方药:通因通用,代表方为大承气汤。

《实用内科学》第8版,在"便秘"一节中这样说:便秘病人在排便时由于粪块嵌塞于直肠腔内难于排出,但有少量水样粪质绕过粪块自肛门排出,而形成假性腹泻。

在治法上从现象上看是通因通用,从本质上看还是塞因通用。

十九、正虚邪恋泻

一般见于两种情况:

(1)由抗生素诱发的肠炎:小儿因支气管肺炎等肠道外感染时,长期大量使用广谱抗生素,可引起肠道菌群紊乱,肠道正常菌群减少,耐药性金黄色葡萄球菌、铜绿假单胞菌或白念珠菌等大量繁殖,引起药物较难控制性肠炎,称之为"抗生素相关性腹泻"。常见有:①金葡菌肠炎。临床表现为发热、呕吐,腹泻,大便暗绿色,量多带黏液,少数为血便。②真菌性肠炎,2岁以下多见,病程较长,常伴有鹅口疮,为白念珠菌感染所致,大便次数增多,为黄色泡沫样便带黏液,或可见豆腐渣样物。

（2）感染性腹泻的迁延期和慢性期:确诊为感染性腹泻,经过正规抗生素的治疗,症状有一定减轻,但大便次数仍多。一日 3~4 次不等,倦怠乏力,食欲不振,大便常规检查仍有白细胞,红细胞或脓球。

证候分析:本证属虚实夹杂证。正虚指脾胃虚,邪恋指湿热滞而不去。

治法方药:抗生素诱发的肠炎,治法以健脾益气和胃,清热利湿。方选七味白术散(《医宗金鉴》)合生姜泻心汤(《伤寒论》);感染性腹泻迁延期或慢性期,治以健脾益气,清热利湿,方选七味白术散合葛根芩连汤。

由此可见,外感风寒暑湿热之邪均可引起泄泻,然泄泻虽有多种因素,但未有不因于湿者。盖脾喜燥而恶湿,湿易伤脾,所以有"湿多成五泻"和"无湿不成泻"之说。《素问·阴阳应象大论》有"湿胜则濡泻"的记载。

明·万全在《幼科发挥》中介绍了"治泄不利小便,非其治也"的祖传秘法;张仲景有"治湿不利小便非其治也"的古训。贾老认为水湿同出一源,程度有别,性质相同,湿为水之渐,水为湿之极。故在治疗原则上,利水与利湿为治泻大法。

在临床治疗上,贾老高屋建瓴、执简驭繁,针对湿邪的轻重程度分别或合并使用治湿五法。利水渗湿法,代表方为四苓散;清热燥湿法,代表方为葛根芩连汤;健脾燥湿法,代表方为参苓白术散;芳香化湿法,常用方为平胃散、三仁汤,常用药为砂仁、白蔻仁;温化水湿法,方选真武汤。贾老认为,湿热为患的腹泻常缠绵难愈,胶着难解,需要清热利湿并进,其中重在祛湿,因湿祛则热孤,邪易消解。具体施治时又当分湿重、热重、湿热并重之情,湿邪偏重加苍术、薏苡仁,热邪偏重者芩、连加量,脾气素虚加党参、白术,病程稍长加秦皮清涩并用,用之临床,效果卓著。

同时,贾老还强调,治泻必须弄清以下两个问题:

（1）肠炎和细菌性痢疾要鉴别清楚:细菌性痢疾的主要临床表现是腹痛、腹泻、里急后重和黏液脓血便,可伴有发热等症。中医典籍中有"肠澼""滞下""重下""大瘕泻""疫痢"等名称,所述证候与细菌性痢疾略同。但不是凡有黏液脓血便就都是痢疾,这一点务请注意。临床常见有几种肠炎可引起细菌性痢疾样病变,都有黏液脓血便,如侵袭性大肠杆菌肠炎、金黄色葡萄球菌肠炎、耶尔森菌小肠结肠炎、鼠伤寒沙门菌小肠结肠炎等,必须做大便细菌培养与细菌性痢疾加以鉴别。

（2）泄泻的内因是脾常不足:小儿泄泻的主要病变部位在脾胃。因胃主腐熟水谷,脾主运化精微,若脾胃受损则水谷不化,精微不布,合污而下,导致泄泻。其他脏腑功能失调,影响到脾胃的运化功能,也可引起泄泻,总离不开脾胃。故《景岳全书·泄泻》说:"泄泻之本,无不由于脾胃。"因此有必要对脾常不足的具体表现有所认识。

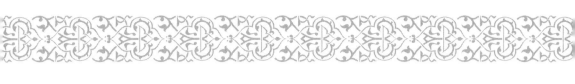

第四章 临证经验

第一节 肺系疾病

一、肺炎

肺炎是指不同病原体或其他因素所引起的肺部炎症。主要表现为发热、咳嗽、气促、呼吸困难和肺部固定中、细湿啰音。重症患者可累及循环、神经及消化等系统而出现相应的临床症状,如心力衰竭、缺氧性中毒性脑病及缺氧性中毒性肠麻痹等。

肺炎是婴幼儿时期重要的常见病,尤其冬季常见高发,占到住院患儿的首位,也是导致住院患儿死亡的第一位原因,同时也是 5 岁以下儿童死亡的主要原因。因此,世界卫生组织将小儿肺炎列为全球三种重要儿科疾病之一,我国也将其列入儿科重点防治四病之一。

本病相当于中医"肺炎喘嗽",病名首见于清代谢玉琼《麻科活人全书》"气促之症,多缘肺热不清所致……如肺炎喘嗽"。早在《内经》就有类似肺炎部分症状、体征及预后的描述,如:"乳子中风热,喘鸣肩息者,脉何如? 岐伯曰,喘鸣肩息者,脉实大也,缓则生,急则死。"朱震亨《幼科全书》有"胸高气促肺家炎"之说。《医宗金鉴》则称为马脾风,歌诀云:"暴喘传名马脾风,胸高胀满胁作坑,鼻窍煽动神闷乱,五虎一捻服最灵"。贾老擅用中医药治疗小儿肺炎,尤其是病毒性肺炎、支原体肺炎。

(一)辨治思路

小儿形气未充,脏腑娇嫩,肺脏尤娇。若调护失宜,寒温不调,腠理不密,卫外不固,易为外邪所侵。感受六淫外邪或疫疠之邪,肺被邪束,闭郁不宣,邪热烁津,炼液成痰,阻于气道,肃降无权,故见热、咳、痰、喘、煽等肺气闭塞的表现。中医认识肺炎喘嗽病中"炎"为火之渐,有"炽""焰""焚"之义,病机以肺气郁闭为关键,痰热为主要的病理产物。因此,肺炎喘嗽,以邪热闭肺为病机关键,痰热为主要病理产物。

本病病位在肺,邪热炽盛,腑气不通,可见胸高胀满,大便不下,小婴儿不乳、不便,贾老言为痰壅腑实之证,此证辨识尤为关键,若痰不祛,热不减,极易加重病情。正不胜邪,邪毒内陷,由肺而涉及其他脏腑,产生诸多变证,或心阳虚衰,或邪陷厥阴,或中阳不振之变证。病至后期,以肺脾气虚、肺胃阴伤和气阴两虚常见。正如《麻科活人全书》言其病机"多缘肺热不清所致"。

(二)遣方用药

贾老擅用麻杏石甘汤为基础方,合方加减治疗肺炎喘嗽。麻杏石甘汤出自于张仲景《伤寒论》原文63条"发汗后,不可更行桂枝汤,汗出而喘,无大热者,可与麻黄杏仁甘草石膏汤"和168条"下后,不可更行桂枝汤,若汗出而喘,无大热者,可与麻黄杏仁甘草石膏汤"。原文分别论述太阳病发汗和下后邪热壅肺作喘。贾老紧扣病机邪热闭肺,因肺被邪热壅迫,气逆不得宣降,故咳喘。原方止咳平喘之功卓著,麻黄、石膏寒温并用,热可清,寒可温,麻黄得石膏,宣肺平喘而不助热,石膏得麻黄,清解肺热而不凉遏,二药相配,宣肺清肺并用。贾老重视麻黄与石膏的配伍剂量,若邪热壅肺,以石膏倍于麻黄,借石膏甘寒以制麻黄之辛温,成为辛凉重剂。若表邪仍盛者,石膏剂量可酌减,突出麻黄宣肺散邪。麻黄杏仁宣降相须,杏仁石膏清肃协同。

(1)风寒闭肺,治以宣肺散寒,开肺定喘,宣肺开肺并用,方用麻杏石甘汤合射干麻黄汤加减,主要药物有蜜炙麻黄、杏仁、生石膏、射干、细辛、桂枝、紫菀、款冬花、姜半夏、苏子、甘草、红茶一撮引,水煎服。药味偏于温散,诸药合用,宣肺降气,又开肺定喘,方中虽有石膏清热,但以宣散为主,寒散则表解,肺开则喘平。

(2)风热闭肺者,治以辛凉宣肺,清热化痰,方用麻杏石甘汤合银翘散加减。主要药物有炙麻黄、杏仁、石膏、甘草、金银花、连翘、桔梗、牛蒡子、桑叶、菊花、芦根。咳嗽较甚者加川贝母、半夏、黄芩清肺化痰止咳。

(3)痰热闭肺者,治以清热化痰,开肺定喘,方用麻杏石甘汤合清气化痰丸,主要药物有麻黄、杏仁、石膏、甘草、黄芩、瓜蒌、半夏、枳实、胆南星、陈皮、茯苓、贝母、桔梗等。痰热甚者加葶苈子涤痰,鱼腥草、芦根清肺化痰。

(4)毒热闭肺,多见于腺病毒肺炎、金黄色葡萄球菌性肺炎,发热持续不退,热程较长,热度较高,方用麻杏石甘汤合清瘟败毒饮加减。

(5)痰壅腑实者,治以涤痰通腑,方用麻杏石甘汤合一捻金加减,主要药物大黄、牵牛子、人参、槟榔、苏子、葶苈子、枳壳。方药以泻肺、通腑为主,通腑后邪有出路。

病至后期,多见正虚邪恋,贾老重视邪正消长的趋势,扶正祛邪并用,常用六君子合麻杏石甘汤,健脾补肺,化痰止咳。邪祛正虚者,以六君子汤合沙参麦冬汤加减。

(三) 验案举隅

案 1：风寒闭肺

李某,男,2 岁,2016 年 11 月 21 日初诊。

主诉：咳嗽 2 周。

病史：患儿 2 周前感冒后出现咳嗽,未发热,于某医院诊断为"支气管肺炎",输液 6 天,咳嗽未见缓解。故求诊于中医,刻下见咳嗽,有痰不会吐,未发热,无鼻塞流涕,纳可,大便调。

查体：咽淡,双肺可闻及喘鸣音及湿啰音,舌淡苔薄白,脉浮。

诊断：支气管肺炎(风寒闭肺)。

处方：炙麻黄 6g、杏仁 8g、生石膏 10g、白前 8g、紫菀 8g、冬花 8g、百部 8g、荆芥 8g、桔梗 8g、川贝母 8g、姜半夏 6g、苏叶 8g、地龙 8g、射干 8g、甘草 6g。6 剂,一日一剂,早晚分服。

二诊：咳嗽大减,啰音消失。上方减荆芥、苏叶,加党参 8g、炒白术 6g、茯苓 6g,6 剂,病愈。

按语：患儿虽咳嗽 2 周,但未发热,咽淡,舌淡红,苔薄白,大便正常,未见明显热象,结合肺部听诊,诊断支气管肺炎,属风寒闭肺证,处方以麻杏石甘汤合止嗽散加味。贾老认为,麻杏石甘汤并非纯为邪热壅肺而设,而在于宣肺开闭,本方寒热变化关键在于石膏用量的大小,量大则全方偏于清泻肺热,量小则全方寒热平调,故肺炎无论寒证、热证,皆可用之。止嗽散疏风止咳,药虽平淡无奇,但功效显著,川贝母清热化痰,地龙清热平喘,是为小儿患病易化热而设,且少量清热药佐于大量偏温药之中,去性而存用。

案 2：风热闭肺

李某,男,3 岁,2016 年 11 月 21 日初诊。

主诉：发热伴咳嗽 5 天。

病史：患儿五天前无明显诱因出现发热,体温最高 39.5℃,伴咳嗽,有痰,昨夜体温最高 38.6℃,自发病以来精神可,纳可,大便干。

查体：咽红,双肺可闻及中细湿啰音,舌红苔黄,脉数。

辅助检查：X 片示：两肺可见小点片状、斑片状阴影。

诊断：支气管肺炎(风热闭肺)。

处方：炙麻黄 6g、杏仁 8g、生石膏 12g、金银花 8g、连翘 8g、桑叶 8g、菊花 8g、前胡 8g、黄芩 8g、桔梗 8g、川贝母 8g、姜半夏 6g、百部 8g、炒莱菔子 8g、甘草 6g。6 剂，一日一剂，早晚分服。

二诊（2016 年 11 月 28 日）：患儿服药一剂后热退，咳嗽逐渐减轻，现夜间咳嗽较多，有痰，纳食欠佳，大便稀。处方：首方加焦三仙各 8g、砂仁 8g。6 剂。

一周后电话回访，诉患儿诸症已愈。

按语：本例患儿初诊时发热五天，咽红，舌红苔黄，大便干，有明显的热象，根据其临床症状、体征，结合胸片，辨为支气管肺炎风热闭肺证。处方以麻杏石甘汤合银桑合剂组成，此方中麻杏石甘汤为邪热壅肺而设，故加大石膏用量，银桑合剂为贾老治疗风热咳嗽的常用方，由银翘散与桑菊饮合方加减而成（组成：金银花，连翘，桑叶，菊花，杏仁，前胡，桔梗，浙贝母，姜半夏，百部，黄芩，甘草），功用祛风解表，清肺化痰，两方合用，疏风清热，宣肺开闭，患儿服药 1 剂，发热即退，6 剂后诸症改善明显，肺部啰音消失。二诊时加入焦三仙消食开胃，砂仁醒脾止泻，药未尽剂，诸症已愈，可见中医药治疗肺炎，只要辨证准确，疗效显著。

案 3：痰热闭肺

王某，女，6 岁，2015 年 1 月 26 日初诊。

主诉：间断发热、咳嗽 1 月。

现病史：患儿于 2014 年 12 月 27 日开始出现发热、咳嗽，就诊于省儿童医院，支原体抗体检测显示 1：640，胸部 X 线检查显示肺炎，明确支原体肺炎诊断。住院治疗 1 周余，热势减退，但仍咳嗽，且胸部 X 线示右肺中段阴影，肺不张？建议行支气管镜及手术治疗，家长不接受，遂来诊。来诊时患儿精神欠佳，低热，咳嗽，有痰难咳，纳呆，大便干结。

查体：精神不振，面色不华，唇红，右肺听诊呼吸音减低。舌红苔白厚，脉沉弦细。

辅助检查：胸部 X 线（2015 年 1 月 21 日，省儿童医院）：右肺中段大片阴影。

诊断：肺炎支原体肺炎（迁延）；肺炎喘嗽（痰热闭肺）。

治法：清热化痰，宣肺开闭。

处方：炙麻黄 6g、杏仁 10g、生石膏 15g、黄芩 10g、瓜蒌 10g、枳实 10g、胆南星 8g、陈皮 10g、姜半夏 8g、茯苓 10g、鱼腥草 10g、芦根 10g、桔梗 10g、金银花 12g、连翘 12g、太子参 10g、甘草 6g。6 剂，每日一剂，水煎服。

二诊（2015年2月2日）：患儿右肺上叶大片阴影变淡，范围明显变小。药后咳嗽明显减少，体温正常，鼻衄一次，纳呆，大便干，舌红苔白，脉细缓。前方减枳实，胆南星加量到10g，再加黄芪10g、郁李仁10g、炒三仙各12g、莱菔子10g。又服药10剂。

三诊（2015年2月16日）：咳嗽大减，食欲渐增，复查胸片已大致接近正常，大便偏干，舌淡红苔白，脉细缓。处方：太子参10g、炒白术10g、茯苓10g、陈皮10g、姜半夏8g、黄芩10g、杏仁8g、瓜蒌10g、枳实10g、胆南星8g、黄芪10g、紫苏子8g、郁李仁10g、火麻仁10g、甘草10g。6剂，每日一剂，水煎服，痊愈。

按语：患儿支原体肺炎诊断明确，住院治疗热退、咳减，但肺部阴影表现仍然明显。患儿来诊时低热，咳嗽，有痰难咳，精神欠佳，胸部X线改变以双肺纹理紊乱，尤其右肺中段阴影面积较大。贾老识病辨证，以痰热闭肺，余邪不尽为主，初诊以麻杏石甘汤合清气化痰汤，清泻肺热、化痰止咳，加金银花、连翘清热解毒。金银花、连翘是贾老擅长用的清热解毒药对，针对温热病，毒热未尽者，二者常相须为用，以增清热解毒之效。鱼腥草、芦根清肺涤痰，贾老言芦根生于寒水之中，其性寒凉，归肺胃经，清热生津，主治肺热咳嗽，肺痈吐脓；鱼腥草为清热排脓的要药，两药配伍使用，清热涤痰作用更胜。因患儿病至一月，病程迁延，邪毒未清，正气已伤，不能一味以清泄邪毒，以防正气大伤，用太子参扶正固本。二诊复查胸片阴影面积缩小，病灶有明显减轻，谨遵原方清肺涤痰，又加黄芪补益肺气，扶正祛邪。三诊胸片渐近正常，遂以六君子汤合清气化痰汤，健脾益气并清肺化痰，咳嗽已祛，纳呆便干均蠲。

❀ 案4：气阴两伤

魏某，男，6岁，2016年11月28日初诊。

主诉：咳嗽半月余。

病史：咳嗽半月余，初起伴发热，于某院诊断支气管肺炎，住院治疗一周，热退咳减后出院，近5天仍时有咳嗽，咳时汗出，痰少，精神倦怠，纳呆，大便干。

查体：口唇干裂，咽暗红，双肺呼吸音粗，舌淡红苔少，脉细数。

诊断：支气管肺炎（气津两伤）。

处方：竹叶8g、石膏8g、太子参8g、麦冬8g、姜半夏6g、川贝6g、桔梗8g、甘草6g。6剂，一日一剂，早晚温服。

一周后随访诸症渐愈，现已恢复如初。

按语：患儿病后耗伤气阴，故低热自汗，口干唇燥，肺阴不足，故咳嗽痰少，舌红苔少，脉细数为阴虚之象。方以竹叶石膏汤清补气津，加贝母、桔梗清热宣肺，化痰止咳，仅服 6 剂而诸症霍然。

案 5：肺脾气虚，余邪未尽

马某，男，5 个月，2016 年 12 月 5 日初诊。

主诉：肺炎反复发作 1 个月。

病史：患儿一月前出现发热、轻咳，就诊于某医院，诊断"支气管肺炎"，住院输液治疗，一周后好转出院，三天后再次因发热咳嗽住院，仍诊断"支气管肺炎"，10 天前好转出院，为根治，求诊于贾老。现患儿偶有咳嗽，有痰，纳食欠佳，大便稀，每日 3 次。

查体：指纹淡而不显，舌苔白，脉细数。

诊断：肺炎恢复期（肺脾气虚，余邪未尽）。

处方：太子参 6g、炒白术 6g、茯苓 6g、陈皮 6g、姜半夏 4g、炙麻黄 3g、杏仁 6g、生石膏 8g、川贝 6g、桔梗 6g、菖蒲 6g、远志 6g、炒鸡内金 6g、甘草 4g。6 剂，一日一剂，早晚分服。

按语：患儿一月内因肺炎住院 2 次，余邪未尽，故咳嗽迁延不愈，脾虚则运化无权，故纳食欠佳，大便稀而次数多，处方以六君子汤为主，合麻杏石甘汤。因虑痰邪伏肺，加川贝、桔梗，止咳化痰，二药伍用，一升一降，调畅气机；菖蒲、远志，开窍化痰；鸡内金消食健胃，全方扶正为主，祛邪为辅，共奏健脾益气，宣肺化痰之功。

贾老认为肺炎的病机为邪气闭肺，治疗的关键在于宣肺开闭，常以麻杏石甘汤为主方，无论证属寒热，病程长短，皆可加减变化而运用之，一者针对肺炎之病机为肺气闭塞，麻黄为开肺气要药，二者生石膏清化热饮，发越水气，在痰饮的治疗上不可或缺。另外，贾老认为肺炎的治疗，初期应以祛邪为主，注重宣肺开闭散邪，中期清肺化痰解毒，后期着眼于肺脾两脏，扶正为主，祛邪为辅，视气津受损之不同，或养阴益气，或益气健脾，并佐以清热化痰。临床所见，大部分患儿服用中药 1~3 剂热退，6~8 剂咳嗽明显减轻，服药 10~12 剂，多数患儿可获痊愈。

二、反复呼吸道感染

反复呼吸道感染（诊断标准参照《诸福棠实用儿科学》第 8 版），是指一年内发生的上、下呼吸道感染次数频繁,超出了一定范围的呼吸道感染疾病,根据反复感染的部位可分为反复上呼吸道感染和反复下呼吸道感染。是儿科常见病、多发病。病因复杂,可见先天因素、机体免疫功能低下、微量元素和维生素缺乏、喂养不当及遗传、护理和居住环境污染等多种因素,其中以免疫功能低下与小儿反复呼吸道感染密切相关。病情反复迁延,可造成恶性循环,影响小儿生长发育。西医主张以免疫调节剂改善机体免疫功能,中药具有免疫调节作用,既能抑制自身免疫反应引起的损伤,又能促进清除外来物的激活反应,起到双向免疫调节的作用。

(一)辨治思路

贾老强调小儿肺脏尤娇,脾常不足,肺娇易病、脾弱易伤。更多的复感儿常因调护失宜或喂养不当,饮食过盛,将养过温所致,内伤饮食,脾失健运,脾胃受伤,土不生金,致肺气虚弱,卫外不固,极易感邪。故在脾肺气虚的基础上,又常常夹滞、夹痰、夹热,互相影响,虚实夹杂,互为因果。反复呼吸道感染患儿面色不华,甚则萎黄或苍白,气池发暗,或暗红,或青黄等,均是脾虚夹滞或脾虚肺弱之象。临床上应注重审察邪正消长变化,感染期以邪实为主,迁延期正虚邪恋,恢复期则以正虚为主。初起时多有外感表证,当辨风寒、风热、外寒里热之不同,及兼夹之异,标实本虚的病机。迁延期邪毒渐祛,虚象显露,热、痰、积未尽,肺脾肾虚显现。恢复期邪势渐退,关键是正虚,辨证要点在于肺脾肾、气血阴阳虚损。气虚证、阴虚证多见于肺脾二脏,阳虚证常为脾肾阳虚。治疗时要抓住补益的时机,充其正气,使御邪能力增强,以达到减少发作的效果。

(二)遣方用药

贾老自拟小儿复感灵,药物组成:太子参、黄芪、半夏、防风、甘草、独活、桂枝、白芍、羌活、陈皮、茯苓、柴胡、白术、黄芩、板蓝根、炒三仙。该方源自李东垣《内外伤辨惑论》升阳益胃汤,去泽泻,将黄芩易黄连,又加板蓝根、炒三仙、桂枝组成。方中重用黄芪为君药,补脾肺气,益肺卫而固表虚,黄芪善于走表补肺兼扶阳,防风遍行周身而祛肌肤之风,为风药中之润剂,黄芪益脾肺而实卫,御外来之风,为补剂中之风药,黄芪得防风不虑其固邪,防风得黄芪不惧其散表,相得益彰,于补中寓散,散中有补,共奏实卫以散风、祛邪以固表之功。太子参善于守里补脾兼养阴,与黄芪配伍,二药一守一走,阴阳兼顾,里外通补。太子参、白术健脾和中。陈皮理气健脾,使其补而不滞,常与半夏同用,燥湿化痰、健脾和胃之力更著。柴胡透表泄热,推陈致新,与黄芩、半夏合用,和少阳,畅枢机,疏半表半里之邪,清半表半里郁热。黄芩苦寒,清热燥湿,泻肺胃之火,板蓝根清热解毒;桂枝,温通血脉,和营散风,白芍养血和营,一散一收,调和营卫;防风、羌活、独活升阳散邪,祛风除湿,寓"火郁发之"之义;炒三仙消食导滞,开胃和中。诸药合用集补消、寒热、升降、开合于一方之中,标本兼顾,相辅相成,共奏补脾益肺、化痰消滞、和解清热之功。全方寓六君子汤、玉屏风散、小柴胡汤及桂枝汤之义,六君子汤助阳益胃补脾土,玉屏风散益卫固表补肺气,小柴胡汤和解少阳,祛邪扶正,桂枝诸药相配,补脾益肺,升阳达邪,有病能治,未病能防。

加减:若来诊时于外感后期,余邪未尽,鼻塞流涕者,可加辛夷、白芷宣肺通窍;若有慢性咽炎,可加桔梗、牛蒡子清咽利喉。若形瘦、多汗自汗者,加生龙骨、生牡蛎、麻黄根以敛汗;便干结者加炒莱菔子、郁李仁润肠通便;咳嗽不清,加紫菀、冬花化痰止咳。

(三)验案举隅

案1:张某,女,5岁。2013年1月23日初诊。

主诉:反复外感1年余。

现病史:患儿自上幼儿园一年多来,每月常患感冒,一年中患支气管肺炎2次,已住院治疗痊愈。为求进一步强健体魄,遂来诊。来诊时患儿形体瘦弱,自汗、盗汗,纳谷不香,大便干结。

查体:形体偏瘦,面色不华,气池青暗。咽无充血,双肺(-)。舌淡红,苔白,脉细缓。体重17kg。

诊断:反复呼吸道感染(肺脾气虚)。

治法:健脾补肺,益气固表。

处方:太子参8g、炒白术8g、茯苓8g、陈皮8g、姜半夏6g、柴胡6g、甘草6g、黄芪8g、防风8g、生龙牡各15g。6剂。

二诊(2013年1月31日):无明显不适,纳呆,大便干结。上方加炒三仙8g、炒莱菔子8g、郁李仁8g,10剂。

三诊:于2013年11月患感冒后来诊,家长自诉患儿自年初诊治后,近十月未患病。

按语:患儿反复上呼吸道感染及肺炎,形瘦,多汗,纳呆,见面色不华,气池青暗。辨证以虚为主,重在肺脾气虚,脾虚失运则面色不华,形瘦纳呆,脾虚不为胃行其津液,则大便干结。土虚不能生金,则肺气不足,卫外不固,汗多易感。以复感灵加减,因患儿以虚为主,故去黄芩、羌活等祛邪之药,以健脾补肺,益气固表治本为主。

案2:牛某,女,5岁,2006年6月5日初诊。

主诉:咳嗽、咳痰1周。

病史:患儿自幼体质欠佳,2年多来经常呼吸道感染,稍有不慎即发鼻塞、咳嗽、发热等症,几乎每月一次,每次需肌注、静滴抗生素后方可缓解。患儿面色黄白,时常汗出频频,近1周来咳嗽频作,痰声辘辘,入夜尤甚,纳食欠佳,大便偏干。

查体:咽部正常,双肺呼吸音粗糙,舌淡苔薄白,脉滑。

诊断:反复呼吸道感染(肺脾气虚)。

治法:补脾益肺,化痰消滞,和解清热。

处方:黄芪9g、太子参6g、炒白术6g、陈皮6g、半夏8g、白芍6g、柴胡6g、羌活6g、独活6g、防风6g、黄芩6g、桔梗10g、炒三仙各9g、紫菀10g、款冬花10g、百部10g、甘草6g。6剂,每日1剂,水煎服。

二诊(2006年6月19日):药后咳嗽基本缓解,汗出减少,纳食略增,大便如常。体格检查:咽部正常,双肺呼吸音清晰,苔白脉缓。患儿咳嗽虽止,但补益肺脾绝非朝夕之功,仍当补土生金巩固疗效,投小儿复感灵3周。

随访半年未再患病。

按语:患儿素来体质较差,反复感冒,几乎每月一发,发热、咳嗽、鼻塞、汗出、痰声辘辘,为肺脾气虚,卫外不固,腠理疏松,故汗出频频,易为外邪侵袭,脾气不足,运化失司,酿生痰湿,不思饮食。以小儿复感灵加减,去茯苓、板蓝根,加桔梗、紫菀、款冬花、百部,增强化痰止咳之力,方中以玉屏风护卫固表,柴胡、黄芩清解表热,羌活、独活祛风除湿。二诊咳嗽缓解,继服巩固疗效。

三、支气管哮喘

支气管哮喘,简称哮喘,是多种细胞和细胞组分共同参与的慢性气道炎症性疾病,这种慢性炎症导致气道反应性增加,通常出现广泛多变的可逆性气流受限,并引起反复发作性喘息、气促、胸闷或咳嗽等症状,常在夜间或清晨发作或加剧,多数患儿经治疗可缓解或自行缓解。

全球哮喘防治创议(GINA)指南强调哮喘是一种"以慢性气道炎症与气道高反应性为特征的异质性疾病",这种"异质性"提示哮喘疾病的复杂性和多样性,是由多因素共同影响和作用的结果。

中医学对于哮喘的认识,早在《内经》中就有"喘鸣""喘息"的描述。汉代张仲景在《金匮要略·肺痿肺痈咳嗽上气病脉证治》中记载"咳而上气,喉中水鸡声,射干麻黄汤主之",详细地描述了发作时的证候与用方。朱震亨首创哮喘病名,并阐明病机"专主于痰",提出"未发以扶正气为主,既发以攻邪气为急"。《景岳全书》谓"喘有夙根,遇寒即发,或遇劳即发者,亦名哮喘"。

(一)辨治思路

哮喘主要责之于素体肺、脾、肾三脏功能不足,导致痰饮留伏于肺,成为哮喘之夙根,也是发作的病理基础。留痰伏饮,受外邪而引发,肺失宣肃,肺气不利,引动伏痰,痰气交阻于气道,发作时,痰随气升,气因痰阻,相互搏结,阻塞气道,气机升降不利,以致呼吸困难,气息喘促,喉间痰鸣。贾老对哮喘的辨证参照全球哮喘防治创议中提出的哮喘分期进行三期辨证论治,将哮喘分发作期、持续期、缓解期三期。发作期痰气交阻,以邪实为患;持续期以痰阻正虚,虚实夹杂;缓解期肺、脾、肾虚弱,痰饮内伏,以虚为主。故贾老辨证以痰为贯穿疾病始终的关键病机。发作期虽重在辨寒痰、热痰,但诚如《诸病源候论·虚劳候》而言"形寒饮冷伤肺",并且联系西医对呼吸道病理生理的认识,寒冷刺激会使呼吸道抵抗力下降,继而诱发感染,引起支气管炎症和黏液腺增生,肺组织损伤。故发作期贾老辨证以寒哮居多,正如其所言"寒哮占据十之八九"。通常虚实夹杂的规律是:本虚标实,下虚上实,缓虚急实,轻虚重实。慢性持续期需重在判断正虚与痰阻孰重孰轻,邪正的消长,注意顽痰寒热属性;缓解期重视顽痰内伏,重在辨脏腑。

(二)遣方用药

发作期,以邪实为主,伏痰遇感引触,有寒热之别。寒哮多因天冷受凉,或冬季发病,占据多数,治以温肺散寒,化痰平喘,方用小青龙汤合射干麻黄汤加减。药物组成:麻黄、杏仁、射干、桂枝、细辛、生姜、半夏、五味子、紫菀、冬花、甘草。热哮以痰热壅肺为病机,辨证以黄痰为证候要点,治以清热宣肺,化痰定喘,方用麻杏石甘汤合定喘汤加减,药物组成:麻黄、杏仁、白果、款冬花、半夏、桑白皮、苏子、黄芩、地龙、甘草。痰多喘急者,加葶苈子泻肺平喘。发作期,贾老强调以祛邪治肺为主,擅用温肺化饮之法,即"病痰饮者,当以温药和之",贾老擅用小青龙汤、小青龙加石膏汤、厚朴麻黄汤、苓甘五味姜辛汤等经方治疗哮喘,干姜、半夏、细辛、五味子温肺化饮是仲景治痰饮中的经典药物组合。

持续期是指相当长时间内不同频度和(或)不同程度地出现过喘息、咳嗽、气促、胸闷等症状;病机以正虚夹痰,病性以虚实夹杂为主,临证注意辨别虚实的转化。本病虚实夹杂多见、标实本虚、急实缓虚、先实后虚、上实下虚,亦当辨别痰之寒、热,注意证的演变转化,当动态辨证施治,常选六君子汤、玉屏风散、都气丸合射干麻黄汤、定喘汤加减,健脾补肺益肾兼化痰止咳平喘。

缓解期是指经过治疗或未经治疗症状、体征消失,肺功能恢复到急性发作前水平,并维持 3 个月以上。辨证以虚为主,尤以肺脾气虚为主,治以健脾化痰,补肺固表,方用六君子汤合玉屏风散加减,若兼形瘦纳呆,大便干者,加炒三仙、鸡内金、炒莱菔子消食开胃;若汗多者,可加生龙牡敛汗。若肺脾肾三脏俱虚,以金水六君煎加味,药物组成有当归、熟地、陈皮、半夏、茯苓、甘草、黄芪、白术、太子参、山药、山萸肉,寓培土生金之法,培补脾肾益肺固表,气血双补,阴阳双调。

(三) 验案举隅

梁某,男,7 岁,2014 年 3 月 24 日初诊。

主诉:反复咳喘 5 年余,加重 1 周。

病史:患儿于 1 岁多时开始出现反复咳嗽、喘息,诊断为"喘息性气管支气管炎",并长期吸入布地奈德,口服孟鲁司特钠,控制咳喘发作。近 1 周来无明显诱因,咳喘发作,时有夜间咳嗽,偶伴喘息,稀白泡沫痰,纳呆,大便偏干。

查体:患儿形瘦,面色苍白,咽无红肿,双肺听诊呼吸音清,可闻及哮鸣音。舌淡红苔白厚,脉滑。

诊断:哮喘(寒哮)。

治法:宣肺散寒,化痰平喘。

处方:炙麻黄 6g、杏仁 8g、桂枝 6g、细辛 2g、姜半夏 6g、五味子 8g、地龙 8g、紫菀 8g、冬花 8g、炒苏子 8g、甘草 6g、川贝母 8g。6 剂,水煎服,日一剂。

二诊(2014 年 3 月 31 日):服药一周后,患儿无明显咳嗽及喘息,精神尚可,夜寐尚安,地图舌。上方加黄芪 10g,6 剂,水煎服,日一剂。

三诊(2014 年 4 月 21 日):患儿服药近一月来,症状大减,近日无咳嗽、气喘,纳可,便尚调,舌质淡,苔花剥。处方:太子参 10g、炒白术 10g、茯苓 10g、陈皮 10g、姜半夏 8g、炙麻黄 6g、杏仁 8g、细辛 2g、五味子 10g、地龙 6g、紫菀 8g、百部 8g、冬花 8g、黄芪 12g、甘草 6g。8 剂。

药后,随访一月,患儿病情平稳,无明显不适。

按语:患儿一岁多即发喘咳,反复 5 年余,近日咳喘明显,呈发作期。患儿咳嗽,白痰清稀,面白,咽无红肿,皆为寒痰阻肺,外寒内饮之象,故以小青龙汤合射干麻黄汤加减,散寒宣肺止咳平喘,加炒苏子降气消痰,又佐地龙解痉平喘,服药后症状大减,仍以温化寒痰止咳平喘为治,加黄芪以益肺固表。三诊时患儿病情平稳,以正虚痰阻为病机,故用六君子汤健脾化痰,止嗽散加味止咳化痰。贾老治疗哮喘以治痰,发作期当止咳化痰,急则治其标,缓解时健脾化痰杜生痰之源治其本,不同阶段动态辨证,注重药物的配伍使用。

四、咳嗽变异性哮喘

咳嗽变异性哮喘,是以慢性咳嗽为主要或唯一临床表现的特殊类型哮喘,或者称其为"只咳不喘"的不典型哮喘。在我国儿童慢性咳嗽病因的研究中,咳嗽变异性哮喘占据首位。多数研究发现,咳嗽变异性哮喘的发病机制与典型哮喘极为相似,气道高反应性、呼吸道慢性炎症及气道重塑是重要的发病条件,它具有与典型哮喘相似的呼吸道病理生理改变,并且肺炎支原体的感染可以加重呼吸道的高反应,出现咳嗽和(或)喘息。咳嗽变异性哮喘在病理生理方面与典型哮喘有许多共同特征,且发展为典型哮喘的比例较高。因此,早期诊断与治疗对咳嗽变异性哮喘的预后起着至关重要的作用。

目前临床治疗咳嗽变异性哮喘,西医以吸入糖皮质激素、支气管扩张剂、口服白三烯受体拮抗剂、抗变态反应药物等多药联用,可取得显著疗效,但高效合理的用药方案还依赖于更多、更全面的临床研究。对症使用药物,可在一定程度上缓解患儿的临床症状,却不能减少或从根本上控制它发病,因此如何控制咳嗽变异性哮喘进一步向哮喘转化及降低其发生率是研究的重点。实践证明中医药防治咳嗽变异性哮喘具有良好的疗效,贾老结合多年临床体会,对本病的病证方药等方面进行了深入探索。

(一)辨治思路

咳嗽变异性哮喘在中医学中无系统论述,贾老联系本病与哮喘有诸多相似之处,亦为哮喘的一种特殊类型。辨证顽痰内伏是病理基础。小儿脾常不足,饮食所伤,脾失运化,水湿停聚,凝而成痰;肾虚不能蒸化水液,聚液成痰;肺脏尤娇,肺不布津,痰饮内伏。六淫之邪,风邪为百病之长,外感风邪,上犯于肺,风痰伏肺,黏阻气道,痰气闭阻,肺失宣肃,形成咳嗽。《难经·四十九难》中指出:"形寒饮冷则伤肺",《灵枢·百病始生》曰:"重寒伤肺"。现代小儿多喜食生冷瓜果、冷饮,及北方冬春寒邪较盛,再加过诊过治,过服寒凉药物,均可致寒邪犯肺,从而表现咳嗽阵作,或痉挛性咳嗽,遇冷则重的特点。又加患儿素禀不足,或久病体虚,再加痰性黏滞,日久化热,或夹积热,致痰热交阻。或耗伤肺气,损伤肺阴,顽痰不祛,久咳不已,又有偏燥痰之性,咳嗽痰少质黏难咳。

因此,本病病性虚实夹杂,正虚以肺脾不足,痰饮留伏,标实则可见风痰、寒痰、热痰、燥痰犯肺。贾老强调痰饮内伏肺络是咳嗽长期不愈和逐渐转为哮喘的病理基础。同时因人因地因时制宜,可夹寒、夹热,及兼气虚、阴虚等证。

(二)遣方用药

贾老临证对咳嗽变异性哮喘患儿辨证以伏痰为病机,以化痰止咳为治疗大法,并注意结合患儿体质特点、证候特点与疾病的不同阶段,因人因时制宜。主方为加味止嗽散,源自《医学心悟》,药物组成:麻黄、杏仁、桔梗、白前、紫菀、百部、陈皮、冬花、姜半夏、荆芥、蝉蜕、甘草。方中麻黄、杏仁宣降相宜,宣肺降逆止咳平喘,为君药;紫菀、冬花、百部组合应用,止咳化痰,白前降气消痰止咳,陈皮、姜半夏行气化痰止咳,桔梗主入肺经宣肺化痰兼利咽之功,同为臣药;佐用蝉蜕疏风解痉,荆芥温散风邪,甘草甘平调和诸药,并祛痰止咳,诸药共奏化痰止咳之功。

若为风痰者,咳嗽突发突止,遇风则咳嗽,加苏叶、地龙散风止咳。若寒痰阻肺,常于晨起及夜间咳嗽,咳痰稀白,遇冷则咳剧,舌淡苔白,治以温肺散寒、化痰止咳,合小青龙汤或射干麻黄汤,常用药物桂枝、细辛、五味子、射干等温肺化饮。若燥痰者,咳嗽阵作,痰黏难咳,合贝母瓜蒌散,或加桔梗,合川贝以润燥化痰。或兼阴虚者,以刺激性咳嗽,干咳无痰,入夜尤甚,咽干不适,舌淡红少津,苔花剥为证候要点,去麻黄,加沙参、麦冬、天花粉养阴润燥,润肺止咳。或痰热者,以咳嗽,吐痰色黄,咽红,大便干结为证候要点,合清气化痰丸,常加黄芩、胆南星、枳实、瓜蒌、地龙宣肺清肺、化痰止咳。若寒热不显,而病程长,反复难愈,有面色不华,纳呆形瘦者,常合用六君子汤,补肺健脾化痰止咳,以达培土生金之效。

(三)验案举隅

患儿,张某,女,5 岁,2014 年 3 月 31 日初诊。

主诉:咳嗽 1 月。

病史:患儿近 1 月来咳嗽不断,少痰,夜间咳嗽明显,曾就诊于儿童医院,做肺功能测定和支气管舒张试验,明确"咳嗽变异性哮喘"的诊断,服用孟鲁司特钠、沙丁胺醇,咳嗽稍有缓解。现症见咳嗽,以晨起与夜间明显,痰少难咳,咳剧有少许稀白痰,冷饮后咳嗽,纳可,便调。

查体:发育正常,营养中等,面色尚华,咽无充血,双肺听诊无异常呼吸音。舌淡红苔白,脉有力。

诊断:咳嗽变异性哮喘(肺寒咳嗽)。

治法:温肺散寒、化痰止咳。

处方:炙麻黄6g、杏仁8g、苏叶8g、紫菀8g、百部8g、白前8g、冬花8g、地龙8g、姜半夏6g、细辛1.5g、五味子8g、甘草6g、射干8g。6剂,水煎服,日一剂。

二诊(2014年4月7日):患儿服药后咳嗽明显减轻,仍大便干,舌红苔白,咽淡,咽中有痰,上方减细辛,加蝉蜕6g、郁李仁8g。6剂,水煎服,日一剂。

三诊(2014年4月14日):药后夜间稍有咳嗽,大便干,舌淡苔白,脉有力。**处方**:炙麻黄6g、杏仁8g、桔梗8g、姜半夏6g、五味子8g、地龙6g、蝉蜕6g、冬花8g、紫菀8g、炒苏子8g、茯苓8g、甘草6g。6剂。

随访咳嗽大减。

按语:患儿咳嗽日久,以晨起、夜间咳嗽,遇冷后加重,咽无红肿为辨证要点,为肺寒咳嗽,形寒寒饮伤肺,肺失清肃,肺气上逆,咳嗽不止。故治以温肺散寒,化痰止咳。方以加味止嗽散合射干麻黄汤加减,方中麻黄、杏仁相配宣降肺气,恢复肺宣肃之能,射干祛痰利肺、止咳平喘,细辛、五味子、半夏温肺散寒化饮,紫菀、百部、冬花止咳化痰,加地龙解痉平喘。诸药合用温肺化饮,止咳平喘,效果良好。二诊时咳嗽明显减轻,大便干,加郁李仁润肠通便。三诊时夜间仍有咳嗽,大便干,加桔梗宣肺利咽,茯苓健脾益气,苏叶改为苏子,不仅止咳还兼通便之效。前后共服药三周,咳嗽大减,夜眠安稳。

五、慢性咳嗽

儿童慢性咳嗽是指咳嗽症状持续大于4周。常常以咳嗽为主要或唯一的临床表现,诊断困难,治疗棘手。正如清代徐灵胎云"诸病之中唯咳嗽之病因各殊而最难治愈,治或稍误,即贻害无穷"。临床上引起慢性咳嗽的原因较为复杂,常见有咳嗽变异性哮喘、上气道咳嗽综合征、呼吸道感染和感染后咳嗽、胃食管反流、支气管扩张及先天性呼吸道疾病等,不同年龄阶段常见的原因有一定差别,如婴幼儿期以呼吸道感染和感染后咳嗽为多,而学龄期以咳嗽变异性哮喘和上气道咳嗽综合征多见。西医多以白三烯受体拮抗药、抗生素、祛痰药、平喘抗炎药、抗组胺药等针对病因进行治疗,未能坚持用药的患儿占据近半数,严重影响了疗效。中医药针对慢性咳嗽的治疗独具传统医学特色,且有一定的优势。

(一)辨治思路

《素问·咳论》中云:"肺之令人咳",可见咳嗽是肺系的重要病证之一。咳嗽的病因多以外感、内伤分类。无论外感或内伤咳嗽,常累及于肺,肺气上逆所致。因小儿肺脏尤娇,不耐寒热,更易被内、外之邪所侵袭而为病,外感和内伤咳嗽还可以相互影响,互为因果。《小儿卫生总微方论》曰"有儿乳饮失宜,致脾胃不和,停滞其饮不散,留结成痰,若随气上干于肺而嗽者,此为痰嗽"。贾老把慢性咳嗽归于中医学"久咳""久嗽"等范畴。因病程较长,故病机复杂,肺为娇脏,不耐寒热,外邪易干,"风为百病之长""形寒寒饮则伤肺",初期多因风寒伤肺,又小儿肺脏娇嫩,易受外邪,肺失通调,津失输布,凝而成痰;脾常不足,水湿不运,聚湿成痰,蕴结体内。日久外邪化热,痰热交结难解。或耗伤肺脾之气,灼伤肺胃之阴,阴虚肺燥。脏腑功能失调的基础上,又复感邪,故咳嗽缠绵难解,少数外邪未尽,兼有表证,常常是虚实夹杂,病程缠绵,反复难愈。贾老立足小儿"肺脾不足",指出慢性咳嗽患儿多脾肺虚弱,痰浊内伏,又感外邪,常见有肺寒咳嗽、肺热咳嗽、痰热咳嗽、痰湿咳嗽、阴虚肺热咳嗽、肺脾气虚咳嗽及食积咳嗽证。

贾老常注重辨病辨证的联系,重视望诊在辨证中的意义,因小儿"惟以望为主",临证重视咳嗽患儿的神色、口咽、舌象之辨,如属肺寒咳嗽,咳嗽夜重,多遇冷气、进食冷饮后咳嗽加重,面色苍白,咽淡不红,舌淡,常见于咳嗽变异性哮喘。肺热咳嗽,则唇红咽红,咳嗽多于白天尤甚,舌红苔黄。痰热咳嗽,咳嗽伴痰声,咽红,舌红苔黄或黄腻,多见于上气道咳嗽综合征和呼吸道感染后咳嗽。肺燥咳嗽,多久咳,咳声响亮,咽喉不利,干咳无痰,舌干苔白而燥,多见于咳嗽变异性哮喘或上气道咳嗽综合征。若肺脾气虚,精神不振,面色不华,形瘦纳呆,声音低微,咳嗽无力,汗多易感,舌淡嫩,有偏于肺虚不固、脾虚失运之别,临证当司外揣内,准确辨证,有的放矢。

(二)遣方用药

贾老在前人"脏腑辨证""五脏论治"的基础上,重视肺脾论治,临证辨析小儿慢性咳嗽如下。

(1)肺寒咳嗽:平素因喜啖生冷,寒邪伤肺,致肺气虚寒,以咳嗽,遇冷加重,咳痰稀白,病程缠绵,时轻时重,舌淡苔白为辨证要点。治以温肺散寒,止咳化痰。方用小青龙汤合圣惠橘皮散,药用麻黄、杏仁、桂枝、细辛、半夏、五味子、太子参、贝母、苏叶、陈皮、桔梗、甘草等。

(2)肺热咳嗽:以咳嗽频作,咳痰黄稠,唇红咽红,便干,舌红苔黄,脉数为证候要点。治以泻肺清热,止咳化痰。方用加味泻白散,药用桑白皮、地骨皮、黄芩、桔梗、百部、知母、陈皮、甘草等。

(3)痰热咳嗽:以咳嗽痰多色黄,黏稠难咳,大便干结,舌红苔黄,脉滑数为证候要点,治以清肺化痰。方用清宁散合清气化痰丸,贾老又称其为"二清汤",药用黄芩、杏仁、瓜蒌、枳实、胆南星、陈皮、半夏、茯苓、桔梗、贝母、百部、甘草等。

(4)痰湿咳嗽:以咳嗽痰多,清稀色白,食欲欠佳,大便稀溏、神疲乏力、舌淡苔白厚腻为证候要点。治以健脾燥湿,化痰止咳。方用六君子汤合三子养亲汤,药用陈皮、半夏、茯苓、太子参、麻黄、杏仁、白芥子、莱菔子、苏子、甘草等。

(5)阴虚肺燥:以干咳无痰,或痰少而黏,不易咳出,口渴咽干,喉痒声嘶,手足心热,或痰中带血,舌红少苔或花剥苔,脉细数为证候要点。治以滋阴润燥,润肺止咳。方用沙参麦冬汤合养阴清肺汤,药用沙参、麦冬、玉竹、天花粉、贝母、杏仁、生地、丹皮、牛蒡子、桔梗、射干、僵蚕、甘草等。

(6)肺脾气虚:咳嗽时轻时重,病程较长,反复发作,咳而无力,咳痰稀白,纳呆,体虚多汗,大便不调,舌淡,脉细无力。治以健脾益气,止咳化痰。方以六君子汤合止嗽散,药用太子参、白术、茯苓、陈皮、半夏、紫菀、冬花、白前、百部、贝母、桔梗、甘草等。

(7)食积咳嗽:咳嗽有痰,入夜尤甚,咳剧则呕吐,纳呆,舌红苔白厚腻,治以消积止咳。方用曲麦二陈汤合保和丸,药用陈皮、姜半夏、茯苓、甘草、黄连、山楂、麦芽、神曲、瓜蒌仁、枳实、连翘等。

(三)验案举隅

案1:肺寒咳嗽

楚某,女,8岁,2006年8月3日初诊。

主诉:间断咳嗽近1年。

病史:近一年来反复咳嗽,时轻时重,咳吐白稀痰,发作无规律性,多在受凉后加重。西医曾考虑咳嗽变异性哮喘,做变应原实验阴性。

查体:面色萎白,舌质淡,苔薄白,脉弦细。肺部听诊无啰音。

辅助检查:胸部X线片:胸、膈正常所见,双肺纹理增粗,向外围延伸,边缘不清,分布紊乱,以下肺野明显,诊为慢性支气管炎。

诊断:肺寒咳嗽。

治法:温肺散寒,止咳化痰。

处方:炙麻黄6g、桂枝6g、杏仁10g、细辛2g、姜半夏10g、五味子10g、太子参10g、川贝母10g、苏叶10g、陈皮10g、桔梗10g、甘草6g。6剂,水煎服。

二诊(8月10日):咳嗽见轻,稀白痰明显减少,上方去苏叶加炒白术10g、茯苓10g。10剂,水煎服。

三诊(8月24日)：药后偶有咳嗽，面色转红，每夜安睡，食量有加，改用六君子汤加川贝、桔梗、五味子、百部、款冬花善后。

按语：肺寒咳嗽者，因平素肺虚，喜食生冷，以致寒邪伤肺，发为咳嗽。以面白，日久不愈，痰白清稀，遇寒则重为辨证要点。

案2：肺热咳嗽

王某，男，2岁，2006年10月12日初诊。

主诉：咳嗽1月余，加重5天。

病史：咳嗽1月余，近5天咳嗽加重，且伴低热，咳则气促，有时能咳出少量黄稠痰，口有异味，食欲好，二便调。

查体：面颊潮红，口唇殷红，咽红，体温37.3℃，双肺听诊呼吸音粗糙。舌质红，苔白厚。

诊断：肺热咳嗽。

治法：泻肺清热，止咳化痰。

处方：桑白皮6g、地骨皮6g、川贝母8g、知母6g、麦冬6g、桔梗8g、黄芩6g、鱼腥草8g、甘草6g。4剂，水煎服。

二诊(2006年10月16日)：面颊唇红俱减，体温36.3℃，咳嗽显著减轻。上方中又加入沙参6g，清肺养阴。继服4剂后病愈。

按语：肺热咳嗽一证，乃火热熏扰肺气，遂致咳嗽频作，咳则气促似喘。与痰热咳嗽区别在于，本证以肺热为重，有痰色黄量不多，频喘气促为特征；而痰热咳嗽是以痰为主，黄痰量多，双肺痰鸣，大便必干是其鉴别要点。

案3：痰热咳嗽

刘某，男，4岁，2007年1月22日初诊。

主诉：咳嗽、咳痰20天。

病史：咳嗽20天，咳痰黄稠，口有异味，大便干结，3~4天一行，病初有上呼吸道感染史，静点6天头孢类抗生素，仍咳嗽，痰多黏稠。

查体：舌苔黄厚，咽红，脉滑数。肺部听诊散布干啰音。

诊断：痰热咳嗽。

治法：清肺化痰。

处方：黄芩8g、杏仁8g、瓜蒌10g、陈皮10g、姜半夏6g、枳实8g、胆南星8g、桑白皮8g、浙贝母10g、天竺黄6g、甘草6g、葶苈子6g。4剂，水煎服。

二诊（2007年1月29日）：咳、痰均减，肺部啰音消失，大便变软，舌苔变薄。原方4剂后咳止痰消。

按语：痰热型咳嗽多见于气管-支气管炎及支气管肺炎的中期阶段，辨证要点是痰多黄稠，大便干结，或参考肺部听诊，双肺散布或满布痰鸣音。选方以二清汤加减，清热肃肺，止咳化痰。

案4：痰湿咳嗽

李某，女，1岁，2004年7月14日初诊。

主诉：咳嗽5月余。

病史：自2月初因咳嗽伴喘诊为支气管肺炎，先后三次住院治疗。喉间痰鸣咳嗽，大便稀糊状，从不成形，一日4~5次不等，流涎，食欲差，精神欠佳。

查体：面色萎黄，消瘦，体重8kg，不能站立，舌苔白厚，舌质淡，指纹淡紫，听诊双肺满布痰鸣音。

诊断：痰湿咳嗽。

治法：健脾燥湿，化痰止咳。

处方：太子参4g、炒白术6g、橘红6g、姜半夏3g、茯苓6g、川贝母6g、桔梗6g、石菖蒲6g、远志6g、炒苏子6g、莱菔子6g、炒芥子6g、甘草3g。5剂，水煎服。

二诊（2004年7月21日）：喉间痰鸣声明显减轻，大便次数亦减少至每日2次，余症如前。于上方又加黄芪6g、炒三仙各6g、广砂仁6g。又服5剂，精神增加，食欲增进，气顺痰消咳止，流涎亦大减。

按语：本证多见婴幼儿，因脾胃虚弱，痰湿滋生，病程缠绵，六君子汤健脾益气化痰，三子养亲汤针对脾虚食滞、因食生痰。川贝、桔梗为治痰圣药。再加菖蒲、远志通窍化痰，共奏健脾化痰之良剂。本证以咳痰清稀色白、喉间痰声辘辘，大便稀溏为辨证要点。

案5：阴虚肺燥

韩某，女，3岁，2006年11月30日初诊。

主诉：咳嗽伴少量黏痰3个月。

病史：咳嗽有少量黏痰，口干咽干，咽喉不适感，有过两次痰中带血丝，有时干呕恶心，舌质红，大便干结。体格检查：舌质红，地图舌，脉细数，咽暗红，双肺呼吸音粗，化验血常规正常，支原体抗体阳性，胸透报告为支气管炎。某妇幼保健院诊为咽-气管炎，用过抗生素效果不显著。

诊断：阴虚肺燥咳嗽。

治法：滋阴润燥。

处方：沙参 6g、麦冬 6g、玉竹 6g、天花粉 6g、川贝母 8g、杏仁 6g、生地 6g、丹皮 6g、牛蒡子 8g、桔梗 8g、射干 6g、僵蚕 6克、甘草 6g。5 剂，水煎服。

二诊（2006 年 12 月 6 日）：咳嗽症状显著减轻，原方继进 10 剂后，病愈。

按语：阴虚肺燥属内燥，由脏腑精亏液耗所致；温燥和凉燥是外感燥邪引起。

案 6：肺脾气虚

李某，男，1 岁 6 个月。2014 年 3 月 17 日初诊。

主诉：咳嗽 2 个月。

病史：患儿于 2 月前患"支气管肺炎"，住院治疗 10 天，静滴抗生素，好转出院。出院后咳嗽仍无间断，每于晨起咳嗽，有痰，汗多，纳呆，大便偏干。

查体：舌淡红，苔薄白，指纹淡紫隐于风关，脉滑，双肺（-）。

诊断：咳嗽（肺脾气虚）。

治法：健脾补肺，化痰止咳。

处方：太子参 6g、炒白术 6g、茯苓 6g、陈皮 6g、姜半夏 4g、黄芪 6g、防风 6g、炙麻黄 4g、杏仁 6g、甘草 3g。6 剂，每日一剂，水煎服。

二诊（2014 年 3 月 24 日）：服药一周后，偶有咳嗽，精神好转，盗汗减轻，纳食尚可，大便调，舌淡红苔白。上方去炙麻黄、杏仁，加黄精 8g。6 剂，每日一剂，水煎服，咳嗽大减。

按语：患儿慢性咳嗽，为呼吸道感染后。属中医"咳嗽"之范畴，因大病耗伤肺脾之气，故咳嗽日久不愈，以咳嗽有痰，多汗，纳呆，舌淡红苔白为证候要点，故治以健脾益气，化痰止咳，用六君子汤合玉屏风散为主方，培土生金，健脾气补肺气、化痰止咳。患儿咳嗽减轻，加黄精益气养阴，贾老擅用黄精于一切小儿虚证，提出"小儿虚证不离黄精"之说，继续服用巩固药效，患儿咳嗽大减。

第二节 脾胃系疾病

一、口疮

口疮是指齿龈、舌体、两颊、上腭等处黏膜出现黄白色溃疡、疼痛流涎或伴发热为特征的一种口腔疾病。其属于中医学"口疡""口糜""口疳"范畴。包括西医学的疱疹性口腔炎和溃疡性口腔炎。

"口疮"之名始见于《内经》。《素问·气交变大论》中曰："岁金不及，炎火上行，民病口疮，甚则心痛。"指出口疮以火热为病邪。后世医家在此基础上，对其认识逐渐深入。如《震亨心法·口齿》篇曰："口疮，服凉药不愈者，因中焦土虚，且不能食，相火冲上无制。"指出脾气虚弱、相火上冲与口疮有密切的关系。《圣济总录》云："口疮者，心脾有热，气冲上焦，熏发口舌，而为口疮。"指出了口疮与心脾二脏的关系。清·齐秉慧在《齐氏医案·口疮》中进一步提出"口疮上焦实热，中焦虚寒，下焦阴火，各经传变所致，当分辨阴阳虚实寒热而治之"，认为上焦实火熏蒸，下焦阴火上炎，中焦虚寒或脾虚湿困均为本病之病机。

（一）辨治思路

贾老认为，本病应先以八纲辨证分实证、虚证，继而结合脏腑辨证以明确病变部位。该病虽生于口，但因脾开窍于口，舌为心之外候，肾脉连咽系舌本，故与心、脾、肾三脏密切相关。

虚者多是阴虚火旺，虚火上炎而发口疮。或脾气耗损，而水湿不运，或湿邪困脾，脾失健运，导致脾阳不升，浊阴不降，化生湿热，上熏口腔而导致黏膜溃疡。或先天禀赋不足，或久用寒凉，伤及脾肾，脾肾阳虚，阴寒内盛，寒湿上溃口舌，寒凝血瘀，肌膜失却濡养，口疮经久不愈。症见起病缓，病程长，反复发作，口腔溃烂及疼痛较轻者，或伴有低热，颧红盗汗，或神疲、面白、纳呆、便溏等症状。病位多在肾。

实者多因邪毒内蕴，心经受热，或思虑过度，情志之火内郁，而致心火亢盛，循经上攻于口，致口舌溃烂生疮。或饮食不节，过食膏粱厚味、辛辣炙煿之品，以致胃肠蕴热，热盛化火，循经熏蒸于口，而致口舌生疮。或内伤七情，情志不舒，肝失疏达，肝郁化火，上灼口舌而致口疮。起病急，病程短，口腔溃烂及疼痛较重，局部有灼热感，口臭流涎，或伴有发热、烦躁、哭闹拒食等症状。病位多在心脾。

（二）遣方用药

贾老执简驭繁，认为本病实证多表现为起病急，病程短，口腔溃疡疼痛较甚，或伴有发热，临床治疗以清热解毒、泻心脾积热为主，方用黄连解毒汤或泻黄散合清胃散随症加减；虚证多起病缓，病程长，或病情反复，迁延日久，溃疡疼痛较轻，治疗以滋阴降火、引火归元为主，方用玉女煎或知柏地黄丸随症加减。

（三）验案举隅

王某,女,3岁,2013年4月10日。

主诉: 舌边疼痛5天。

病史: 患儿5天前因进食热辣油腻之品后,舌右侧疼痛,次日见一米粒大小白疱,后破溃,疼痛加重,纳差,眠可,小便黄,大便尚调。

查体: 舌边右侧可见一绿豆大小溃疡面,周围有红晕,舌质红,苔薄黄,脉滑数。

诊断: 疱疹性口腔炎;口疮(心脾积热)。

治法: 泻脾胃伏火,清心经热邪。

处方: 防风8g、薄荷8g、栀子6g、生石膏10g、连翘8g、升麻8g、生地8g、木通3g、丹皮8g、藿香8g、竹叶3g、甘草6g。共5剂,水煎服。

二诊: 药后舌体疮面变小,患儿精神好转,上方加玄参8g,继服5剂,药后病愈。

按语: 本病为脾胃积热,方用泻黄散合清胃散,泻脾胃伏火,清胃中积热。

二、滞颐

滞颐又名流涎不收,以小儿经常不自觉口中溢出涎液为主要表现。多见于3岁以内小儿。表现为不断流涎,浸渍于两颐及胸前,口周常有粟粒样红疹及糜烂,全身状况尚可。

其名出自《诸病源候论·小儿杂病诸候·滞颐候》,指出:"滞颐之病,是小儿多涎唾,流出渍于颐下,此由脾冷液多故也。"说明滞颐多由脾脏虚冷,或脾胃湿热,津液不收所致。脾开窍于口,脾在液为涎,脾虚、胃热均可导致本病。由于涎出于口,口为脾窍,故脾主涎,涎为脾液。也有由饮食积滞流涎者。

（一）辨治思路

脾气虚寒所致的流涎,口水清澈,色白不稠,大便不实,小便清长,舌质胖嫩,舌苔薄白。多为脾阳不足,胃府虚冷,脾寒则涎无约制而外溢;脾经蕴热所造成的流涎,口水较稠,浸湿胸前,进食时更多,伴有面色潮红,大便偏干,小便短少,舌红,苔薄黄。其病机或由素体阳盛,或由食积化火,致使脾经积热,而廉泉不能约制而成。

贾老提到诊断此病当注意辨别类证:3~4个月小婴儿口底浅,可发生生理性流涎;小儿出牙时流涎,亦属生理性;疱疹性口腔炎,亦会出现流涎。凡是引起脑细胞受损的疾病,如脑瘫后遗症、脑炎、脑膜炎后遗症等常有流涎表现,贾老强调,这些患儿流涎较顽固,多伴有智能落后,治疗从脾肾入手,平补脾肾,健脑益智。

（二）遣方用药

脾气虚冷表现为：面黄,舌淡,四肢不温,宜温中健脾,方选理中丸、益黄散或温脾丹。益黄散药物组成：陈皮、丁香、青皮、甘草、诃子；温脾丹药物组成：半夏、丁香、木香、干姜、白术、青橘皮。

脾胃湿热表现为：腹胀,纳差,口臭,苔腻。治宜清利湿热,用清脾散或泻黄散。清脾散组成：白术、滑石、甘草、黄连、扁豆、茯苓、葛根、石斛。

积滞表现为：咬牙、口臭、面红耳赤,脉滑数,治宜消食导滞,方选保和丸。面红、耳赤加大黄,泻心火,清胃热,燥脾湿。

脾肾两虚表现为：智力低下,发育迟缓；治用地黄丸合四君子加减。《石室秘录》用茵陈 3g、黄柏 10g、人参 10g,研末敷口中治流涎。

（三）验案举隅

 郝某,男,7 个月,2012 年 7 月 23 日初诊。

主诉：流涎 4 个月。

病史：患儿为母乳喂养,哺乳可,营养状况可,大便每日 2 次,质偏稀。

查体：头围 39cm,腹软,舌淡红,苔白,指纹淡紫。

诊断：滞颐（脾肾两虚）。

治法：健脾补肾。

处方：太子参 4g、白术 4g、茯苓 6g、山药 4g、山茱萸 4g、熟地 4g、草蔻仁 4g、砂仁 4g、白蔻仁 6g、黄连 1.5g、连翘 4g、甘草 4g。

共 5 剂,日一剂,水煎 100 毫升,分 4 次服。

二诊（2012 年 7 月 29 日）：患儿母亲诉,患儿流涎明显好转,继服上方 5 剂巩固疗效。

按语：滞颐者,颐颔之下多涎滞也,皆土弱不能制水之象。脾在液为涎,故用四君子健脾收摄。甘能补土,故用甘草。火能生土,香能快脾,故用砂仁、蔻仁。山药、山茱萸、熟地温补脾肾,以先后天同补,考虑小儿为纯阳之体,易积滞化热生口疮,故用黄连、连翘泻心火,清胃热,燥脾湿。全方温清兼备,补而不滞,亦为贾老"和"法思想的具体体现。

三、呕吐

呕吐是以呕吐症状命名的脾胃病症。古人称"有物有声谓之呕,有物无声谓之吐,无物有声谓之哕"。由于呕吐经常同时发生,故称之呕吐。

婴幼儿及夏季易于发生。凡内伤乳食,大惊卒恐,以及其他脏腑疾病影响到胃的功能,而致胃气上逆者,均可引起呕吐。

(一)辨治思路

呕吐的病因多样,如外邪伤脾,气滞食停,脾虚水液停滞等。呕吐的病机分虚实两类,实者由外邪、饮食、痰饮、气郁等邪气犯胃,致胃失和降,胃气上逆而发。虚者由气虚、阳虚、阴虚等正气不足,使胃失温养、濡润,胃失和降,胃气上逆所致。一般,初病多实,日久损伤脾胃,中气不足,可由实转虚。脾胃素虚,复为饮食所伤,或成痰生饮,则因虚致实,出现虚实并见之象。其基本病机在于胃失和降,胃气上逆。临证当辨清外感内伤、寒热虚实。

辨外感内伤: 感受外邪,多有表证;内伤乳食则有饮食不洁、不节,同时可有呕吐酸馊、胃脘作痛的症状。

辨寒热: 寒吐多朝食暮吐,暮食朝吐,吐物清冷淡白,伴不消化食物残渣,同时兼有形寒肢冷;热吐则食入即吐,吐物酸馊腐败,兼有便闭尿赤。

(二)遣方用药

治疗以和胃降逆为原则。

外邪犯胃症见: 呕吐食物,吐出有力,突然发生,起病较急,常伴有恶寒发热,胸脘满闷,不思饮食,舌苔白,脉濡缓。治宜疏邪解表,和胃降逆。方用不换金正气散。

饮食停滞症见: 呕吐物酸腐,脘腹胀满拒按,嗳气厌食,得食更甚,吐后反快,大便或溏或结,气味臭秽,苔厚腻,脉滑实。治宜消食化滞,和胃降逆。方用保和丸。

脾胃虚弱症见: 饮食稍有不慎,或稍有劳倦,即易呕吐,时作时止,胃纳不佳,脘腹痞闷,口淡不渴,面白少华,倦怠乏力,舌质淡,苔薄白,脉濡弱。治法:益气健脾,和胃降逆。方药:香砂平胃散合四君子汤。

胃阴不足症见: 呕吐反复发作,但呕吐量不多,或仅吐唾涎沫,时作干呕,口燥咽干,胃中嘈杂,似饥而不欲食,舌红少津,脉细数。治宜滋养胃阴,和胃降逆,方选麦门冬汤。

(三)验案举隅

曹某,女,3岁,2012年9月10日初诊。

主诉: 呕吐1天。

病史: 患儿1天前因饮食不节出现呕吐,食后不久即吐,呕吐物为胃内容物,夹杂黏痰样物,伴食欲不振,精神欠佳,大便当日未解,小便短赤。

查体:体温 37.5℃,舌红苔腻,脉滑数。

诊断:呕吐(外邪犯胃)。

治法:疏邪解表,和胃降逆。

处方:陈皮 8g、苍术 8g、厚朴 8g、藿香 8g、姜半夏 6g、甘草 6g、黄连 3g、竹茹 3g、炙枇杷叶 8g、焦三仙各 8g、莱菔子 8g、鸡内金 8g。共 6 剂,药后病愈。

按语:平胃散由苍术、厚朴、陈皮、甘草加姜枣组成。本方功专燥湿和胃,为治湿的基本方剂。许多调理脾胃的方剂,都是在此基础上扩充而来。贾老在本方的基础上灵活加减,临床治疗多种脾胃病,疗效卓著。不换金正气散由平胃散加藿香、半夏组成,治疗伤食呕吐。主因乳食不节,停滞中脘,伤及脾胃,胃失和降,升降失常,浊气上逆,见患儿呕吐酸腐,吐物多不消化食物,不思乳食,食入则吐,舌苔厚腻,脉滑数。贾老在此方基础上又加黄连、焦三仙,以增消食和胃降逆功效。方中平胃散陈皮、苍术、厚朴燥湿运脾,行气和胃,黄连、半夏寒温并用,降逆止呕,藿香祛湿化浊,兼以解表,焦山楂、焦神曲、焦麦芽为消食导滞的三仙之品,消肉谷麦诸食停滞。诸药合用共奏燥湿和胃,降逆止呕之功,并寓辛开苦降治法于中,加炙杷叶、竹茹以增强化痰清热、和胃降逆之功。

四、腹痛

腹痛,是指胃脘以下、脐之四旁以及耻骨以上部位发生的疼痛。腹痛是小儿常见症状,病因复杂,病情轻重不一。病程有急性和慢性,病因有功能性腹痛和器质性疾病引起的腹痛。急性腹痛应首先警惕外科急腹症的可能。急性胃炎、肠炎引起的腹痛在儿科最为常见。小儿急性功能性腹痛也是儿科常见情况。常见有以下病证:

1. **蛔虫症**　小儿多见,是最常见的蠕虫病。农村发病高于城市。临床症状为脐周痛,疼痛不规律,严重者影响患儿食欲,体重下降。可从大便中排出蛔虫。

2. **急性胃炎、急性肠炎**　由食入腐烂变质或不干净食物导致。临床表现为腹痛、腹泻,可伴有呕吐。

3. **腹型癫痫**　癫痫的一种特殊表现形式,以腹痛、腹泻、恶心呕吐等胃肠道症状为表现,特点为腹痛时发时止,腹痛时有轻微意识障碍,痛止后精神萎靡不振,腹痛时可作脑电图检查。

4. 过敏性紫癜 2/3 患儿出现腹痛，主要是由血管炎引起的肠壁水肿、出血、坏死；疼痛为阵发性，疼痛剧烈，部位为脐周或下腹部，可出现轻重不等的便血。

5. 肠系膜淋巴结炎 疼痛以右下腹为主，应注意和阑尾炎鉴别，发病时常伴有上呼吸道感染，或有发热。

6. 发热时伴有的腹痛 原因在于发热时肠蠕动加快、发热时蛔虫骚动不安或消化不良。

7. 乳食积滞 由于饮食不节、暴饮暴食损伤脾胃，临床症见腹胀、腹满、腹痛。

8. 肠绞痛 临床症状较重，表现为阵发性哭闹，发作时婴儿双膝上屈腹部，伴有排气，腹部紧张，双拳紧握，面容痛苦，不易缓解，一般为半岁以内小儿。肠绞痛诊断标准为：健康营养良好小儿，哭闹每日超过 3 小时，每周超过 3 天，连续 3 周。病因一般认为与胃肠功能失调有关，可能的原因是对牛奶、蛋白的过敏，多在喂奶后 2 小时出现腹痛、腹胀、腹泻，又有人称为过敏性腹痛，婴儿及母亲不食牛奶者发病率较低，喂养方法不当也是发病原因之一。

9. 再发性腹痛 发病率为 5%~10%，15 岁以内健康学龄儿童常有反复发作的腹痛，只有不足 10% 的病例可找到器质性原因，而常有证据表明腹痛和情绪紧张有关。临床表现为不同程度、不同持续时间的腹痛，部位在脐部，可发生在白天或晚上，其家长及家庭成员常有胃肠功能紊乱病史。

（一）辨治思路

导致小儿腹痛的原因很多，主要是因食、因寒、因虫或因伤食感寒或肝郁气滞。①食所伤：古人云："乳贵有时，食贵有节"，过饥过饱、过食生冷、辛热、肥甘、不洁之物。②虫内扰：常因小儿食入带有虫卵的不洁之物，滋生成虫。③感受寒邪：外感风寒之邪或过食生冷瓜果引发腹痛者甚重。张介宾总结临证所见即指出："盖三焦病证，因寒者常居八九，因热者十惟一二。"指出了寒证在腹痛中所占比例之大。④情志因素：《温病条辨》曰"小儿但无色欲耳，喜怒悲恐，较之成人更专。"精神紧张或情志不舒，皆可致腹痛。

腹痛临证应从腹痛的部位、性质、轻重着手。大腹痛病在脾胃、大肠、小肠；小腹痛病多在膀胱和大肠；脐腹痛多属厥阴肝经腹痛及肠痈、疝气；肝胆疾患多痛在右上腹。痛而有形者，常为食积、瘀血、虫积，其痛有定处，胀无休止。食积者，有乳食不节史，见嗳腐吞酸，呕吐不食，脘腹胀满者。瘀血者，有跌仆损伤、手术史，腹部刺痛，痛有定处，按之剧痛，局部硬满。虫积者，有大便排虫史,或镜检有虫卵,脐周疼痛,时作时止。暴痛而无间歇,得热痛减,兼有口不渴,下利清谷,小便清利,舌淡苔白滑润,脉迟或紧,指纹淡者属寒;疼痛阵作,得凉痛减,兼有口渴引饮,大便秘结,小便黄赤,舌红苔黄少津,脉洪大而数,指纹紫属热。虚者多为慢性腹痛,其痛无定处,喜按,痛缓而无形,饥则痛作,兼有胀闷,舌淡少苔,脉弱无力。腹痛由气滞者,常有情志失调病史,胀痛时聚时散、痛无定处,气聚则痛而见形,气散则痛而无迹。

(二)遣方组药

1. **寒积腹痛**　多有外感寒邪、饮食生冷史,其腹痛特点为拘急疼痛,得温则缓,得寒痛甚。又多有内伤食滞,外感寒邪。临床表现为腹痛、腹胀、兼发热恶寒;贾老运用藿香和中汤,其组方为藿香、厚朴、陈皮、山楂、白芷、川芎、砂仁、羌活、苍术、紫苏梗、甘草等。

2. **食积腹痛**　起病前均有伤乳或伤食的病史,以脘腹胀满、疼痛拒按、不思乳食为辨证要点。呕吐酸馊,大便臭秽,痛则欲泻,泻后痛减皆为伤食之候。贾老用香砂平胃散加减,其组方为木香、砂仁、苍术、厚朴、陈皮、山楂、神曲、麦芽、枳壳、白芍、莱菔子、鸡内金、连翘等。

3. **虫积腹痛**　有饮食不洁,喜食异食,睡中磨牙,大便下虫或粪检有虫卵的病史。以脐周疼痛,痛喜揉按,时作时止为辨证要点。贾老治疗该证在调理脾胃的基础上加用驱虫药。

4. **肝脾不和腹痛**　其病机为肝失疏泄,脾失健运。由情志不遂,郁怒伤肝,劳倦伤脾,饮食不当而导致。临床多见情绪不稳,急躁易怒,脘腹疼痛,食欲不振,腹痛腹泻,大便不调等。治宜疏肝理脾,方可选逍遥散、枳实芍药散、柴胡疏肝散等。贾老擅长用柴胡疏肝散(柴胡、白芍、枳壳、甘草、陈皮、香附、川芎)加太子参、白术健脾益气,加广木香、乌药以加强行气止痛之功。其强调该方重用白芍,芍药甘草汤治小儿寒热虚实腹痛皆有良效,因白芍疏肝解郁,因此白芍用量要大,木香、乌药理气止痛,为必不可少之要药。

5. **虚寒腹痛**　以胃脘部或大腹部疼痛为主。腹痛阵作,得温则舒,痛甚时额汗肢冷。临证应根据不同特点加减用药。

(三)验案举隅

❀▷ 案1:刁某,女,9岁,2014年3月11日初诊。

主诉:反复腹痛3年余。

病史:腹痛反复发作3年多,疼痛部位主要为胃脘及脐周,喜温喜按,疼痛无明显规律。余无明显不适,纳可,大便调,舌淡,苔白,脉弦。

诊断:脐寒腹痛。

治法:健脾和胃,理气止痛。

处方:黄芪 10g、炒白芍 15g、桂枝 8g、苍术 10g、厚朴 10g、陈皮 10g、乌药 10g、桔梗 10g、草蔻仁 10g、延胡索 10g、五灵脂 10g、甘草 6g。每日 1 剂,水煎分服。

二诊(2014 年 3 月 17 日):连用 4 剂后患儿腹痛止,上方加香附 10g、枳壳 10g、白蔻仁 10g,继服 4 剂,随访 2 月未见发作。

按语:本例患儿腹痛时间较久,部位在胃脘、脐周,喜温喜按,当属脾胃虚寒,治疗以健脾温胃,理气止痛。乌药、草蔻仁、桂枝性温散寒,白芍、延胡索、五灵脂缓急止痛,黄芪、苍术、厚朴、陈皮入脾经,健脾燥湿,行气散寒以止腹痛。全方健脾、温散,而收止痛之效。二诊加香附、枳壳、白蔻仁,加强温散以巩固疗效。

案 2:石某,女,9 岁,2013 年 11 月 2 日初诊。

主诉:脐周腹痛 6 个月。

病史:时轻时重,纳差,时有盗汗,眠可,大便偏干,日一行。

查体:舌淡红,苔薄白,脉弦细。腹部平坦,触诊:腹软,肝脾肋下未及,脐周压痛(±),体重:25kg。

辅助检查:血常规及大小便常规均正常,潜血阴性。腹部 B 超示:腹部未见异常。

诊断:脾虚气滞型腹痛。

治法:健脾和胃,理气止痛。

处方:太子参 10g、炒白术 10g、茯苓 l0g、炒苍术 10g、厚朴 10g、陈皮 10g、炒白芍 10g、香附 10g、木香 10g、乌药 10g、砂仁 10g、白蔻仁 10g、炒三仙各 10g、鸡内金 10g、炒莱菔子 10g、甘草 6g。共 6 剂,日 1 剂,水煎 200ml,早晚分服。

二诊(2013 年 11 月 10 日):家长诉患儿腹痛大大减轻,饮食较前好转,二便调,舌淡红,苔薄白,脉弦细。脐周压痛(－)。原方续服 6 剂巩固疗效。嘱其节制饮食,勿贪凉饮冷;讲究卫生,生吃瓜果要洗净,避免不洁食物入口。

1 月后随访,腹痛未再发。

按语:贾老自拟香乌止痛汤是在仲景芍药甘草汤、香砂平胃散及柴胡疏肝散的基础上合方化裁而成,方中香附疏肝理气、解郁止痛;乌药行气止痛、温经散寒;枳壳行气除痞;白芍养血敛阴;砂仁温中化湿;甘草健脾益气、调和诸药。

《本草纲目》谓"白芍益脾,能于土中泻木";与甘草同用,缓急止痛,又酸甘化阴,制理气药辛香刚燥之性,以防耗气伤阴。诸药合用,相辅相成,共成疏肝理气、和胃止痛之剂,临床应用,每获良效。本例患儿间断腹痛6个月,伴有纳差,理化检查未见阳性体征,贾老结合舌脉,诊为脾虚气滞型腹痛,治疗用自拟香乌止痛汤加味,方证相应,一诊即症状缓解,二诊巩固后迅速获愈。需要注意的是,对于小儿腹痛应仔细了解病史特点,进行全面细致的查体,并结合西医有关辅助检查,在排除其他器质性病变的基础上方可确立本病的诊断,以免误诊,贻误治疗。

五、肠系膜淋巴结炎

幼儿及儿童在发生上呼吸道感染、扁桃体炎或仅是高热时往往伴腹痛,以往临床主要考虑胆道蛔虫或胃肠道痉挛,现由于高分辨率超声仪的广泛应用,小儿肠系膜淋巴结能够清晰显示出来。目前国内外对小儿肠系膜淋巴结炎尚无统一诊断标准,且相关报道较少。根据临床观察,贾老认为以下情况应考虑为急性肠系膜淋巴结炎:发病前有上呼吸道感染或肠道感染;临床表现有发热、腹痛、呕吐等症状;腹痛多位于右下腹,为阵发性、痉挛性痛,一般无反跳痛及腹肌紧张;腹部B超提示多发肠系膜淋巴结肿大,并排除其他引起腹痛的常见病。

西医认为其发病机制可能为呼吸道病毒或细菌感染引起肠系膜根部、回盲末端及回盲部肠系膜淋巴结炎。淋巴系统是身体重要的免疫器官,当身体某器官或部位发生病变时,毒素、细菌等均可经淋巴管到达相应的局部淋巴结。该局部淋巴结可阻截或清除这些异物,成为阻止病变扩散的直接屏障,此时淋巴结内的细胞迅速增殖,功能旺盛,体积增大。但该病缺乏典型的临床症状,往往不能明确诊断,临床上只能对症处理,故导致该病反复发作。西医对本病的治疗以抗感染为主,辅以解痉、补液等对症支持疗法。

(一)辨证思路

贾老根据"六腑以通为用,不通则痛"的理论,总结本病的病因病机为邪热入腹、气滞不通导致邪热郁结于腹部,不通则痛;肝气郁滞,肝失疏泄而乘脾犯胃,导致肝脾不调。其病位在腹,与肝、脾、胃三脏密切相关。自拟止痛散结汤随症加减治疗。

专病专药:中药中的很多种类可以治疗特定的疾病,如百部治疗百日咳,紫草可以治疗紫癜等。本病的主要症状是腹痛,其要药是炒白芍,正如《神农本草经》所述:"主邪气腹痛……止痛,利小便,益气。"重用白芍可以缓急止痛。

专病专方:"气滞不通"是重要的一个病因病机,肝属木,木曰曲直,肝气郁滞,气机不畅,郁滞于腹,则腹痛,气结甚者形成瘕聚(即淋巴结),贾老临床自拟止痛散结汤加减治疗,以清热解毒、行气止痛为主,同时勿忘软坚散结,既注重病因治疗,又可清除病灶。

随症加减:由于小儿脏腑娇嫩,脾常不足,临床易出现纳差、食滞、呕吐、便秘等脾胃兼症,故治疗时加入和胃健脾、消食导滞、调和脾胃、润肠通便之药以顾兼夹之症。

(二)遣方用药

止痛散结汤药物组成:金银花10g、连翘10g、木香10g、乌药6g、白芍12g、浙贝母10g、玄参10g、生牡蛎15g、甘草6g。该方具有清热解毒、行气止痛、软坚散结之效,其用于临床,疗效显著。方中金银花、连翘清热解毒,用于清解入腹之邪热,木香、乌药、白芍皆归肝经,疏肝行气,缓急止痛,浙贝母、玄参、牡蛎咸寒软坚,散结止痛,消除肿大的淋巴结,甘草既可缓急止痛,又调和诸药,为佐使之药。

临证加减:伴有食积,加苍术、厚朴、炒三仙等,大便干燥加郁李仁10g;恶心、呕吐加藿香10g、黄连6g,腹痛甚加香附10g、延胡索10g;遇寒腹痛加重,加高良姜10g、藿香10g、官桂6g等,纳差加白蔻仁10g、砂仁10g,热毒明显加蒲公英清热解毒;脾胃虚弱加四君子健脾和胃,脾胃虚寒合理中汤温胃健脾。

(三)验案举隅

王某,女,9岁,2015年7月7日初诊。

主诉:间断腹痛1年,加重3天。

病史:患儿近1年无明显诱因出现腹痛,以脐周为著,呈阵发性,可自行缓解,时伴有呕恶,盗汗,纳可,大便偏干,日一行。患儿1周前有上呼吸道感染病史。

查体:面色萎黄,咽充血,扁桃体Ⅱ度肿大,心肺(-),心音有力,律齐,腹部平坦,腹软,脐周压痛弱阳性,肝脾肋下未及。舌质红,苔薄白,脉沉弦缓。

辅助检查:腹部彩超示:脐周可见数个淋巴结回声,较大的约1.1cm×0.4cm。

诊断:脾虚气滞,余邪不尽。

治法:调脾和胃,行气止痛,清解余邪。

处方:太子参10g、炒白术10g、陈皮10g、木香10g、炒白芍12g、乌药10g、金银花 10g、连翘 10g、桔梗 10g、浙贝母 10g、玄参 10g、生牡蛎 15g、甘草 6g、郁李仁 10g。6 剂,水煎 200ml,日一剂,早晚分服。

二诊(2015 年 7 月 14 日):患儿腹痛减轻,二便调。查体:咽淡,扁桃体 Ⅱ度肿大,腹软,脐周无压痛。舌淡红,苔薄白,脉缓。处方:原方减桔梗、金银花,加香附 10g,6 剂,水煎 200ml,日一剂,早晚温服。

三诊(2015 年 7 月 21 日):患儿已无腹痛,二便调。复查腹部彩超示:未见明显异常。上方续服 6 剂巩固疗效。

半年后随访未复发。

按语:该例患儿腹痛反复发作 1 年,加重 3 天,且患者 1 周前有上呼吸道感染病史,腹部彩超提示肠系膜淋巴结炎,结合患儿舌脉,中医诊断为脾虚气滞,余邪不尽。用止痛散结汤加减,因面色萎黄,加太子参、炒白术健脾助运,咽部充血,加桔梗清咽利喉,大便偏干,加郁李仁润肠通便,诸药共奏调脾和胃,行气止痛,清解余邪之功,6 剂后腹痛即减轻,二诊时因咽部已无充血,遂减去桔梗、金银花,加香附以增强行气止痛之功,巩固疗效。由于本病易于反复的特点,建议患儿临床症状消失后门诊随访。除治疗外,本病的防护也非常重要,减少本病发生的关键是预防上呼吸道感染,养成良好的饮食、排便习惯,同时增强自身机体的免疫力。

六、积滞

积滞是儿科常见病、多发病,是指小儿乳食不节,停滞中脘,食积不化所致的一种脾胃病证。临床以不思乳食,食而不化,腹部胀满,嗳腐吞酸,大便不调等为特征。

(一)辨治思路

贾老认为,在问诊患儿饮食情况时,不能单以家长提供的信息为凭,而应结合患者体重、身高指标衡量患儿发育情况。积滞的病变脏腑在脾胃,发病机理总在脾运胃纳功能失常。

积滞多见乳食内积和脾胃虚弱,临床上脾虚夹滞较多见。按之痛者为实证,不痛者为虚证。见食欲不振者,为脾胃不和证;伴面色萎黄,大便不实者为脾胃气虚;舌红苔少或花剥,食少饮多者为脾胃阴虚。

诊断应注意以下三点:①注意患儿年龄、喂养方式是否得当。②注意观察小儿形体发育、精神状况、面部色泽,并测量体重。③应查看小儿舌质、舌苔及脉象。

（二）遣方用药

积滞以消食导滞为主。对脾胃气虚型厌食，贾老常用参苓白术散加减，或自拟健脾平胃散加减；对脾胃阴虚型，贾老常用益胃汤或养胃增液汤加味；乳食内积型常用保和丸加减；脾胃虚弱型常用健脾丸加减；脾虚夹滞型，贾老常用四君子合平胃散加消食导滞之品。

（三）验案举隅

李某，男，3 岁 6 个月，2012 年 7 月 11 日初诊。

主诉：纳差、口臭 1 月余。

病史：近一月来，患儿纳食减少，不欲饮食，时有口臭，大便 2 日一行，便初头硬。

查体：舌红苔腻，脉滑，指纹淡紫，体重：14kg。

诊断：积滞（脾虚夹滞）。

治法：健脾消食。

处方：太子参 8g、炒白术 8g、茯苓 8g、苍术 8g、陈皮 8g、厚朴 8g、甘草 6g、砂仁 6g、白蔻仁 6g、炒三仙各 8g、鸡内金 8g、炒莱菔子 8g。共 6 剂。

药后患儿诸症消失。

按语：上述该患儿体重在正常范围，结合症状及舌脉，除无虚象外，尚有口臭、苔腻、脉滑等实象，辨为积滞，脾虚夹滞型，方用自拟健脾平胃散，即四君子合平胃散加砂、蔻仁及消导之品，健脾助运，消食导滞，数剂而愈。另外，贾老强调，对厌食、积滞的患儿饮食护理也非常重要。不可单纯依赖药物，要注意饮食调节，必须纠正不良的饮食习惯，如贪吃零食、偏食、挑食、饮食不按时等，掌握正确的喂养方法，饮食起居按时、有度。对先天不足，或后天病后脾弱失运的患儿，要加强饮食、药物调理，使之早日康复。注意少进甘肥厚味、生冷干硬之类食品，更不能滥服补品等。

七、疳证

疳证是由于喂养不当，或因多种疾病的影响，导致脾胃受损，气液耗伤而形成的一种小儿慢性病证。临床表现有体重不增、体重下降，渐进性消瘦，皮下脂肪减少或消失。可导致儿童生长障碍、抵抗力下降、智力发育迟缓和学习能力下降等后果。本病相当于西医学蛋白质—能量营养不良。

疳之病名，首见于《诸病源候论·虚劳骨蒸候》："蒸盛过伤，内则变为疳，食人五脏。"指出疳为内伤慢性疾病，可涉及五脏。嗣后历代医家多有阐述。《证治准绳·幼科》收集疳证 61 候。《医宗金鉴·幼科心法》又重新归纳疳证 19 候。《小儿药证直诀·脉证治法》:"疳皆脾胃病,亡津液之所作也。"明确指出疳证的病位、病机变化主要在脾胃。"疳"有两种含义:一为"疳者甘也",谓其病由恣食肥甘厚腻所致;二为"疳者干也",是指病见气液干涸,形体干瘪消瘦的临床特征。

(一) 辨治思路

疳证的病因虽有不同,但病变部位总在脾胃,其主要的病机变化是脾胃虚损,津液消亡。病机属性以虚为本。临床可出现面黄肌瘦,毛发枯黄,饮食异常,大便不调等疳证之象。

贾老强调,本病应与厌食、积滞相鉴别,厌食以长时期的食欲不振、厌恶进食为特征,无明显消瘦,精神状态尚好,病在脾胃,不涉及他脏,一般预后良好;积滞以不思乳食,腹胀嗳腐,大便酸臭或便秘为特征,虽可见形体消瘦,但没有疳证明显,一般病在脾胃,不影响他脏。二者有密切的联系,食积日久可致疳证,正如《证治准绳·幼科》所言:"积是疳之母,所以有积不治乃成疳候"。但疳证并非皆由食积转化而成。疳夹有积滞者,称为疳积。脾胃病变有轻有重,初起病情尚轻,仅表现脾胃不和,运化失健的证候,称为疳气,正如《证治准绳·幼科》所言"发作之初,名曰疳气"。若病情进一步发展,脾失健运,积滞内停,壅滞气机,即为疳积。久则脾胃虚损,津液消亡,气血俱衰,导致干疳。临证当辨清以下几点:

1. 辨病因 疳证的病因有饮食喂养不当,多种疾病影响及先天禀赋不足等,临床上多种原因互相掺杂,其主要病因是脾胃失调,肥甘失节生积热,掌握重点,以利指导治疗。

2. 辨轻重 疳证之初期,症见面黄发稀,易发脾气,多见厌食,形体消瘦,症情尚浅,虚象较轻;疳证发展,出现形体明显消瘦,并有肚腹膨胀,烦躁激动,嗜食异物等,症情较重,为本虚标实;若极度消瘦,皮肤干瘪,大肉已脱,甚至突然虚脱,为疳证后期,症情严重,虚极之证。

3. 辨兼证 疳证的兼证主要发生在干疳阶段,临床出现眼疳、口疳、疳肿胀等。皮肤出现紫癜为疳证恶候,提示气血皆干,络脉不固。

(二) 遣方用药

贾老认为,疳证的治疗原则总以顾护脾胃为本。如饮食尚可,则胃气尚存,预后较好;如杳不思纳,则脾胃气竭,预后不良。根据脾运失健、脾虚夹积,脾胃气阴俱损的不同阶段,分别采取和胃健脾、消食化积、滋阴益气为主的治疗方法。分别选用香砂六君子、保和丸、肥儿丸加减治疗。肥儿丸同名方有多首，其药物组成各不相同，治证也有差别。如《太平惠民和剂局方》肥儿丸方歌：肥儿丸内用使君，豆蔻香连曲麦槟，猪胆为丸热水下，虫疳食积一扫清。主治小儿疳积。症见消化不良，面黄体瘦，肚腹胀满，发热口臭，大便溏薄，以及虫积腹痛等。《幼科发挥》肥儿丸药物组成：人参、白术、甘草、陈皮、枳实、木香、茯苓、砂仁、山药、莲肉、麦芽、神曲、山楂、青皮，主治小儿脾胃素虚，以病后伤食、食少而瘦为辨证要点。《医宗金鉴·幼科杂病心法要诀》肥儿丸药物组成为：四君子加炒三仙，加黄连、胡黄连、芦荟和使君子，诸药配伍，消补兼施，共奏健脾助运、消食导滞、清热散结之功。贾老常用《医宗金鉴》之肥儿丸，治疗症见面黄身热、消瘦、乳食懒进、肚腹疼痛、好食异物等，贾老所自编方歌为：二连三仙四君子，再加芦荟使君子。

（三）验案举隅

宋某，女，3岁，2015年5月20日初诊。

主诉：纳食不香半年余。

病史：消瘦面黄，家长诉患儿易自汗、盗汗，食欲差，食后易吐。

查体：舌淡苔白，脉细缓。体重：10kg。

诊断：疳证（疳气）。

治法：消食导滞，健运脾胃。

处方：党参6g、炒白术6g、茯苓6g、黄连3g、胡黄连3g、炒三仙各8g、使君子8g、知母8g、黄柏8g、姜半夏6g。共服6剂。

二诊（2015年5月27日）：家长诉患儿纳食好转，仍出汗，上方加鳖甲10g，6剂巩固。

药后随访，诸症缓解。

按语：本例患儿证属脾胃虚弱夹滞型，贾老选方用《医宗金鉴》肥儿丸加知母、黄柏、姜半夏，消补兼施。知母、黄柏加强滋阴清热之力，姜半夏和胃降逆，针对食后易吐而投，复诊时，诉仍出汗，遂加鳖甲10g增强滋阴散结之力。

八、便秘

便秘是小儿常见的一种消化系统疾病，随着疾病谱的改变，已逐渐成为影响儿童身心健康及生长发育的常见问题。该病根据有无器官损害可大致分为功能性和器质性两大类，其中功能性便秘是儿童排便障碍的常见原因。本病发病年龄多为2~4岁，其临床表现为粪便干燥，排便周期超过3天，或周期不长,但便质干结,排出困难,或便质不硬,虽有便意,但排出不畅,常可伴胃纳减退,腹痛腹胀,恶心呕吐等,严重者甚至会出现肛裂、脱肛。据报道因便秘就诊的患儿占综合门诊总数的5%~10%,占小儿胃肠病门诊的25%。目前西医治疗本病主要是口服缓泻剂、润滑剂,外用开塞露,严重者灌肠。

(一)辨治思路

早在《黄帝内经》中就有关于便秘的记载,中医认为本病病位在大肠,并与肺脾胃肝肾密切相关。小儿肺为娇脏,与大肠相表里,若肺的升降功能失常,则肺失宣降,腑气不通,或肺之燥热下移大肠,则大肠传导功能失常;小儿脾常不足,脾虚无力传达,糟粕内停;胃热炽盛,下传大肠,灼耗津液,燥屎内结;肝属木,主疏泄气机,若气机郁滞,则腑气不得通畅;肾常虚,主五液而司二便,肾气不足,则开合失司,津液匮乏,肾阳不足,则大肠失于温煦,肾阴不足,则肠道失润,大便不通。故肺脾胃肝肾功能失常均可导致便秘。

贾老认为小儿便秘主要分燥热内结、气机郁滞、肠燥津亏和脾肾气虚四类。临床上以肠燥津亏型多见,一方面是因为小儿"稚阴稚阳"之体易耗损津液,致津枯肠燥;另一方面还因为小儿处于旺盛的生长发育阶段,对水谷精气的需求比成人相对高,加之小儿脏腑功能较弱,存在着摄入水液不足、运化功能不健的现象。

(二)遣方用药

肠燥津亏型便秘的临床表现:大便干结,排出困难,常伴有腹痛、腹胀、纳差,口渴喜饮,有口气,小便短赤,舌苔黄燥,脉滑等。本证宜以滋阴润燥、润肠通便为治法,正如张介宾《景岳全书·天集》所记载"津血枯涸者,法当滋补化源"。贾老治疗肠燥津亏型便秘,常用五仁橘皮汤合增液承气汤为主方加减治疗,两方相合,可增强其功用,扩大主治范围,可谓方中有方,法中有法。五仁橘皮汤来源于元·危亦林的《世医得效方》,原方为五仁丸,《重订通俗伤寒论》将其改为汤剂,功效为润肠通便,主要用于治疗津枯肠燥所致的便秘。增液承气汤出自《温病条辨》,具有滋阴增液、泻热通便之功效,主治因热结津伤、肠腑失润,无水舟停所致的热结阴亏便秘证。其药物组成:玄参、生地黄、麦冬、玄明粉、橘皮、桃仁、杏仁、柏子仁、松子仁、火麻仁、郁李仁、甘草。方中诸药相合,润肠而不致泻,苦温并用,使津液得充,肠道得润,糟粕乃下。

临床应用须注意以下几点:一是使用玄明粉时应中病即止,恐愈通愈损津液,且燥结症状轻者,可去之不用;二是一般不用大黄,一方面是因为其可引起肠蠕动增快而腹痛,另一方面有便通复秘之弊;三是要加入火麻仁,此药体润能去燥,专利大肠气结便秘,现代药理研究表明,其在肠中遇碱性肠液后产生脂肪酸,刺激肠壁,可增强肠蠕动,从而达到通便的作用;四是小儿脾胃虚弱,临床易出现夹滞之症,故该方在应用时常加入鸡内金和莱菔子,消食导滞、除胀行滞以通便。除药物治疗外,贾老认为本病的护理调摄非常重要。患儿在日常生活中应培养良好的饮食习惯,多食粗纤维食物、蔬菜,食药结合可缩短疗程及避免复发,同时增强腹肌锻炼,既可增加腹壁肌肉的力量,又能刺激肠蠕动,促进排便。此外还须保持心情舒畅,戒忧思恼怒,养成良好的排便习惯。

(三)验案举隅

案 1:患儿,女,2 岁,2015 年 3 月 16 日初诊。

主诉:便干 5 个月。

病史:患者近 5 个月来大便 3~4 日 1 行,便质干,便时常因疼痛哭泣,有肛裂,纳食可,眠佳,小便调。

查体:舌质红,苔白厚,脉滑数,腹部叩诊为鼓音。

诊断:便秘(肠燥津亏证)。

治法:增液通便。

方药:玄参 8g、生地黄 8g、麦冬 8g、桃仁 6g、杏仁 8g、柏子仁 8g、火麻仁 10g、郁李仁 8g、橘皮 10g、甘草 6g、莱菔子 10g、鸡内金 10g。6 剂,每日 1 剂,水煎至 150ml,分早晚温服。

二诊(2015 年 3 月 23 日):患者服药后大便日 1 行,质不干,成形。舌质红苔薄,脉滑数,腹软。方药:前方加当归 8g。6 剂,每日 1 剂。嘱家长药尽不必复诊,平素注意培养患儿良好的生活规律,合理饮食,及时排便,加强运动等。

按语:此患儿"便秘"诊断明确,据其证候特点准确辨证的基础上,效如桴鼓。患儿正处于脏腑功能较弱且生长发育较快的"供求矛盾"阶段,起居饮食稍有不当即会出现各种症状。此患儿便质干,排便周期长,伴有肛裂,舌脉之象亦说明内有热结,日久化燥伤阴,属"肠燥津亏"。考虑其便秘日久,就诊前症状未有改善,说明其喂养情况可能存在误区,所以贾老在处方用药的基础上着重向其家长强调了日常喂养方面的注意事项。一诊药后症状改善明显,二诊效不更方,酌情加入当归,增养血润燥之意,以巩固疗效。

案 2:杨某,男,13 个月,2016 年 2 月 6 日初诊。

主诉:便秘 3 个月。

病史:患儿面黄,纳食不香,大便 3~4 天 1 行,质干如羊屎,须用开塞露。

查体:舌红,苔薄白,脉滑,指纹淡紫。

诊断:便秘(肠燥便秘)。

治法:滋阴清热,润肠通便。

处方:麦冬 6g、生地 6g、玄参 6g、杏仁 6g、桃仁 6g、郁李仁 6g、莱菔子 6g、草决明 8g、当归 6g、瓜蒌 6g、甘草 6g、玄明粉 1.5g。

共 6 剂,日一剂,水煎 100 毫升,早晚分服。

二诊:药后患儿便秘症状较前缓解,每 2~3 日 1 行,质干,原方继服 6 剂续调。

按语:大便干结,解便困难,可用下法,但注意应在辨证论治基础上辅以下法,并以润下为基础,个别证型虽可暂用攻下之药,也以缓下为宜,以大便软为度,不得一见便秘,便用大黄、芒硝、巴豆、牵牛之属,以防愈下愈结。贾老认为,小儿大便秘结多因乳食停滞发热,耗伤津液致大便秘结,治宜攻补兼施,常用增液承气汤,滋阴增液,泄热通便。郁李仁是常加之药,该药质润多脂,能润肠通便。莱菔子消食化积,能除胀行滞并有通便作用。大黄不可多用,因苦寒泻下作用峻猛,可引起肠蠕动增快而腹痛。

第三节　心肝系疾病

一、抽动障碍

抽动障碍是一组主要发病于儿童期,原因未明,以运动肌不自主抽动和发声抽动为主要表现,并伴有强迫、多动等行为和情绪障碍的疾病,许多患儿症状迁延,治疗困难,甚至延续到成人导致终身疾患。抽动障碍主要表现为不自主眨眼、吸鼻、歪嘴、摇头、耸肩、甩手、鼓肚、踢腿、喉中发声、秽语、模仿语言等症状。男孩发病高于女孩,一般认为男女比例约 4∶1,起病多在 2~15 岁之间,约 90% 患儿在 10 岁前起病。临床上抽动障碍分为短暂性抽动障碍、慢性运动或发声性抽动障碍和多发性抽动。

根据抽动障碍的主要临床表现及脏腑辨证观点,可将本病归于中医学"慢惊风""瘛疭""抽搐""肝风证""风痰证""目连劄"等范畴。

(一)辨治思路

贾老经过多年的临床实践,认为本病主要为心肝有余,其次为脾肾不足,兼有风痰上扰。气郁化火者,病初多为肝阳上亢,其症急躁易怒,抽动频繁,面红耳赤,舌红苔黄,属实证;脾虚痰聚者,其症面黄体瘦,胸闷咯咳,秽语抽动,舌淡苔白或腻,属本虚标实证;脾虚肝亢者,以性情急躁,全身及腹部抽动,面黄体瘦,胸闷纳少,舌淡苔白或腻,脉弦细为特征,属虚实夹杂证。

(二)遣方用药

治疗时根据病情辨证论治,清心柔肝,散风镇静,自拟柔肝祛风汤,药用秦艽、葛根、天麻、防风、僵蚕、白芍、钩藤、甘草、蝉蜕、珍珠母、节菖蒲、草决明等。临床贾老常根据病情随证加减,心肝经实热,加黄连、龙胆草、栀子等以清肝降火;脾虚痰湿,加橘红、姜半夏、茯苓等健脾化痰;阴虚动风,加玄参、麦冬、白芍等滋阴息风;眨眼频繁者加菊花清热疏风;咽部发声不适者常加牛蒡子、桔梗、射干疏风利咽;搐鼻明显加辛夷、白芷;肢体抽动加木瓜以舒筋通络;情绪急躁者加柴胡、白芍以疏肝柔肝;心神不宁者加炒酸枣仁、柏子仁、远志等养心安神;食积夹滞加焦三仙、莱菔子、鸡内金。

(三)验案举隅

杨某,男,5岁,2016年9月23日初诊。

主诉:频繁眨眼,嘴角抽动4个月。

病史:患者于4个月前出现不自主的眨眼并嘴角抽动,发作无明显节律性,入睡后消失。发病后患者纳可,眠可,二便调。

查体:发育正常,动作较多。舌红苔白,脉滑。

诊断:抽动障碍(肝风夹痰)。

治法:柔肝息风,健脾化痰。

处方:秦艽10g、防风10g、天麻10g、菊花10g、炒白芍10g、僵蚕10g、蝉蜕6g、橘红10g、姜半夏8g、茯苓10g、珍珠母12g^(先煎)、甘草6g。6剂,日1剂,水煎200ml,早晚分服。

二诊(2016年9月30日):家长诉药后患者症状明显好转,现鼻干、口干,二便调,舌红苔白,脉滑。前方加牛蒡子10g、桔梗10g。继服6剂。

三诊(2016年10月7日):家长诉患者症状基本消失,二便调,舌红苔白,脉滑。守前方续服6剂巩固疗效。

按语:本例患儿频繁眨眼、嘴角抽动4个月。肝脉上可进入鼻咽部,上行连接目系,其一分支从目系分出,下行于颊里,环绕在口唇内,肝风内动,引起挤眉弄眼、吸鼻、嘴角抽动等症。治以平肝息风,健脾化痰,自拟柔肝祛风汤。二诊口鼻干燥,加牛蒡子、桔梗清热利咽。本病为肝有余,脾不足,肝风内动,夹痰窜络,虚实夹杂,继服以巩固疗效。贾老在药物治疗的同时,常注重对患儿心理、情志的调摄,为患儿提供宽松的生活和学习环境,使其心情舒畅。避免长时间看电视及上网玩游戏,保证儿童有规律的生活;注意饮食均衡营养,少食或少饮添加色素的零食或饮料,使药物治疗和心理调摄相得益彰,利于疾病的康复。

二、癫痫

中医学"癫痫"是以突然仆倒,昏不识人,口吐涎沫,两目上视,四肢抽搐,发过即苏,醒后一如常人为主要表现的反复发作的慢性疾病,较西医学癫痫讨论范围要小,相当于其中的一个类型。古代文献对于癫痫的认识,早在公元前《五十二病方·婴儿病痫方》中有"痫"的记载,癫痫之病名见于明《医学纲目》。在我国癫痫的患者中,60%起源于小儿时期,长期、频繁或严重的发作会导致进一步的脑损伤,甚至出现持久性神经精神障碍。合理选择抗癫痫药物,对于控制发作非常重要,然而抗癫痫药物需要坚持长期规则服药,及多数药物有诸多不良反应,尤其部分药物有肝肾功能、血液系统的影响,及认知损害,为患儿及家庭带来一定的负担。中医药在癫痫的治疗及控制发作等方面显示了独特的优势。

(一) 辨治思路

癫痫之病有先天之因和后天之因,先天之因多责之于胎禀不足,如父母体弱多病或素有癫痫,或胎产损伤,均可导致胎儿受损,肾精不足,若有所犯,气机逆乱则发病。《素问·奇病论》说:"人生而有病巅疾者,病名曰何? 安所得之? 岐伯曰:病名为胎病。此得之在母腹中时,其母有所大惊,气上而不下,精气并居,故令子发为巅疾也。"说的是胎中受惊,发为癫痫。后天之因,可因痰浊内伏,饮食所伤或他病影响,痰阻气逆而作癫痫;或惊风频发,反复发作的惊风,风痰相搏,上扰神明,正如《证治准绳》言"惊风三发便为痫";此外有惊恐及外伤等,致气机逆乱,瘀血阻窍。再加促发因素,如情志失调、视听觉刺激、饮食不当等均可触动伏痰,痰随气逆发作癫痫。

贾老指出癫痫患儿多正虚为本,以脾肾两虚为主。肾藏精,主骨生髓,通于脑,肾为先天之本,肾中精气是促进生长发育的重要组成部分,小儿肾常虚,若先天禀赋不足,肾精亏虚,肾精不能上奉,可致髓海不充,脑失所养,脑神失用;因外伤或邪气上扰,致脑气散乱,脑髓受损,脑失所养,发为痫证。髓海不充,亦影响肾气的蒸发,而影响全身脏腑功能。此外,肾中之精还赖后天水谷精气的充养,若小儿脾胃虚弱,水谷精气化生乏源,则肾中之精亦未能充实。

因惊致痫与肾也密切相关，先天之惊得之于胎中受惊，胎元失养；后天之惊与小儿"肾常虚"、神气怯弱、元气未充有关；且惊恐伤肾，肾气耗伤，肾精受损，精亏髓空，脑失所养，发为痫证。因癫痫反复发作，更易损伤脑髓，亦损肾之精气，日久不愈，久病及肾，肾中阴阳失调，从而形成恶性循环。历代有"无痰不作痫"之称，贾老认为痰为病机关键，如《震亨心法·痫》所说："痫证有五……无非痰涎壅塞，迷闷心窍。"且小儿肝常有余，肝风易动，风阳内动，风痰闭阻而发作痫证。因此辨证以脾肾两虚为本，尤以肾精不足，风痰阻络为主。肾精亏损，髓海空虚，风痰之邪易随逆乱之气乘虚上扰清窍而发痫证。风痰闭阻脑窍，或因久病必瘀、久病入肾，肾虚髓海不足，脑窍失养，脑神失充，亦可致学习、记忆等认知障碍。

（二）遣方用药

贾老紧扣脾肾两虚，风阳痰浊，蒙蔽心窍，流窜经络为癫痫的病机。拟补益脾肾，祛痰息风，师承张光煜先生加味可保立苏汤，药物组成有补骨脂、枣仁、白术、当归、白芍、人参、黄芪、山茱萸、枸杞子、核桃、天麻、胆南星、菖蒲、甘草。全方补益气血，益肾填精，祛痰息风，重用黄芪大补元气，补骨脂温补肾脾，山萸肉、枸杞子益肾填精，核桃补肾强筋，以益元神之府，人参、白术补气，当归、白芍养血，以顾后天之本，脾胃得健，以化生水谷之精以充肾精。胆南星为消痰要药，功能清热化痰，息风定痫，是既可镇惊定痫，又可消痰治痫的良药，菖蒲化痰开窍，佐天麻平肝息风止痉，枣仁以安神宁心，甘草调和诸药，并可助健脾化痰，诸药合用，共奏补肾健脾，豁痰息风之功。

（三）验案举隅

庞某，男，11岁，2013年10月7日初诊。

主诉：反复惊厥6年余。

病史：患儿于5岁起病，无热惊厥多次，全身强直痉挛发作，脑电图异常，在儿童医院诊断为"癫痫"，并长期服用抗癫痫药物控制发作，近年来鲜有抽搐，仍服用奥卡西平，但注意力不集中，反应较迟钝，时有头晕，反复易感，遂来诊。

查体：生长发育正常，营养中等，面色尚华，舌质红苔白，脉滑。

辅助检查：脑电图（2013年6月，山西省儿童医院）：睡眠期双侧中央顶中后颞区大量散发3~5Hz中高波幅多棘慢综合波，左右侧不同步。

诊断：癫痫（脾肾两虚兼惊）。

治法：补肾健脾，安神定痫。

处方：补骨脂 10g、炒白术 10g、当归 10g、炒白芍 10g、太子参 10g、黄芪 10g、山茱萸 10g、枸杞子 10g、天麻 10g、僵蚕 10g、蝉蜕 10g、炒枣仁 12g、柏子仁 12g、甘草 6g、核桃 1 个捣碎同煎。10 剂，水煎服，日一剂。

二诊（2013 年 10 月 21 日）：服药二周后，情绪好转，注意力仍不太集中，反应稍有迟钝，时有神疲乏力，腰背不舒，纳可，便调，舌淡红苔白，脉滑。上方加益智仁 12g，10 剂，水煎服，日一剂。

三诊（2013 年 11 月 3 日）：癫痫无发作，注意力仍不太集中，续调理。首方加益智仁 12g、远志 10g、节菖蒲 10g，10 剂，水煎服，日一剂。

四诊（2013 年 11 月 20 日）：老师反映注意力较前集中，未诉头晕，舌红苔薄，脉滑。继服上方，复查脑电图示：睡眠期仅见一组右侧额及前颞区尖慢综合波散发，与前比较有明显好转。

按语：可保立苏汤源自《医林改错》，用于气血亏虚，筋脉失养所致的筋脉拘挛。"气主煦之，血主濡之"。贾老用其大补元气，温养脾肾，治小儿癫痫之病。贾老认为小儿稚阴稚阳之体，抽搐发作病本为气虚，而非外受风邪，禁用散火清火，攻伐克消之药。重用黄芪大补元气，为君药，《本经》言"补虚，小儿百病"，且重用"主大风"，未用息风止痉药而能止痉。人参、白术健脾，当归、白芍养血，山萸肉、枸杞子、补骨脂、核桃益肾，枣仁安神镇惊，甘草和中，通过益气养血，培土抑木，补肾柔肝以达息风镇惊之效。益气药与养血药同用，气能生血，血能载气。脾肾同补，补益先天以养后天。案中患儿加天麻、僵蚕、蝉蜕以息风定惊，柏子仁与枣仁相须配伍加强安神宁心之效，远志、菖蒲化痰开窍，益智仁温补脾肾。服药后，脑电图有明显改善。

三、热性惊厥

热性惊厥一般发病以 3 个月到 5 岁，体温在上升期，突然出现惊厥，排除颅内感染和其他导致惊厥的器质性和代谢性疾病。临床分单纯型和复杂型，单纯型占据热性惊厥的 70%，以 6 个月至 5 岁高发，惊厥时间短暂，一次热程一般发作 1 次，神经系统无异常，少有惊厥持续状态，一般预后良好；而复杂型热厥占 30%，起病年龄可小于 6 个月，或大于 5 岁，惊厥时间长，一次热程中可反复惊厥多次，神经系统可见阳性体征，可见惊厥持续状态。

本病可归属于中医"惊风"范畴，以抽搐、神昏为临床表现，俗名"抽风"。常见于 3 岁以下小儿，起病突然，来势凶猛，变化迅速，是儿科急重症之一。正如《幼科释迷》所云："小儿之病，最重惟惊"，为古代儿科四大要证之一。北宋钱乙以"心主惊、肝主风"立论,创立"惊风"病名,临证分为急惊风和慢惊风二类。他认为急惊风是由于热甚生风,慢惊风是由于脾虚而肝木乘之。历代医家有所发挥,尤以明代《幼科发挥》对本病的认识有了进一步的发展,提出"急惊风有三因"和相应的治法,对惊风预后给以判断"急惊变痫""急惊变瘫",并且提出了预防用药。急惊风一般起病急骤,常常伴有发热,或有抽搐,甚至昏迷,它包括了临床最为常见的热性惊厥。

(一)辨治思路

热性惊厥以高热、抽搐为临床特征,是小儿时期常见的一种急重病证,贾老指出以感受风邪,邪郁肌表,化热化火,热极生风所致。其发病总以心肝受病,早在宋代钱乙就以五脏立论,提出"心主惊""肝主风",病机以热、痰、惊、风为基础,热盛生风,风盛生痰,痰盛发惊,惊盛生风,四证互相影响,互为因果,充斥急惊风的整个过程。万全在《幼科发挥》中论述急惊风的变证及后遗症指出"急惊风变成痫者,此心病也。心主惊,惊久成痫",多因"急痰停聚,迷其心窍"。贾老在此认识的基础上,认为急惊风极期以热痰风为主,故见有高热、抽搐、甚至昏迷。痰至后期,以余热未尽,痰热内扰,可有正气耗伤,气血不足,更多患儿为防生变或减轻发作以病后调理来诊。

复杂型热厥与癫痫有密切的联系,儿童期发生继发性癫痫的主要病因为热性惊厥。早在元代曾世荣就发现并认识了这一规律,在《活幼心书》中言"阳痫者,因感惊风三次发搐,所谓惊风三发便为痫"。明代万全也曾指出"急惊变痫",这些认识较西医学认识早约六百年。对于复杂型热厥患儿,西医可预防性使用抗癫痫药物如苯妥英钠、苯巴比妥等,但副作用发生率较高,中医药对于复杂型热厥的预防传变有较好的疗效,发挥着重要的作用。

贾老提出急惊风的治疗应当注意三重三防:一是重清热防复发,复杂型热厥抽搐一次后,体温仍未降至正常,重点应控制体温防止复发;二是重预防防发作,指单纯型热厥,当监测体温和提前预防性用药;三是重调理防转化,防止复杂型热厥转化为癫痫,当重视未病先防。

(二)遣方用药

多数热性惊厥者,在抽搐发作时先控制惊厥发作,并降温。极期多以祛邪为要,选用清热解毒,豁痰息风的治法。待邪祛大半,以选择调理之法。扶正祛邪,益气养阴,豁痰清热以防生变。贾老擅长用清心涤痰汤加味,该方源自《医宗金鉴》,药物组成:胆南星、半夏、陈皮、茯苓、枳实、竹茹、太子参、麦冬、枣仁、菖蒲、黄连、天麻、蝉蜕、甘草。方中半夏、胆南星为化痰要药,一温一凉,半夏辛温燥湿化痰,胆南星苦凉清化热痰,还兼息风定惊;枳实降气消痰,茯苓健脾渗湿,杜生痰之源,竹茹甘寒以清化痰热,陈皮、枳实增理气化痰之功,使气顺痰自消;菖蒲有石菖蒲与九节菖蒲之别,均入心经,有豁痰开窍之功,而贾老擅用九节菖蒲,长于化痰,并芳香开窍以安神;黄连主入心经,以清心泻火;太子参、麦冬、枣仁以益气养阴,宁心安神。天麻、蝉蜕,主入肝经,为平肝息风止痉的要药。清心涤痰汤,补正健脾,乃祛邪化痰两收功之方。

加减:若禀赋不足,胎元失养者,常加熟地、山药、山茱萸滋肾养肝,滋水涵木,以柔肝息风;心肝火旺者,常加栀子以清心凉肝;肝风易动,惊厥频发者,加僵蚕祛风止痉,琥珀安神镇静。

(三)验案举隅

患儿,王某,男,3岁6个月,2014年3月17日初诊。

主诉:反复热厥5次。

病史:患儿自1岁以来,因上呼吸道感染反复高热惊厥5次,近半年来有热惊厥3次,且有2次发生于一次热程中,每次惊厥发作,都伴有发热,惊厥以四肢抽搐,伴双目上视,持续约1~2分钟,可自行缓解,曾就诊于多家医院,脑电图异常,建议抗癫痫药物治疗。家长为求进一步诊治来诊,患儿来诊精神尚好,神志清楚,纳食好,大便干结,夜寐欠安。

家族史:患儿母亲幼年时有高热惊厥病史。

查体:发育正常,营养中等,面色尚华,舌淡红苔白,脉数。

辅助检查:①脑电图见有棘慢波,异常儿童脑电波。②头颅核磁:双侧额叶局部皮层下白质内异常信号影,考虑髓鞘化不良。

诊断:复杂型热性惊厥(风热扰肝,痰热扰心)。

治法:涤痰清热,平肝息风。

处方:茯苓8g、姜半夏6g、胆南星6g、竹茹4g、枳实8g、橘红8g、炒枣仁8g、太子参8g、天麻6g、炒白芍8g、钩藤8g、蝉蜕4g、琥珀3g、栀子6g、炒三仙各8g、莱菔子8g、甘草6g。6剂,水煎服,一日一剂。

二诊(2014年3月24日):上方服用1周,无明显不适,舌淡红苔白,脉数。前方加远志8g、节菖蒲8g。6剂,水煎服,一日一剂。

三诊(2014年4月07日):纳好,大便好转,寐好,舌淡红苔白。前方减栀子、莱菔子、钩藤、琥珀,加生地6g、山药6g、山茱萸6g。10剂,水煎服,一日一剂。

四诊(2014年4月21日):病情平稳,大便偏干,余无不适,舌唇红苔白,脉数。上方加黄精8g,服药2周。

随访,半年中因感冒发热1次,但未见惊厥。半年后复查脑电图示正常。

按语: 患儿以有热惊厥为主症,属"急惊风"范畴,然因有热惊厥多次,并在一次病程中有反复发作,伴脑电图异常,诊断复杂型热性惊厥,当注意癫痫。贾老以涤痰清心,平肝息风,兼益气安神为治法,用清心涤痰汤加减,方中寓温胆汤以化痰浊,天麻、钩藤、蝉蜕平肝息风,白芍柔肝止痉,太子参、炒枣仁、琥珀粉益气安神镇静,佐炒三仙、莱菔子消食导滞。患儿头颅核磁检查异常示"髓鞘化不良",头颅属脑,"脑为元神之府""脑为髓之海",肾主骨生髓,上通于脑,故病本在肾,责之于胎元失养,肾精不充,遂加三补(熟地、山药、山茱萸)补肾填精,合远志、菖蒲豁痰宁心,并黄精益气养阴,以补其不足,服药1月,随访痊愈,效果很好。

第四节 肾 系 疾 病

一、遗尿

遗尿是指5岁以上小儿不能自主控制排尿,经常睡中小便自遗,醒后方觉的一种病证。多因肾气不足,不能固摄,致膀胱约束无权而发生遗尿;或因肺脾气虚,气不化水、脾失健运,以致水湿不行,渗入膀胱,水道无以制约而发生遗尿。

(一)辨治思路

遗尿的发病机制虽主要在膀胱失于约束,然与肺、脾、肾功能失调,以及三焦气化失司都有关系。贾老认为本病多因肾气不足,不能固摄,致膀胱约束无权而发生,肾主水,与膀胱互为表里,膀胱的气化有赖于肾气充足温煦。

遗尿日久,小便清长,量多次频,兼见形寒肢冷、面白神疲、乏力自汗者是为虚寒;遗尿初起,尿黄短涩,量少灼热,形体壮实,睡眠不宁者属于实热。虚寒者多责之于肾虚不固、气虚不摄、膀胱虚冷;实热者多责之于肝经湿热。本病治疗,虚证以温肾固涩,健脾补肺为主;实证以泻肝清热利湿为主。

对遗尿患儿,腰骶部有胎记时,贾老常嘱其拍骶尾椎正位片,排除先天骶柱裂。贾老强调,对于遗尿患儿一要耐心教育引导,切忌打骂、责罚,鼓励患儿消除怕羞和紧张情绪,建立起战胜疾病的信心;二是每日晚饭后注意控制饮水量;三是在夜间经常发生遗尿的时间前,及时唤醒排尿,坚持训练1~2周。

（二）遣方用药

临床治疗本病贾老注重小儿五脏之中"肾常虚"的特点，紧扣肾虚不固的基本病机，自拟固本止遗汤治疗本病，收效甚佳。具体方药有：熟地黄、山药、山萸肉、桑螵蛸、菟丝子、补骨脂、覆盆子、韭菜子、乌药、益智仁、生麻黄、白果、甘草。补肾固本，缩泉止遗，方中有源自钱乙之"六味地黄丸"中"三补"，熟地专补肾阴，补精益髓；山药补脾肺肾之气，兼养阴涩精，既补虚又收涩；山萸肉味酸，性温，补益肝肾，收敛固涩，三药共用固本培元，是贾老常用来平补肾虚的基础方。桑螵蛸为治疗遗尿的专药，其甘酸微温，益肾固精缩尿，为固精缩尿之要药，菟丝子、补骨脂、覆盆子、韭菜子，性味偏温，均有补肾之功，又有缩尿之效，以增"三补"之功效。加乌药、益智仁，与山药相须，合为"缩泉丸"，三药合用，温肾祛寒，使下焦得温而寒去，则膀胱之气复常，约束有权，遗尿自止。山药、益智仁、补骨脂不仅入肾，而且皆入脾经，均有补肾健脾之功。麻黄入肺及膀胱经，具有辛温发散、宣肺通阳化气之功，配白果，不仅敛肺，且具有收涩之功。二药一宣一敛，使水道通畅、膀胱开合有度，起到宣上通下、以上制下的功效。诸药合用，共奏补肾固本，缩泉止遗之功。

加减：肾气不固者，主以本方加减，肾虚骨软不坚者，加巴戟天、金毛狗脊；若兼脾虚形瘦纳呆者，加鸡内金、黄精；困睡不醒者，加远志、菖蒲或加大生麻黄用量；反复遗尿者，加黄芪。

（三）验案举隅

🙟 孟某，男，6岁，2016年11月6日初诊。

主诉：尿床3年余。

病史：从小每日尿床1~2次，纳可，面白，偏瘦，大便正常。

查体：舌红，苔薄白，脉沉。体重24kg。

辅助检查：腰骶部X平片：(-)。

诊断：遗尿（肾虚，膀胱失约）。

治法：温补肾阳，固涩小便。

处方：熟地10g、山药10g、山茱萸10g、续断10g、菟丝子10g、补骨脂10g、白果5g、生麻黄6g、桑螵蛸10g、益智仁10g、乌药10g、鸡内金10g、甘草6g，10剂。

二诊（2016年11月17日）：药后遗尿缓解，隔日尿床一次，可叫醒，上方加韭菜子10g、覆盆子10g、芡实10g、莲子10g。10剂，巩固治疗。

按语：方中熟地、山药、山茱萸、续断、补骨脂补肾温阳，菟丝子、乌药以暖下元、白果、生麻黄、鸡内金固涩缩尿，一诊即获良效，二诊时原方加韭菜子、覆盆子、芡实、莲子等均为温涩止遗之品，继服10剂巩固而愈。

二、鞘膜积液

鞘膜积液是鞘膜囊内积聚过多液体所引起的以阴囊肿大为特征的病症，当鞘膜的分泌与吸收功能失去平衡就会形成鞘膜积液。中医称为"水疝""阴肿"。临床表现为一侧阴囊肿大，甚则大如水晶，有坠胀感。本病以先天性多见，《外科大成》说："若水疝，虽胖而光，虽痛有时，不红不热，按之软而即起者为异常。"

（一）辨治思路

"阴肿"首见于隋代巢元方的《诸病源候论》："小儿有少阴之经虚而受风邪者，邪气冲于阴，与血气相搏结，则阴肿也"；清代吴谦《医宗金鉴·幼科杂病心法要诀》云："诸疝厥阴任脉病，外因风寒邪聚凝，内因湿热为寒郁，症皆牵睾引腹疼"。贾老借鉴各家见解，认为本病病位在睾丸、阴囊。睾丸属肾，肾主水，下通阴，与肝、脾、肾密切相关，其病因病机为脾肾亏虚、寒凝肝郁、风湿袭下。脾属阴土，湿邪侵犯，易伤脾阳，脾阳虚弱，无力运化，则水湿潴留；肾为先天之本，肾阳不足，水液失于蒸化，流注阴囊；足厥阴肝经绕阴器，湿性趋下，循肝经下行，致水湿流注睾丸。本病病因病机当属本虚标实，在本为脾肾两虚，在标为风湿袭下。

（二）遣方用药

贾老根据本病的病因病机，并结合临床经验总结，鞘膜积液多有气化不利夹肾虚、肝郁、脾虚的病机特点，故其治法应以利水除湿贯穿始终，并兼顾其本以温补脾肾，疏肝散寒。贾老临床治疗诸疾，善运用组合思维，治疗鞘膜积液亦不失为其思想的典型代表，其常用六味地黄丸、五苓散、天台乌药散三方加减治疗本病，每每用之，效如桴鼓。方药：生地、山药、山茱萸、茯苓、泽泻、猪苓、乌药、茴香、川楝子、桂枝。方中生地、山药、山茱萸为六味地黄中的三补，此三药并补以收补肾之功，从本而治，使精气充盛，抗邪外出。茯苓、泽泻、猪苓、桂枝组成五苓散，以恢复脾的运输功能，纠正水液升降失常，现代研究证实五苓散有促进血液循环、利尿等作用。茯苓甘淡平，既利水渗湿，又健脾祛湿；泽泻利水消肿，渗湿泻阴火。其二味与三补相合，以抑制补药之滋腻，使补中有泻，以泻助补，使阴药更好的发挥滋补之效。猪苓可利水渗湿，加强利水消肿之效。桂枝通阳化气，以疏散水气，化气布津。小茴香、乌药、川楝子三味属天台乌药散，其中乌药行气疏肝、散寒止痛；小茴香暖下而散寒；川楝子行气止痛，为治疗心腹痛及疝气之要药。三药中小茴香、乌药皆辛温,可温阳散寒,同时制约川楝子之苦寒之性,以达去性存用。本病初期以寒凝肝郁、风湿袭下为主,后期以脾肾两虚为主,故临床治疗时应根据病情发展具体加减辨治,而利水除湿应贯穿于本病治疗的始终。

加减:脾虚甚者加白术、薏苡仁;湿邪盛者加车前子、薏苡仁;肝郁明显者加郁金、柴胡;肾虚明显者加巴戟天;伴腹痛者加延胡索、白芍;肿块硬者加橘核、荔枝核;易反复者恢复期加黄芪。同时,贾老指出小儿肾常不足、脾常虚的生理特点以及发病容易、传变迅速的病理特点决定了本病的易于反复性。临床上咳嗽、感冒常易诱发本病。

(三)验案举隅

➢ 姜某,男,6岁,2015年6月8日初诊。

主诉:右侧阴囊肿胀7月余。

病史:7个月前患儿右侧阴囊肿胀,较左侧为大,无不适感,肿胀大小不随体位变化,后患儿时常哭闹,3个月前曾在某医院诊断为鞘膜积液,并行穿刺术吸尽积液。1个月前再次出现右侧阴囊肿胀,近2日因咳嗽引起积液增多,无痛无热,咳嗽,痰少,纳可,大便正常。

查体:舌红苔白,脉滑,右侧阴囊肿胀,质软,皮色不变,透光试验(+)。

诊断:水疝(肾虚、寒湿阻滞)。

治法:温阳散寒,行气利水,补肾益气。

方药:生地、山药、山茱萸、茯苓、泽泻、猪苓、乌药、苏叶、车前子、浙贝各10g,桂枝、连翘各8g,小茴香、川楝子、甘草各6g。6剂,水煎200ml,日一剂,早晚温服。

二诊(2015年6月15日):患儿阴囊肿胀明显减轻。现偶咳,舌红苔黄。前方减车前子,加黄芪10g。6剂。

三诊(2015年6月22日):患儿双侧阴囊已基本对称,为巩固疗效,继服前方6剂,嘱避风寒、畅情志,以减少本病复发。

第五节 其 他 疾 病

一、脑性瘫痪

小儿脑性瘫痪简称脑瘫,是指自受孕开始至婴儿期非进行性脑损伤和发育缺陷导致的综合征,主要表现为运动障碍、姿势异常或发育迟缓。据临床表现可归属于中医"五迟""五软"范畴。贾老对脑瘫中运动发育落后者用传统中医疗法有效改善患儿的体质,促进其生长发育,为康复训练打下良好的基础。

(一)辨治思路

历代医家认为先天禀赋不足,胎元失养为主要因素,病机以正虚为本,而肾为先天之本,作强之官,肾主骨,肝主筋,脾主四肢肌肉,心藏神。患儿表现运动发育落后,甚至肢体运动不对称、不协调,异常哭闹易激惹等。贾老指出先天不足,后天失养,五脏俱虚,病本在肾,但与心关系最为密切,因心为君主之官,神明出焉,心气虚弱,脑髓未充,神气不充,故智力不健,神情呆钝;言为心声,心气不足,神窍不利,则届年龄而不能言语;肾主骨,肝主筋,肝肾受损,则筋骨萎弱,出现立迟、行迟;脾虚不运无以充养四肢肌肉,故肌软无力,实为诸脏皆有不足。

(二)遣方用药

治当补肾填精,健脑益智,以补肾地黄丸合归脾汤加减。药物组成:熟地、山药、山茱萸、太子参、炒白术、黄精、远志、节菖蒲、龟甲、鳖甲、甘草。方中熟地、山药、山茱萸三药相配,"三补"为君药,补益肾中气血阴阳,推新张景岳师意,贾老擅用三补而少用三泻。因小儿肾常虚,无实证,五迟五软更责之于肾气、肾精不足。从归经来看,五脏俱全,既补肾,又顾脾肺心肝,正所谓"肾主水,受五脏六腑之精而藏之"。所以补阴益精又配伍收摄,补而兼涩,益肾填精。黄精益气养阴、补中益气、滋阴润肺、益肾填精,贾老擅用黄精以疗小儿诸般虚证,无论迟软,黄精必用。远志、菖蒲化痰开窍,健脑益智;太子参、炒白术健脾补虚;龟甲、鳖甲相须为用,龟甲甘咸寒,归肝肾心经,滋阴潜阳,益肾健骨,养血补心,还能增食,《本草通玄》"大凡滋阴降火之药,多时寒凉损胃,惟龟甲益大肠,止泄泻,使人进食";鳖甲主入肝经,二者常相须使用滋阴潜阳,主用于肝肾精血亏虚之证,诸药合用共奏固本培元、补虚增智的功效,临床应用常获良效。运动发育迟缓,立迟、行迟者,加牛膝、杜仲、续断补肾强筋;语言迟缓者加炒枣仁、益智仁补肾宁心;以行迟为主者可配伍香加皮补肝肾以强筋骨。

(三)验案举隅

➤ 宋某,女,13个月,2013年12月14日初诊。

主诉:发育迟缓半年余。

病史：家长于患儿生后四个月时发现，其发育较同龄婴儿迟缓，待到六月始能翻身，八、九月时刚能坐，一岁至今仅能扶站，站而不稳，语言发育迟缓，仅能咿呀发音，纳食欠佳，大便尚调。

既往史：孕足月，自然分娩，出生一般情况良好。

查体：生长发育迟缓，营养较差，形瘦面黄，体格瘦小，毛发稀疏枯黄，能独坐，扶站不稳，不能行走，仅能发音，不会说话，出牙六颗，前囟 1.0cm×1.0cm，平软，头围 44cm。舌淡红苔白，指纹淡，风关不显。体重 9kg。

辅助检查：颅脑 MRI 平扫（2013 年 9 月 3 日，院外）：①双侧脑室体后部异常信号—终末带。②局部脑外间隙，脑池增宽，脑室扩大，注意脑发育迟缓。

诊断：脑发育迟缓（五迟、五软之肾精不足）。

治法：补肾填精。

处方：黄精 6g、熟地 6g、山药 6g、山茱萸 6g、杜仲 6g、续断 6g、菟丝子 6g、龟甲 6g、鳖甲 6g、桑寄生 6g、炒三仙各 6g、莱菔子 6g、鸡内金 6g、太子参 6g、甘草 6g，10 剂，水煎服，日一剂。

二诊：服药二周后，能扶站，较前进步，能言"妈妈"，双手抓物有力，续服前方，10 剂。

三诊：能扶站，较前有进步，仍不能迈步，面色少华，兴趣狭窄，舌淡苔白，脉细。上方减桑寄生、菟丝子，加远志 6g、节菖蒲 6g、益智仁 6g。

按语：患儿发育迟缓，属中医"五迟""五软"之范畴，多因父母气血虚弱，先天亏损，致小儿生后肾气不足，血气衰少，不能坚筋壮骨，荣泽毛发。《医宗金鉴·幼科杂病心法要诀》论五迟"小儿禀来气血虚，筋骨软弱步难移，牙齿不生发疏薄，身坐不稳语言迟"。五迟、五软均属于发育障碍的疾患，两者证候常相杂互见，不能截然分开。其病因总归先天胎元不足，肝肾亏损，治疗以补肾养肝，健脑益智。方选《医宗金鉴》补肾地黄丸加减。患儿服药十余剂后，已能扶站较稳。三诊加远志、菖蒲、益智仁健脑益智。

二、过敏性紫癜

紫癜是小儿常见的出血性疾病之一，以血液溢于皮肤黏膜之下，出现瘀点瘀斑、压不褪色为临床特征，儿科临床常见过敏性紫癜和血小板减少性紫癜。根据其临床表现可见于中医古籍记载的"葡萄疫""肌衄""紫癜风"等病证。

过敏性紫癜是一种以小血管炎为主要病变的全身性血管炎综合征，以皮肤紫癜、腹痛、关节痛、便血及血尿、蛋白尿为主要临床表现。《外科正宗·葡萄疫》载："葡萄疫，其患生小儿，感受四时不正之气，郁于皮肤不散"。西医认为本病为血管变态反应性疾病，其发病机制主要是机体对某些物质发生变态反应，导致毛细血管通透性及脆性增加，使血液外渗并伴全身性毛细血管炎。有部分患儿合并肾脏损害。肾脏损害患儿占过敏性紫癜患儿的 30%~50%。

（一）辨治思路

过敏性紫癜的发生，多内有伏热，又受风邪、时邪外袭。正如"葡萄疫"中所言，感受四时不正之气，郁于皮肤不散而致。故风热湿毒，浸淫腠理，郁蒸肌肤，与气血相搏，灼伤血络，血不循经，渗于脉外，溢于肌肤，则见紫癜；留滞肠络，气血瘀滞，则便血腹痛；若湿热痹阻关节，关节肿痛；若热毒灼伤肾膀胱血络，则尿血。日久，邪毒耗伤气阴，脏腑内伤，气不摄血，则病久迁延，紫癜色淡；阴虚，虚火灼络亦缠绵难愈。日久，血不归经，瘀血内阻。紫癜的发生发展与外感六淫之邪、气血及脏腑功能紊乱有密切关系。一般初起以实证为主，病久多虚证，在发展过程中当把握虚实兼夹，注意矛盾的转化。

因本病起病急，故初起以风热为主，渐血热妄行，然疾病反复，缠绵难愈，贾老尤为重视"湿热阻滞"的病理因素。小儿脾常不足，饮食不节，脾失健运，湿浊内生。《素问·太阴阳明论》"伤于湿者，下先受之"，本病多表现下肢对称性紫癜，或兼有关节肿痛、尿血、便血等，部位均在下；又本病病程较长，缠绵难愈，与"湿性黏滞"的特点相符，故湿热相合，损伤血络，形成紫癜，日久夹瘀，病程迁延。病久中虚，可见心脾两虚、阴虚火旺、脾肾两虚证。病中注意把握邪之多少，和正虚轻重的兼夹，注意虚实转化。

（二）遣方用药

实证以清热利湿、凉血止血为主，虚证治以益气摄血、滋阴降火、补肾健脾。急性期邪实为主，以祛邪为要，贾老常用自拟六妙汤合小蓟饮子加减，清热利湿，凉血止血。药物组成：金银花、苦参、黄柏、苍术、牛膝、薏苡仁。方中苍术辛苦温燥，燥湿健脾；黄柏苦寒，清热燥湿，泻火解毒，《本草衍义补遗》言之"得苍术除湿清热"，故两药相配，除湿而不助热，清热而不助湿，虽用苦寒但不伤脾胃，治疗湿热为患的组方"二妙散"。加牛膝，主入下焦，补肝肾强筋骨，通血脉利关节，引药下行，与苍术、黄柏组成三妙丸，专治下焦湿热；又加薏苡仁组成四妙，其甘淡微寒，既淡渗利湿，又清热祛湿，舒筋缓急。贾老在前人经验的基础上又加入苦参与金银花，组成六妙汤，其中苦参味苦性寒，清热燥湿，内治黄疸泻痢，阴痒带下，外治疮痒疥癣，无不奏效，《本草经百种录》"与黄连功用相近"；金银花经冬不凋，味甘性寒，功用清热解毒，主治温病发热，疮痈疔肿,热痢热淋等症;二药与四妙相合,清热燥湿解毒之功卓著,不仅于湿热下注之痿证、痹证,而且于过敏性紫癜疗效卓著。湿热为患的多种病证中,临床应用疗效显著,体现了中医异病同治之优势。病久正虚,常用归脾汤合知柏地黄丸加减应用。

加减:关节肿痛加桑枝、牛膝祛风通络;腹痛加乌药、广木香行气止痛;尿血加丹皮、仙鹤草、紫草凉血止血;大便出血加地榆炭、槐花收敛止血。病久中虚,常常合用知柏地黄丸,可加阿胶以养血和血止血,赤芍、丹皮活血止血。

(三)验案举隅

张某,男,8岁,2014年10月21日初诊。

主诉:双下肢皮肤出血点2月,伴血尿1月。

病史:患儿于8月中旬,家长发现双下肢密布出血点,就诊当地医院,诊断"过敏性紫癜"并住院治疗,住院中查尿常规异常,对症治疗,皮肤出血点渐消退,但尿常规持续血尿不消。近1月来紫癜反复,时隐时现,尿常规异常来诊。

查体:唇红,舌红苔白,脉数,双下肢散布出血点,对称分布,压不褪色。

辅助检查:尿常规:尿潜血(BLD,+++),尿蛋白(PRO,+)。

诊断:过敏性紫癜,紫癜性肾炎(湿热伤络)。

治法:清热利湿,凉血止血。

处方:金银花10g、连翘10g、苦参8g、炒苍术10g、黄柏10g、怀牛膝10g、苡仁10g、丹皮10g、赤芍10g、白茅根10g、小蓟10g、甘草6g。6剂,水煎服,日一剂,早晚分服。

二诊(2014年10月28日):双下肢出血点减退,复查尿常规:BLD(++),PRO(±),时有关节疼痛,纳呆,二便调,舌红苔薄。上方加生地10g、山药10g、山茱萸10g、防风10g。12剂。

三诊(2014年11月16日):双下肢出血点消退,尿常规:BLD(++),PRO(±)。处方:金银花10g、连翘10g、炒苍术10g、黄柏10g、怀牛膝10g、苡仁10g、丹皮10g、甘草6g、赤芍10g、白茅根10g、小蓟10g、生地10g、山药10g、山茱萸10g、黄芪10g、益母草10g。12剂。

四诊(2014年11月28日):双下肢皮肤未见出血点,查尿常规:BLD(+++),PRO(−),下肢无出血点。处方:金银花10g、连翘10g、炒苍术10g、黄柏10g、怀牛膝10g、苡仁10g、丹皮10g、赤芍10g、白茅根10g、小蓟10g、甘草6g。12剂。

五诊(2014年12月14日):复查尿常规:BLD(+),PRO(−),在前方基础上加熟地 8g、山药 10g、山茱萸 10g。继服 10 剂。

患儿坚持治疗 3 个月，皮肤未见紫癜，尿常规正常，痊愈。

按语： 贾老擅长以六妙汤为基础方，合小蓟饮子或知柏地黄丸治疗过敏性紫癜、紫癜性肾炎。因风、湿、热相合，尤以湿热阻滞，留滞不去，灼伤血络，以下肢紫癜、尿血为主症，且病程缠绵，易反复。极期以清热利湿凉血止血为主，以六妙汤清热解毒利湿，又加小蓟、白茅根、丹皮、赤芍凉血止血。至病情稳定，不仅清热凉血止血，亦当扶助正气，贾老擅用三补（山药、熟地、山萸肉）补肾健脾，以化生精血。

三、特发性血小板减少性紫癜

特发性血小板减少性紫癜以皮肤、黏膜自发性出血和束臂试验阳性、血小板减少、出血时间延长和血管收缩不良为临床特点。

（一）辨治思路

人体之血生于脾，藏于肝，源于肾而主在心。因此，本病的发生与心肝脾肾均有联系，然尤与脾肾联系更为密切。《内经》曰"中焦受气取汁，变化而赤，是谓血。"中焦即为脾胃，是气血生化之源。血小板是血中的重要成分，其生成与脾"气血生化之源"有关，且血小板直接参与人的止血凝血机制，也可理解为是"脾统血"的物质基础之一。肾藏精生髓，精血同源，血小板的产生则是骨髓中成熟巨核细胞，故其产生与肾精有密切联系。

联系本病的发生多由病毒感染所致，贾老认为急性期病因主在外感邪毒，化热化火，毒热灼伤血络为病机，然邪毒耗伤正气，致脏腑气血虚损，病程迁延，则转为慢性期。因此，贾老对血小板减少性紫癜分期辨证，急性期以邪实为主，以起病急，病程短，紫癜色红鲜明，咽红，舌红，脉数为辨证要点；慢性期以正虚为主，脾肾两虚为本，又感外邪，病程迁延，反复难愈，常虚实夹杂，可见病程长，紫癜色淡红，时发时止，面色不华，舌淡，脉细为证候要点。贾老在辨证中把握证候特点，注意邪正消长之势，虚实之间的转化，强调动态辨证。

（二）遣方用药

对于本病的治疗，《景岳全书》中曾言"凡治血证须知其要，而血动之由惟火惟气耳"，故初起风热伤络为主，治火以疏风清热、凉血止血为法，治当急则治其标，散邪为主，方用银翘散合小蓟饮子加减，常用药物有金银花、连翘、牛蒡子、桔梗、板蓝根、大青叶、紫花地丁、丹皮、紫草、赤芍、小蓟、藕节、生地、甘草等。慢性期,病久者,脾肾两虚,补气为主,治以健脾补肾,养血生髓。方用归脾汤合六味地黄丸加减,常用药物:太子参、白术、茯苓、山药、山萸肉、熟地、当归、川芎、白芍、龟甲、鳖甲、黄芪、黄精、甘草等。

(三) 验案举隅

患儿,梁某,1 岁 3 个月,2014 年 3 月 10 日初诊。

主诉:间断双下肢皮肤见出血点 2 月。

病史:患儿系本院医生之子,2 个月前因感冒后出现双下肢皮肤紫癜,反复难愈,检验血小板降低难以恢复正常,余无不适,精神正常,纳寐好。

查体:发育正常,营养中等,面色少华,苍白,舌淡红苔白,指纹紫。

辅助检查:血常规示血小板:36×10^9/L。

诊断:血小板减少性紫癜(余热未尽兼正气耗伤)。

治法:清热凉血,健脾生血。

处方:太子参 6g、炒白术 6g、茯苓 6g、当归 6g、川芎 6g、生地 6g、黄精 8g、金银花 6g、连翘 6g、大青叶 6g、地丁 6g、赤芍 6g、丹皮 6g、甘草 6g。5 剂,水煎服,日一剂。

二诊(2014 年 3 月 15 日):患儿双下肢散见针尖大小出血点,余无不适,舌淡苔白,指纹淡紫于风关,血小板:54×10^9/L,上方加紫草 8g、黄芪 6g。10 剂,水煎服,日一剂。

三诊(2014 年 3 月 27 日):血小板:38×10^9/L,淋巴细胞比例:70.5%,舌淡红苔白。处方:金银花 6g、连翘 6g、牛蒡子 6g、桔梗 6g、板蓝根 6g、黄柏 6g、炒苍术 6g、怀牛膝 6g、苡仁 6g、赤芍 6g、丹皮 6g、紫草 8g、大青叶 6g、紫花地丁 6g、甘草 6g。10 剂,水煎服,日一剂。

四诊(2014 年 4 月 7 日):双下肢偶见出血点,血常规示血小板:60×10^9/L,淋巴细胞比例:65.8%。处方:生地 6g、山药 6g、山茱萸 6g、赤芍 6g、丹皮 6g、黄精 8g、茜草 8g、仙鹤草 8g、金银花 8g、连翘 8g、大青叶 8g、紫花地丁 8g、甘草 6g。10 剂,水煎服,日一剂。

五诊(2014 年 4 月 18 日):血常规示血小板:78×10^9/L,淋巴细胞比例:60.6%。处方:生地 6g、山药 6g、山茱萸 6g、鳖甲 6g、龟甲 6g、黄精 8g、丹皮 6g、赤芍 6g、连翘 6g、金银花 8g、甘草 6g、黄芪 8g。10 剂,水煎服,日一剂。

患儿巩固治疗半年,血小板升至正常,随访 4 年,未再发现血小板减少。

按语:患儿血小板减少性紫癜明确,有上呼吸道感染病史。血小板持续降低半年余,来诊时,患儿病时已有 2 月余,正气已伤,余邪未清,故治以清热凉血并健脾生血为主,以八珍汤合银翘散加减,八珍汤补益气血,服药一周,血小板升高。然而病情反复,贾老重视邪正消长的关系,正虚紧扣脾肾不足为本,邪盛以外感风热之邪为标,注重扶正祛邪的协调作用,连续诊治十余次,坚持服药半年,血小板恢复正常,随访病愈。

第五章　对　方　精　选

第一节　对　方　概　论

所谓"对方"即指两首方剂合并为一首,源自《内经》"偶方""重方"和《伤寒明理论》"复方"之说。方剂组成的分类,最早见于《素问·至真要大论》:"治有缓急,方有大小。""奇之不去则偶之,是为重方"。至金·成无己《伤寒明理论》定为大、小、缓、急、奇、偶、复,是为七方。《黄帝素问直解》说:"奇偶虽殊,合而用之,故奇之而病不去,则偶之,先奇后偶,是谓重方。若偶之而病仍不去,则反佐以取之。反佐以取者,以寒治寒,以热治热,以温治温,以凉治凉,所谓寒热温凉,反其病而取治之也。"《儒门事亲·七方十剂绳墨订一》认为《内经》的重方即复方,二方三方相合为复方。《黄帝内经素问白话解》说得很通俗,"如用奇方不能治病,则应变用偶方,这就是重方,也就是现代的复方"。上述各家提到的"偶方""重方"和"复方",虽名称不同,其实都有二方合一的含义。这就是对方的来源和理论依据,贾老步前贤已创之意而行之。

一、两方合一的古训

(一) 对方使用,始于《伤寒论》

《伤寒论》使用对方较早,如桂枝汤治太阳表虚证,麻黄汤治太阳表实证,越婢汤治风水恶风,一身悉肿,脉浮不渴,续自汗出无大热。如果出现太阳病寒热如疟等症状时,就需要三个方子重新组合,才能适应新的情况。桂枝汤合麻黄汤名麻桂各半汤,治太阳病如疟状,热多寒少,表邪较甚者。桂枝汤二分,合麻黄汤一分名桂枝二麻黄一汤,治太阳病已大汗,形如疟,日再发,表邪轻者。桂枝汤二分越婢汤一分,名桂枝二越婢一汤,治太阳病发热恶寒,热多寒少,脉微弱者,此无阳也,不可发汗。表邪虽轻而兼里热。喻嘉言曰:"此风多寒少之证。亡阳二字,仲景言之不一,后人置之缺疑。不知乃亡津液之通称也。故以发汗为戒。然非汗风寒终不解,故服桂枝汤二治风,越婢汤一治寒,方为合法。"

（二）温病学家，发扬光大

承气合小陷胸汤（《温病条辨》）由小承气汤（《伤寒论》）和小陷胸汤（《伤寒论》）合方而成。前者能导结泻热，治阳明腑实证，谵语潮热，胸腹痞满，大便秘结。后者清热化痰，宽胸散结，主治痰热互结，胸脘痞闷等。如温病邪热炽盛，从上焦发展到中焦，并有延及下焦趋势，称为三焦俱急。喘促气急，痰涎壅甚为上急；口渴舌燥，脘腹胀满是中急；大便不通是为下急，遇此三急之证非承气合小陷胸汤不能胜任。

小儿肺炎发展到中期阶段，形证俱实，发热不退，喘促不宁，咳嗽频作，腹部胀满，大便秘结，用本方能使上、中、下三焦的实邪和痰热得到清泄。用之恰当常能使重症肺炎转危为安。《温病条辨·疹论》千金苇茎汤合葶苈大枣泻肺汤，治小儿百日咳，很有效验。

（三）《幼科发挥》，家传秘方

《幼科发挥·脾所生病》"有一身尽肿者，宜胃苓五皮汤主之"。胃苓五皮汤即胃苓丸合五皮汤。胃苓丸是万氏家传十三方，由苍术、厚朴、陈皮、猪苓、泽泻、白术、茯苓、甘草、官桂、草果仁组成。五皮汤即五皮散（《华氏中藏经》方），由生姜皮、桑白皮、陈橘皮、大腹皮、茯苓皮组成。

万氏根据《金匮要略》治湿诸法概括出"治湿不利小便，非其治也"大法。又根据《内经》治肿胀理论归纳出治一身尽肿大法：身半以上，天之阳也，宜发其汗，所谓开鬼门，使清阳出上窍；身半以下，地之阴也，宜利小便，所谓洁净腑，使浊阴出下窍。使水湿之邪上下分消。创用胃苓五皮汤治小儿诸肿，不论虚实，均有效验。

二、两方合一的意义

（一）功能略同，减少繁冗

《景岳全书》右归丸及右归饮，都有温补肾阳的功用。右归丸由大怀熟地、山药、山萸萸、枸杞、鹿角胶、菟丝子、杜仲、当归、肉桂、制附子组成。功用：温补肾阳，填精补血。主治肾阳不足，命门火衰，久病神疲，畏寒肢冷，阳痿遗精，大便不实，完谷不化，小便自遗，腰膝软弱，下肢浮肿等。右归饮，在右归丸组成中减去菟丝子、鹿角胶、当归，加甘草而成。主治肾阳不足，气怯神疲，肢冷脉细，阴盛格阳，真热假寒之证。用类比法分析对比一下，两方在组成、功效、主治方面差别不大，右归饮只比右归丸多一味甘草，把甘草加进去，两方就合为一方，化繁为简了。像加一至两味药就把一首方剂的成分加到另一首方中的例子很多，如六君子汤加桂枝，就把治痰饮病的代表方苓桂术甘汤和健脾益气化痰的六君子汤合为一方了。滋阴补肾的左归丸，由大怀熟地、山药、山茱萸、怀牛膝、菟丝子、鹿角胶、龟板胶组成。再加茯苓、炙甘草，就把左归饮加进去了。

（二）先服后服，不如同服

《伤寒论》"少阴病二三日，咽痛者，可与甘草汤，不差者，与桔梗汤。"说的是少阴病至二三日发生咽痛，但肾阴不虚，热亦不甚，只用甘草一味，清解客热即可。如咽痛未除，可再加桔梗汤。不如甘草汤、桔梗汤合方同治。

《医宗金鉴·腹痛》"食痛伤食心胃痛，食入即痛喜饮凉，恶食腹满吐便秘，承气平胃酌量尝。"说的是因饮食不节，积滞不化，出现食入即痛，喜饮凉水，恶食腹痛，吐酸便秘等症，先用小承气汤下之，下后仍痛者，再以香砂平胃散（苍陈朴草缩香附，山楂曲麦枳壳芍）消导。不如两方合用，集消食导滞，行气止痛，攻下积滞为一体，食化积消，邪去正安。

（三）药力不足，合方增效

桑菊饮治风温初起，但咳身热不甚，口微渴。中医儿科学、内科学的风热咳嗽，都把桑菊饮作为首选。但因其方药味少，药量轻，效力单薄，在临床实际应用中难负重任。

风热咳嗽大多邪盛正不虚，症状表现较重，热象明显，咳嗽剧烈，病重药轻不能有效控制病情，会发展传变。银翘散辛凉透表，清热解毒，利咽止咳。两方相合后，大大增加了疏风清热，宣肺止咳的效力。

三拗汤（《太平惠民和剂局方》）和止嗽散（《医学心悟》）都治风寒咳嗽。三拗汤长于宣肺解表，止咳化痰作用稍弱；止嗽散止咳化痰作用强，但疏表宣肺之力不足，合方之后，止咳化痰和宣肺解表的作用都得到了加强。

（四）新病久病，标本同治

《医宗金鉴·妇科心法要诀·调经门》歌诀说："妇人血病主四物，归芎白芍熟地黄，血瘀攻以赤芍药，血热易用生地黄。表热有汗合桂草，表热无汗合麻黄，少阳寒热小柴并，阳明热和调胃汤。"

四物汤是妇人经产，一切血病通用之方。血虚证、血热证、血瘀证是妇人常患之证。在已有旧病基础上常有新病继发。旧病为本，新病为标。为了取得良效，就采用标本兼顾，新旧病同治法。风感太阳卫分，发热有汗，用本方合桂枝汤，名桂枝四物汤，发汗解肌，调和营卫；寒伤太阳营分，发热恶寒无汗，身痛头痛，用本方合麻黄汤，名麻黄四物汤，发汗解表散寒；邪传少阳半表半里，往来寒热,用本方合小柴胡汤,名柴胡四物汤,和解少阳;邪传阳明,里热便结,本方合调胃承气汤,名玉烛散(《儒门事亲》方),有养血、清热、通便之功。

(五)优势互补,相得益彰

四君子汤(《太平惠民和剂局方》)健脾益气,主治饮食劳倦损伤脾胃,气血生化之源不足诸症。平胃散(《太平惠民和剂局方》)燥湿运脾,行气和胃,主治湿滞脾胃,脘腹胀满,不思饮食,嗳气吞酸,肢体沉重,倦怠嗜卧,舌苔白腻而厚等。贾老自编歌诀:苍朴陈草加枣姜,燥湿运脾和胃好,湿滞脾胃脘腹胀,舌苔厚腻掌握好。

何为平胃?柯韵伯解释说,《内经》以脾运太过为敦阜,不及曰卑监,平胃者,平胃土之卑监,培其卑者使之平,非削平之谓。平胃散调脾土之卑监,《医宗金鉴》用治一切伤食脾胃病。四君平胃相合,能使脾气升而健,胃气平而降,脾运胃纳,升降相因,燥湿相济,相得益彰。

(六)所见略同,各有侧重

耳鸣耳聋病症儿科、内科都常见,小儿多发生在上呼吸道感染后,因婴幼儿咽鼓管宽、直、平、短,上呼吸道感染最易引发中耳炎,出现耳痛耳鸣,重者耳聋,但病程短,症状轻,治用银翘散疏风清热,加龙胆草清肝泻火,紫草、石菖蒲通窍,很快会好转或痊愈。成人则不然,大多是陈年旧病,病程很长,治这一病症的有两首常用方,一是耳聋左慈丸(《全国中成药处方集》),又名柴慈地黄丸,由六味地黄丸加柴胡、磁石而成,治肝肾阴亏,头晕目眩,耳鸣耳聋;一是益气聪明汤(李东垣方),由黄芪、人参、葛根、蔓荆子、白芍、黄柏、升麻、炙甘草组成,附方歌:益气聪明汤蔓荆,升葛参芪黄柏并,再加白芍与甘草,耳聪鸣息目亦明。

李东垣认为五脏皆禀气于脾胃,以达于九窍,烦劳伤中,使冲和之气不能上升,故目昏耳聋也。益气聪明汤能鼓舞胃气上行头目,中气既足,清阳上升,则九窍通利,耳聪而目明。理论依据来源于《灵枢·口问》:上气不足,脑为之不满,耳为之苦鸣。耳聋左磁丸,作者认为耳聋耳鸣属于精气亏损,经血不足,不能上充清窍,理论依据是《灵枢·海论》:髓海不足则脑转耳鸣。在临床辨证分别使用两首方子都收效甚微,如把两首方子合并使用,效果会明显增加,说明耳聋、耳鸣同时存在肾精亏损和脾气不足两方面的病理变化,古人和今人认识到了病证的两个方面,所以制方各有侧重,两方相合更能显出各自长处、优点。

第二节　经验对方

一、银翘散合小柴胡汤

（一）处方来源

银翘散：出自《温病条辨》；由连翘、金银花、苦桔梗、薄荷、竹叶、生甘草、荆芥穗、淡豆豉、牛蒡子组成；功用：辛凉透表，清热解毒。主治：温病初起。发热无汗，或有汗不畅，微恶风寒，头痛口渴，咳嗽咽痛，舌尖红，苔薄白或薄黄，脉浮数。

小柴胡汤：出自《伤寒论》；由柴胡、黄芩、人参、炙甘草、生姜、大枣、半夏组成；功用：和解少阳。主治：伤寒少阳证。往来寒热，胸胁苦满，默默不欲饮食，心烦喜呕，口苦，咽干，目眩，舌苔薄白，脉弦者；妇人伤寒，热入血室，以及疟疾、黄疸等而见少阳证者。

（二）经验对方

组成：金银花10g、连翘10g、柴胡10g、黄芩10g、牛蒡子10g、荆芥10g、淡豆豉10g、大青叶10g、板蓝根10g、地丁8g、焦三仙各10g、炙甘草6g、射干10g、桔梗10g。

功用：辛凉透表，清热解毒，消食和中。

主治：外感发热，无汗或有汗不畅，头痛口渴，咳嗽咽痛，或兼见胸闷脘痞，不欲饮食，甚或呕吐，舌尖红，苔薄白或薄黄，脉浮数。

方义：本方为贾老之经验对方，由银翘散及小柴胡汤化裁而来。温病初起，多见发热，头痛，微恶风寒，汗出不畅或无汗。肺受温热之邪，上熏口咽，见口渴，咽痛；《素问》曰："风淫于内，治以辛凉，佐以苦甘。"方中金银花味甘性寒，能"散热解表""清络中风火湿热，解瘟疫秽恶浊邪"；柴胡轻清升散，疏邪透表；连翘味苦性微寒，"能透肌解表，清热逐风，为治风热之要药"，三药气味芳香，既有轻宣透表，疏散风热的作用，又有清热解表，避秽化浊的功用。方用金银花、连翘为君，既辛凉透邪清热，又芳香辟秽解毒；臣以辛温之荆芥、淡豆豉，助君药开皮毛而逐邪；牛蒡子、桔梗宣肺利咽；柴胡轻清开散，疏邪透表；黄芩苦寒，清热泄火；半夏和胃降逆；大青叶、板蓝根、地丁清热解毒。

外感发热是小儿时期最常见的病症，小儿稚阴稚阳之体，肺脏尤娇，卫外不固，易感外邪，致肺失宣肃，卫表失和，以发热起病。若感受温热时邪，常常起病急、病程短、热势重、传变快,也正应小儿疾病"发病容易,传变迅速"的病理特点。

贾老认为:外感病症以及多数属于温病范围的急性传染病、感染性疾病,早期多有不同程度的发热及咽喉部症状和体征。如发热伴咽喉发红、发痒、干燥、肿痛、疱疹、化脓、出血点等,有时可以延及悬雍垂、软腭、齿龈及口腔。小儿体属"纯阳",感受外邪易从阳化热,突出表现在发热及鼻、咽部的不适。贾老以经方为基础创制的银柴退热汤,组方用药既辛凉解表,清热解毒,又能利咽消肿,开宣肺气,并寓和解退热之义,临证应用常获良效。

临床应用:外感、温病初期,如小儿感冒、急性扁桃体炎、疱疹性咽峡炎及传染性疾病初期以发热为主要临床表现者。

(三)组方思想

1. 银翘散辛凉解表,因小儿外感多由风邪所致,常与六淫其他邪气相互兼夹,从皮毛、口鼻而入,首先犯肺,肺卫失和,故见恶寒、发热、鼻塞、流涕等表证,银翘散辛凉解表,疏风清热。

2. 小柴胡汤和解少阳,因小儿外感发热多数伴有肝郁犯胃(胆热犯胃),如胸闷脘痞,不欲饮食,甚或呕吐,故而有和解少阳必要。小儿表证,风寒风热多相兼致病,故而方中寒温药并用。

3. 妙用石膏。贾老认为石膏有解肌清热之效,《医学衷中参西录》说石膏"凉而能散,有透表解肌之力,外感有实热者,放胆用之直胜金丹"。临床多用于急性上呼吸道感染或发疹性传染病的早期,有明显的风热表虚证,如发热、微恶风寒、有汗等。表邪入里化热,或表证经治汗出热不解的,均可加入生石膏,使用要点是发热有汗。内热炽盛,大便干结,清热泻火通便之药,药性大多苦寒。石膏虽甘寒,但能清热,寒性沉降,泻在其中,加之石膏质重,沉降之力加上苦寒之性,足以达泻火通便之功效,一举两得,且泻下作用优于大黄。

(四)使用注意

1. **药量** 10g 为 6~7 岁小儿常规用药量,临床依年龄及病情不同而增减药量。

2. **处方加减**

(1)荆芥、淡豆豉必不可少,用之发汗效果好。

(2)体温时高时低,应视为寒热往来,病在少阳,重用柴胡。

(3)方中未用竹叶、芦根,因病初起津液未伤,而用大青叶、地丁、板蓝根加重清热解毒之功。

（4）疾病初起，表证为主，虚证不多，故不用党参。

（5）发热不重，恶寒明显，原方加川羌活、防风。

（6）里热明显，大便秘结，通便用生石膏。贾老通便一般不用生大黄，以避免导致患儿腹痛。

3. 煎煮及服用方法　本方所有药物均属轻清之品，贾老强调煎煮不宜太久，一般以 15~20 分钟为宜，体现了"治上焦如羽，非轻不举"的用药原则。服药宜多次温热频服，以温服助升散药力祛邪外出。

4. 注意事项

（1）服药 3~4 小时开始出汗，要求全身微微汗出，尤其下半身。

（2）3 剂药后脉静身凉则愈，如仍发热或热退又升则不适，需进一步诊断是否为里热。

（3）本方退热作用显著，患儿热退后神清气爽，食欲增加，一般不出现反复。

（五）验案精选

案 1：朱某，男，7 岁，2014 年 11 月 7 日初诊。

主诉：发热伴咽痛 2 天。

病史：患儿于 2014 年 11 月 5 日无明显诱因发热，最高体温可达 39℃，伴精神不振。曾服用布洛芬混悬液退热、小儿热速清糖浆，热退复升。来诊症见：发热，轻咳，咽痛，纳呆，大便干结。

查体：体温 38℃，咽充血，扁桃体Ⅱ度肿大，左侧扁桃体见脓点，双肺呼吸音清，未闻及干湿啰音，腹软，肝脾未及肿大，脐周压痛。舌质红，苔白厚，脉浮数。

实验室检查：血常规：白细胞 11.2×10^9/L，中性粒细胞比例 73%。

诊断：烂乳蛾（风热）。

治法：疏风清热，解毒利咽，消肿排脓。

处方：银柴退热汤加减。

金银花 10g	连翘 10g	柴胡 6g	黄芩 10g
牛蒡子 10g	桔梗 10g	山豆根 6g	射干 10g
生石膏 15g	板蓝根 10g	大青叶 10g	紫花地丁 10g
炮山甲 6g	皂角刺 10g	漏芦 10g	甘草 6g
荆芥 10g	淡豆豉 10g		

水煎服，日 1 剂，连服 4 剂。

二诊：患儿热退神清，咽部脓点渐消，仍轻咳，纳差，二便调，舌质红，苔白厚，脉平。前方减石膏、黄芩、荆芥、淡豆豉，加姜半夏 6g、焦三仙各 10g。水煎服，日 1 剂，连服 3 剂。

经随访，3 剂后患儿痊愈。

按语：急乳蛾多由素体肺胃热盛，复感外邪，邪毒攻上，搏结咽喉，邪热熏蒸肌膜，腐化成脓，则属"烂乳蛾"。治疗以疏风清热解毒，消肿利咽排脓为主，方选银柴退热汤，加皂角刺、漏芦、炮山甲活血消痈，配清热解毒药物，促进疮痛消散。二诊热退神清，咽部脓点渐消，纳差，舌质红，苔白厚，去清热解毒之石膏、黄芩，加半夏、焦三仙消食导滞，调和脾胃，则诸症自除。

贾老临证治疗急乳蛾、烂乳蛾多以银柴退热汤酌加皂角刺、漏芦以活血消痛排脓、清热解毒散肿；高热伴有咽痛、吞咽困难、扁桃体肿大化脓且全身症状重者，再加穿山甲以消肿排脓。后期喑哑者加蝉蜕、麦冬等以增液润咽。

案 2：安某，女，2 岁 3 个月，2015 年 7 月 6 日初诊。

主诉：发热伴咽痛 2 天。

病史：患儿于 2 天前出现发热症状，体温最高达 38.9℃，伴有咽痛、流涎，拒食。

查体：舌红苔白，咽充血，咽腭弓处、软腭处可见 2mm 大小疱疹，脉数。

诊断：疱疹性咽峡炎。

治法：疏风清热，解毒利咽。

处方：以银柴退热汤加减。

柴胡 6g	黄芩 6g	金银花 6g	连翘 6g
桔梗 6g	牛蒡子 6g	北豆根 4g	板蓝根 6g
大青叶 6g	紫花地丁 6g	荆芥 6g	淡豆豉 6g
蒲公英 6g	黄连 3g	薏苡仁 8g	芦根 6g
甘草 6g			

水煎服，日 1 剂，连服 4 剂。

药后痊愈。

按语：疱疹性咽峡炎属于中医感冒范畴，好发于夏秋季，急性起病，以突起高热、咽痛、流涎、厌食、呕吐等为临床见症。查体：咽部充血，在咽腭弓、腭垂、软腭上可见 2~4mm 大小的疱疹，周围有红晕，破溃后形成小溃疡。也有在软腭上出现充血斑或出血点者。属中医温毒。疱疹中有水浆是为夹湿。病之初起邪郁肺卫,贾老用银柴退热汤疏风解表,方中重用柴胡为君,既可疏散外邪,又能疏泄气机之郁滞;黄芩苦寒,长于解肌热,升散之柴胡得黄芩之降泄,可使邪热外透内清。荆芥、淡豆豉为贾老常用之退热药对,辛而微温,解表散邪,此两者虽属辛温,但辛而不烈,温而不燥,配在大队辛凉药中,可增辛散透表之力。牛蒡子辛苦而寒,"入肺而疏风散热,泻热清咽"。桔梗可疗咽喉肿痛,"系开提肺气之药,可为诸药舟楫,载之上浮……"辛宣苦泄,善开宣肺气,祛痰利咽,又可引药归经。北豆根、地丁、板蓝根、大青叶清热解毒,祛痰利咽。贾老指出疱疹性咽峡炎火郁夹湿,故加芦根、苡仁、滑石以清利湿热;有出血点者可加丹皮、赤芍。

案3:患儿,申某,男,4岁6个月,2015年3月16日初诊。

主诉:发热伴皮疹2天。

病史:患儿于2天前出现发热,体温最高达39.1℃,伴有咽痛,1天前自耳后、颈部、前胸、后背出现鸡皮样斑疹,呈猩红色。

查体:舌红苔黄,脉浮数,双侧扁桃体Ⅰ度肿大,充血,无脓性渗出物。

实验室检查:血常规:白细胞12.8×10^9/L,中性粒细胞比例73%,淋巴细胞比例20%,C反应蛋白34mg/L。

诊断:丹痧(猩红热)。

治法:疏风清热,清气凉营,解毒利咽。

处方:银柴退热汤加减。

柴胡 10g	黄芩 10g	金银花 10g	连翘 10g
生石膏 15g	牛蒡子 10g	葛根 10g	蝉蜕 6g
黄连 6g	升麻 10g	大青叶 10g	紫花地丁 10g
板蓝根 10g	北豆根 6g	甘草 6g	

水煎服,日1剂,连服5剂。

二诊:热退皮疹见消,患儿皮肤干燥,胃纳欠佳,舌红少苔,脉细数。继以沙参麦冬汤养阴益胃,兼清余热,5剂而愈。

按语:猩红热为溶血性链球菌感染引起的急性传染病,临床特征为发热,咽峡炎,全身弥漫性鲜红色皮疹和恢复期皮肤脱屑。少数可出现心、肾合并症。中医认为该病为痧毒疫疠之邪侵袭人体,邪束于表,正邪纷争而壮热骤起。邪毒化火,上攻咽喉,则咽喉红肿疼痛,或起白腐糜烂。疫毒之邪,以外透为顺,内陷为逆。肺主皮毛,脾主肌肉,毒从肌表而透,则发痧疹,色红如丹,舌为心之苗,邪毒内炽,灼津耗血,见舌生芒刺,状如杨梅,故有"杨梅舌"之称。贾老指出,本病要分期而治,前期以清泄邪毒为基本原则,后期尤重养阴。

贾老指出:银柴退热汤宗《素问·热论》"今夫热病者,皆伤寒之类也"以及叶天士"在卫汗之可也"之旨而立,可治一切温病初期邪郁肺卫而未入营血之证,方中柴胡、金银花疏风散热,北豆根、牛蒡子清热利咽,大剂紫花地丁、板蓝根、大青叶、黄连清热解毒,生石膏甘寒伍升麻清气分大热,葛根、蝉衣清热透疹。后期邪热伤阴,故以沙参麦冬汤养阴清热。

案 4: 患儿,司某,女,6 岁,2015 年 3 月初诊。

主诉: 发热 6 天,双下肢皮疹伴膝关节疼痛 3 天来诊。

病史: 患儿 6 天前发热、咳嗽、咽痛,经西药治疗症状减轻。3 天前下肢出现大小不等瘀点,按之不褪色,伴膝关节疼痛,轻度咳嗽、流涕。

查体: 体温 37.8℃,两侧扁桃体轻度红肿,双下肢膝关节以下伸侧面,密集暗红色斑丘疹,高出皮面,压之不褪色,双侧膝关节肿胀疼痛,舌偏红,苔黄腻,脉浮略数。既往无特殊。

辅助检查: 血红蛋白:112g/L,红细胞:3.62×10^{12}/L,白细胞:8.2×10^9/L,中性粒细胞比例 62%,淋巴细胞比例 33%,嗜酸粒细胞 2%,血小板:180×10^9/L。尿常规:隐血(+)。

诊断: 过敏性紫癜。

治法: 疏风清热利湿,凉血止血。

处方: 银柴退热汤合六妙汤(自制方)。

柴胡 10g	黄芩 10g	金银花 10g	连翘 10g
牛蒡子 10g	黄柏 10g	苍术 10g	薏苡仁 10g
怀牛膝 10g	苦参 10g	白茅根 10g	大蓟 10g
小蓟 10g	紫草 10g	甘草 6g	

水煎服,日 1 剂,连服 5 剂。

二诊: 热退,未见新鲜出血点,加生地黄 10g、仙鹤草 15g,连服 5 剂。

按语: 本案为过敏性紫癜,患儿临床症状为起病急,双下肢瘀点瘀斑,压之不褪色,伴发热、咳嗽、流涕,舌偏红,苔薄黄,脉浮略数。为外感风热邪毒,灼伤络脉,迫血外渗,溢于肌表。贾老施银柴退热汤祛风清热,凉血安络为治。方中柴胡、金银花开泄腠理,透解在表风邪;黄柏、苍术、薏苡仁、怀牛膝、苦参清利湿热;白茅根、大小蓟、紫草清热解毒,凉血止血。后期邪热耗伤气阴,加生地黄养阴清热;黄芩、仙鹤草清热凉血止血。

古代医籍中,葡萄疫与本病极为相似。《外科正宗·葡萄疫第一百二十五》"葡萄疫,其患多小儿,感受四时不正之邪气,邪郁皮肤不散,结成大小青紫斑点,色若葡萄,发在遍体头面。"《医宗金鉴》更认识到"大小青紫斑点,唯腿胫居多。"

贾老总结葡萄疫与过敏性紫癜有四点相似:一是发病年龄段"患多小儿",与多发于学龄前及学龄期儿童相似;二是病因为感受四时不正之邪气,与发病前多有上呼吸道感染相似;三是"大小青紫斑点",与红色斑丘疹数日转为紫色相似;四是"唯腿胫居多",与以下肢伸侧分布较多相似。

贾老认为湿热伤络应该是过敏性紫癜的主要原因。过敏性紫癜病程较长,容易反复发作,多侵犯皮肤、关节、下肢、肾和肠道等器官,非常符合湿邪的性质和致病特点。贾老对于发热表证为著者以银柴退热汤为主,辅以清热利湿之四妙散,对于病情缠绵者直接予六妙汤为主以清热燥湿,辅以凉血止血之剂,治愈过敏性紫癜逾百例。

二、杏苏散合荆防败毒散

(一)处方来源

荆防败毒散:出自《摄生众妙方》;组成:羌活、独活、柴胡、前胡、枳壳、茯苓、荆芥、防风、桔梗、川芎、甘草;功用:发汗解表,消疮止痛。主治:风寒感冒初起,恶寒发热,头疼身痛,苔白,脉浮者。

杏苏散:出自《温病条辨》;组成:杏仁、苏叶、半夏、茯苓、甘草、前胡、苦桔梗、枳壳、生姜、橘皮、大枣去核;功用:轻宣凉燥,宣肺化痰。主治:燥伤本脏,头微痛,恶寒,咳嗽稀痰,鼻塞,嗌塞,脉弦无汗。

(二)经验对方

组成:荆芥 10g、防风 10g、柴胡 10g、苏叶 10g、前胡 10g、杏仁 10g、桔梗 10g、陈皮 10g、半夏 6g、茯苓 10g、枳壳 10g、甘草 6g。

功用:疏风解表,宣肺止咳。

主治:风寒感冒夹痰。外感风寒,恶寒无汗,头疼身疼,鼻塞流涕,咳嗽、咳痰不利,舌淡苔白,脉浮或弦。

方义:本方为治风寒感冒夹痰,外感风寒、肺失宣肃之方。小儿稚阴稚阳之体,风寒之邪,首犯肌表,故见恶寒无汗,头微痛等表证,内合于肺,肺失宣肃,咳嗽乃生,肺开窍于鼻,风寒所袭,肺气不得宣达,故鼻塞流涕。治当疏散外邪,与宣肺止咳并施。荆芥、防风为主药,辛温,助表达邪,发散风寒;苏叶,《本草正义》谓紫苏叶"叶本轻扬,则风寒外感用之,疏散肺闭,宣通肌表,泄风化邪,最为敏捷"。配前胡,一者取其辛散之性,助苏叶发散表邪;二者用其降气消痰,令宣肺化痰之药以为用,配杏仁宣利肺气,如《本草求真》所言:"杏仁既有发散风寒之能,复有下气除喘之力,缘辛则散邪,苦则下气,润则通秘,温则宣滞行痰,杏仁气味俱备,故凡肺经感受风寒,而见喘嗽,咳逆……无不可以调治。"柴胡退表热开清阳,桔梗开宣肺气,既利于发散表邪,又能利肺化痰;半夏温燥化痰,茯苓健脾利湿,以祛生痰之源,此痰稀者尤宜之;枳壳、陈皮皆能理气宽胸,合苏叶之芳香行气,畅利胸膈;甘草调和诸药。诸药合用,共成疏风解表,宣肺化痰之功。

(三)组方思想

1. 小儿稚阴稚阳之体,肺脏尤娇。外受风寒,卫表失和,肺失宣肃,肺气不利,故小儿感冒常夹痰,表现发热无汗,咳嗽声重,鼻塞流涕等症。

2. 荆防败毒散,辛温解表,解表透邪,因小儿外感多由风邪所致,风为百病之长,夹寒致病,肺卫失和,表证较显,多有恶寒、发热、鼻塞、流涕等表现。

3. 杏苏散,宣肺利气,化痰止咳,为凉燥伤肺的代表方。吴鞠通"燥病属凉,谓之次寒,病与感寒同类",贾老认为凉燥为次寒,常夹风寒。诸药共用体现了苦温甘辛之法,其辛温而不峻,并佐以甘味,故为温和的通散之剂。重点在于温通宣降,散肺气之滞,兼化痰止咳。

4. 荆防败毒散长于发汗解表,杏苏散优于宣肺化痰,两方合用,功效互补。

5. 本证辨证依据为恶寒、咽淡、唇舌淡,查患儿是否恶寒,贾老强调可观察其毫毛是否竖立,毫毛竖立者为风寒袭表之象。

(四)使用注意

1. **药量**　10g为学龄儿童常规用药量,临床依年龄、体重及病情不同而增减药量。

2. **处方加减**

(1)若恶寒无汗甚,或夹湿者,加羌活、独活散风祛湿,羌活、独活上下之风湿之痛同治,振奋阳气,助表达邪。

(2)有发热者,重用柴胡透表泄热。

(3)鼻塞喷嚏,加辛夷、苍耳子宣肺开窍。

(4)兼有里热,可佐板蓝根清热解毒。

（5）兼乳食不化者,加炒山楂、炒麦芽、炒神曲消食化滞。

3. 煎煮及服用方法 本方所用药物多辛散之品,煎煮不宜太久,一般以15~20分钟为宜,服药宜多次温热频服,以温服助升散药力祛邪外出。

4. 注意事项

（1）风寒化热者不宜使用。

（2）服药期间忌食冷饮甜食。

（五）验案精选

丁某,男,5岁,2015年3月6日初诊。

主诉:咳嗽1月,加重伴发热2天。

病史:患儿反复咳嗽1月,曾服用中药后缓解。前日外感风寒后咳嗽加重,并伴有发热,最高体温达38℃,伴鼻流清涕,纳可,便调。

查体:舌淡红,苔薄白,脉数。查毳毛竖立,咽部无充血,双肺听诊呼吸音清,无异常呼吸音。

诊断:风寒感冒。

治法:疏风解表,宣肺止咳。

处方:以杏苏散合荆防败毒散加减。

荆芥 8g	防风 8g	茯苓 8g	川芎 8g
独活 8g	羌活 8g	柴胡 8g	前胡 8g
枳壳 8g	桔梗 8g	板蓝根 8g	甘草 6g

水煎服,日1剂,连服3剂。

二诊:1周后,患儿咳嗽鼻塞流涕症状缓解,体温正常,纳可,便调。上方减羌活、独活、柴胡,加杏仁8g、姜半夏6g、陈皮8g,5剂,愈。

按语:患儿本患咳嗽,肺脾更为不足,又外感风寒之邪,表里同病,当先解表。一诊方用荆防败毒散为主方,疏风解表,少佐板蓝根清热解毒,其性苦寒,佐制方中诸多辛温药物,防助阳化热;二诊加杏仁、姜半夏等,宣肺散邪,并化痰止咳,诸症消除,疾病痊愈。

三、银翘散合疏解散

（一）处方来源

银翘散:出自《温病条辨》;由连翘、金银花、苦桔梗、薄荷、竹叶、生甘草、荆芥穗、淡豆豉、牛蒡子组成;功用:辛凉透表,清热解毒。主治:温病初起。发热无汗,或有汗不畅,微恶风寒,头痛口渴,咳嗽咽痛,舌尖红,苔薄白或薄黄,脉浮数。

疏解散:出自《医宗金鉴》;组成:羌活、苏叶、防风、枳壳、桔梗、前胡、赤芍药、杏仁、僵蚕、甘草、黄连;功用:辛凉解表,清热解毒。主治:感冒夹惊,心悸胆怯,卧睡不安,身热烦躁,面色青赤者。

(二)经验对方

组成:金银花 10g、连翘 10g、牛蒡子 10g、桔梗 10g、荆芥 8g、淡豆豉 8g、薄荷 8g、前胡 10g、淡竹叶 4g、僵蚕 6g、黄连 2g、甘草 6g。

功用:疏风清热,安神镇惊。

主治:外感风热夹惊。患儿轻微发热,无汗或有汗不畅,咳嗽,咽痛、咽红或赤肿,夜寐不安,夜啼或有惊惕,舌尖红,苔薄白或薄黄,脉浮数。

小儿肺脏娇嫩,"形气未充",容易感邪,极易化热,故风热感冒是小儿最常见的病证。风热循经上攻咽喉,见咽痛咽红;又小儿神气怯弱,易受惊扰,热扰心神,心神不宁,故夜卧不安,惊惕,甚至热极生风,则抽搐。方中金银花、连翘清热解毒为君,为贾老擅长辨治风热之证的对药;桔梗、牛蒡子清热解毒,宣肺利咽,荆芥穗、淡豆豉辛散透表,解肌散风,又助表达邪;前胡、薄荷散风清热,且贾老总结前胡不仅清热散风,而且能安神镇惊,是治小儿夜啼之要药;僵蚕主入肝经,祛风定惊,化痰散结,前胡、僵蚕为贾老治小儿感冒夹惊的对药;竹叶清热除烦,黄连苦寒主入心经,清泄心经之火,清热除烦;甘草清热解毒而利咽喉;诸药相合,共成疏风清热、安神镇惊之功。

临床应用:外感、温热病初期,如小儿感冒、急性扁桃体炎等病初期以发热、夜啼、夜寐不安为主要临床表现者。

(三)组方思想

1. 小儿神志怯弱,一旦遭受外感后,又被异声异物所惊吓,或者邪热扰动,均致神志不宁,成为感冒夹惊的证候。甚至热极生风,变生惊风抽搐。

2. 银翘散辛凉解表,疏风清热,小儿为纯阳之体,化热最速,故风热表证最为多见,初期发热无汗,或有汗不畅,咳嗽咽痛,舌尖红,苔薄白或薄黄,脉浮数。

3. 疏解散疏散风邪,清热镇惊,原方中羌活、苏叶、防风疏散风寒之邪,偏于辛温,而本证以风热为主证,故去之不用;而重用原方中前胡、僵蚕、黄连以清热镇惊。

(四)使用注意

1. 药量 10g 为 6~7 岁小儿常规用药量,临床依年龄及病情不同而增减药量。

2. 处方加减

（1）前胡辛寒,宣肺散热,下气消痰,为贾老治小儿感冒夹惊,夜啼不安之要药。常与僵蚕、蝉蜕组合使用,为必用之药。

（2）黄连常用于小婴儿吐舌、弄舌、舌尖红、心经有热者。

（3）咳嗽明显者,加杏仁、桔梗、枳壳宣肺化痰。

（4）若鼻塞流涕者,加辛夷、苍耳子宣肺通窍。

（5）若既往高热惊厥者,可加蝉蜕、钩藤平肝息风。

3. 煎煮及服用方法　本方所用药物均属清轻之品,煎煮不宜太久,一般以 15~20 分钟为宜,也体现了吴鞠通"治上焦如羽,非轻不举"的用药原则。服药宜多次温热频服,以温服助升散药力祛邪外出。

4. 注意事项

（1）黄连苦寒,剂量不宜太过,中病即止。

（2）服药后脉静身凉、夜卧安睡则愈。

（3）服药期间忌食肥甘厚味。

（五）验案精选

张某,男,1 岁 6 个月,2016 年 2 月 9 日初诊。

主诉:发热,咳嗽,夜啼 3 日。

病史:患儿近日感冒,精神欠佳,鼻塞,鼻鼾,鼻流浊涕,低热(最高体温约38℃),咳嗽,夜寐不安,夜啼,舌红苔白,指纹紫滞来诊。

查体:体温 37℃,啼哭烦躁,咽充血明显,双肺听诊呼吸音清。

诊断:风热感冒夹惊。

治法:疏风清热,安神镇惊。

处方:以银翘疏解汤加减。

金银花 8g	连翘 8g	牛蒡子 6g	桔梗 6g
荆芥 6g	淡豆豉 6g	前胡 8g	僵蚕 8g
薄荷 6g	淡竹叶 4g	甘草 6g	

水煎服,日 1 剂,连服 4 剂,患儿痊愈。

按语:患儿感受风热之邪,风热袭表,肺卫失和,故见身热、鼻塞流涕、咳嗽。患儿年幼,神志怯弱,邪热扰动,致神志不宁,故见夜寐不安,烦躁夜啼证候。治当疏风散邪,清热定惊。方用银翘疏解汤,加竹叶清热除烦;诸药共用疏风清热、安神镇惊,身热咳嗽夜啼症状自除。

四、银翘散合桑菊饮

（一）处方来源

银翘散：出自《温病条辨》；由连翘、金银花、苦桔梗、薄荷、竹叶、生甘草、荆芥穗、淡豆豉、牛蒡子组成；功用：辛凉透表，清热解毒。主治：温病初起。发热无汗，或有汗不畅，微恶风寒，头痛口渴，咳嗽咽痛，舌尖红，苔薄白或薄黄，脉浮数。

桑菊饮：出自《温病条辨》；组成：桑叶、菊花、桔梗、杏仁、连翘、芦苇根、甘草、薄荷；功用：疏风解表，宣肺止咳。主治：风温初起，表热轻证。咳嗽，身热不甚，口微渴，脉浮数。

（二）经验对方

组成：金银花10g、连翘10g、桑叶10g、菊花12g、杏仁10g、前胡10g、桔梗10g、牛蒡子10g、射干10g、浙贝母10g、芦根10g、板蓝根10g、蝉蜕6g、甘草6g。

功用：辛凉解表，宣肺止咳。

主治：风热咳嗽。发热，鼻塞不畅，咽痛口渴，咳嗽不爽，痰黄，鼻流清涕或黄白相间，咽部充血，舌质红，舌苔黄，脉浮数或滑数。

方义：风热袭肺，肺气不能宣发于表以卫外见有微恶风寒，温邪内郁见有身热，病在卫分，根据叶天士所说："在卫汗之可也"，宜疏风散热，选用辛扬宣散、清轻宣达之薄荷、牛蒡子、蝉蜕、桑叶、菊花之品，方中选用桑叶、菊花清散肺经风热，使风热之邪内清外散咳嗽可愈，加用薄荷、牛蒡子加强桑叶、菊花疏散风热之作用。辛凉解表药中加入温而不燥之荆芥、豆豉不但利于透邪，又不悖辛凉之旨。

咳嗽一病，居儿科疾病之首，四季皆可发病。病因常分为外感、内伤两大类。外感咳嗽多于内伤咳嗽。肺为娇脏，不耐寒热，尤小儿稚阴稚阳之体，肺脏尤娇，极易感邪，肺系疾病常见多发，且"娇肺遭伤不易愈"，易反复发病。贾老认为咳嗽的治疗，初期应以祛邪为主，注重宣肺开闭散邪；中期清肺化痰；后期着眼于肺脾两脏，扶正为主，祛邪为辅，视气津受损之不同，或养阴益气，或益气健脾，并佐以清热化痰。

临床应用：上呼吸道感染、支气管炎、肺炎、麻疹等属风热咳嗽者。

（三）组方思想

1. 桑菊饮宣肺止咳。治证以受邪浅、热不甚、咳较轻尚可，稍重则力所不逮。正如《温病条辨》所云："太阴风温，但咳，身不甚热，微渴者，辛凉轻剂桑菊饮主之。"

2. 银翘散解表清热。其中牛蒡子疏散风热,清肺利咽,配桔梗止咳作用更佳。

(四)使用注意

1. **药量** 10g 为 6~7 岁小儿常规用药量,临床依据年龄及病情不同而增减药量。

2. **处方加减**

(1)若有咽部显著充血,或在咽峡部软腭发现有疱疹或出血点,要考虑到疱疹性咽炎的诊断,原方再加大青叶、地丁、蒲公英。

(2)伴有声音嘶哑者,多为喉 - 气管炎,加僵蚕。

3. **煎煮及服用方法** 《温病条辨》银翘散的煎服法要求,"香气大出,即取服,勿过煮,肺要取轻清,过煮则味厚入中焦也。"本方所用药物均属清轻之品,因此强调不宜久煎,一般以 15~20 分钟为宜,也体现了吴鞠通"治上焦如羽,非轻不举"的用药原则。

4. **注意事项**

(1)风寒咳嗽者忌用。

(2)不宜久煎。

(五)验案精选

李某,男,3 岁,2016 年 11 月 21 日初诊。

主诉:发热伴咳嗽 5 天。

病史:患儿 5 天前无明显诱因出现发热,体温最高 39.5℃,伴咳嗽、有痰。精神可,纳可,大便干。

查体:咽红、双肺可闻及中细湿啰音,舌红苔黄、脉数。

检查:X 线片示两肺可见小点片状、斑片状阴影。

诊断:支气管肺炎(风热闭肺)。

治法:辛凉开闭,清肺止咳。

处方:以麻杏石甘汤合银桑合剂加减。

炙麻黄 6g	杏仁 8g	生石膏 12g	金银花 8g
连翘 8g	桑叶 8g	菊花 8g	前胡 8g
黄芩 8g	桔梗 8g	川贝母 8g	姜半夏 6g
百部 8g	炒莱菔子 8g	甘草 6g	

水煎服,日 1 剂,连服 6 剂。

二诊：患儿服药 1 剂后热退,咳嗽逐渐减轻,现夜间咳嗽较多,有痰,纳食欠佳,大便稀。方药首方加焦三仙各 8g、砂仁 8g。连服 6 剂。一周后电话回访,患儿家长诉患儿诸症已愈。

按语：此方中麻杏石甘汤为邪热壅肺而设,故加大石膏用量,银桑合剂为治疗风热咳嗽的常用方,两方合用,疏风清热、宣肺开闭,患儿服药 1 剂发热即退,6 剂后诸症改善明显。二诊时加入焦三仙消食开胃,砂仁佐制寒凉药,药未尽剂,诸症已愈。

五、三拗汤合止嗽散

(一)处方来源

三拗汤：出自《太平惠民合剂局方》;由麻黄不去根节、杏仁不去皮尖、甘草不炙组成;功用:宣肺解表。主治:感冒风邪,鼻塞声重,语音不出,或伤风伤冷,头痛目眩,四肢拘倦,咳嗽多痰,胸满气短。

止咳散：出自《医学心悟》;由桔梗、荆芥、紫菀、百部、陈皮、甘草组成;功用:止咳化痰,疏表宣肺。主治:诸般咳嗽。

(二)经验对方

组成：麻黄 6g、炒杏仁 8g、桔梗 10g、荆芥 10g、蜜紫菀 10g、蜜百部 10g、陈皮 10g、甘草 6g。

功用：宣肺解表,疏风止咳。

主治：咳嗽频作、声重、咽痒,痰白清稀,鼻塞流涕,畏寒无汗,发热头痛。舌苔薄白,脉浮紧或指纹浮红。

方义：三拗汤中麻黄发汗散寒,宣肺平喘,其不去根节,为散中有收,使不过于汗;杏仁宣肺气,止咳化痰(杏仁在炮制过程中去皮不去尖,如燀杏仁);甘草不炙,乃取其清热解毒,协同麻、杏利气祛痰。三药相配,共奏疏风宣肺,止咳平喘之功。止嗽散方中紫菀、百部为君,味苦,入肺经,止咳化痰。桔梗味苦辛,善于开宣肺气,白前味辛甘,长于降气化痰,两者协同,一宣一降,以复肺气之宣降,增强君药止咳化痰之力,为臣药。荆芥疏风解表利咽,以除在表之余邪。陈皮理气化痰,均为佐药。甘草润肺和药,合桔梗、荆芥又有利咽止咳之功,是为佐使之用。诸药合用,宣利肺气,止咳化痰。

本方由《伤寒论》麻黄汤减桂枝而来。原方遵古炮制,麻黄当切断去根节,杏仁当煮后去外皮和尖,甘草用蜜炙。本方与古法相悖而行,故名"三拗汤"。有宣肺解表,平喘功用。

止嗽散是清光绪年间的御用处方。所治之证,原多用于外感咳嗽经服解表宣肺药后而咳仍不止者,其功用重在理肺止咳,微加疏解外邪。本方用药性温而不热,润而不腻,皆可止咳化痰,临床中用于新久咳嗽。临证中常以三拗汤合止嗽散为风寒咳嗽方,组方用药既宣肺解表,又肃降肺气、疏风止咳,临证应用常获良效。

（三）组方思想

1. 三拗汤重在宣肺解表,主治外感风寒,肺气不宣证,症见鼻塞声重,语言不出,或伤风受寒,头痛目眩。四肢拘急,咳嗽痰多,胸闷气促,无汗,口不渴,苔白,脉浮。

2. 止嗽散疏风止咳,主治风邪犯肺而咳嗽频作、咽痒,痰白清稀或微恶寒,舌苔薄白等症。治疗重在止咳化痰,微加疏风解表利咽之药,以除在表之余邪。同时合用理气化痰,利咽止咳之品。诸药合用,宣利肺气,止咳化痰,其性"温润和平,不寒不热,既无攻击过当之虞,大有启门驱贼之势,是以客邪易散,肺气安宁"。肺气调和,开阖有权,宣降有序,其咳自止。

3. 经验对方,配伍温润和平,温而不燥,润而不腻,散寒不助热,解表不伤正。既能针对小儿感冒初期外感风邪之症,又能治疗风寒之邪进一步犯肺咳嗽频作。两方合用,又体现《证治准绳·幼科》中五拗汤之意,即三拗汤加荆芥不去梗,桔梗蜜拌炒而成,治感受风寒,及形寒肢冷,痰嗽咳连声者。

（四）使用注意

1. **药量**　除麻黄、甘草外,8g 为 6~7 岁小儿常规用药量,临床依年龄及病情不同而增减药量。

2. **处方加减**

（1）如咳嗽频作,声重,咽痒,痰白清稀,加苏子、白芥子、茯苓等以加强降气止咳化痰的作用。《名医别录》记载白芥子能"利九窍,明耳目",尤能通鼻窍。

（2）风寒初起,头痛鼻塞、发热恶寒等表证较重者,可加大荆芥用量,酌加防风、苏叶以散邪。贾老临证时,发散药不能长时间使用,表解即止,如荆芥、防风等。

（3）鼻塞明显,打喷嚏,加用苍耳子、辛夷以疏散风邪,宣通鼻窍。咽痒痛加射干、僵蚕以利咽解毒、疏风止痒。

（4）大便秘结,用郁李仁。贾老多选用果仁类药物润肠通便。

3. **煎煮及服用方法**　用冷水（水量约三倍于药）将上述药材浸泡30分钟,大火煮开后,再用慢火（小火）使药液保持较小沸腾即可。从煮开后计时,约

20 分钟,倒出煎好的药液。再加冷水煎煮约 15 分钟。两次药物混合,分早晚分服。

4. 注意事项

(1)服药后可微有汗出,可喝开水或覆被以助汗出邪散。

(2)阴虚劳嗽或肺热咳嗽者,不宜使用。

(3)用药期间忌服寒凉、肥甘厚腻及海鲜发物。

(五)验案精选

❀ 蒋某,女,12 岁,2017 年 12 月 4 日初诊。

主诉:咳嗽 1 周。

病史:患儿于 2017 年 11 月 28 日无明显诱因出现咳嗽咽痒、鼻塞流清涕。曾服连花清瘟颗粒,效一般。症见:咳嗽频繁,遇冷空气咳甚,有痰,色白清稀,伴流清涕,咽痒,纳可,大便干结。

查体:体温正常,咽不红,扁桃体Ⅱ度肿大,未见脓性分泌物,双肺呼吸音清,未闻及干湿啰音,腹软,肝脾未触及,无压痛。舌质淡红,苔白厚,脉浮数。

诊断:上呼吸道感染(风寒咳嗽)。

治法:宣肺解表,疏风止咳。

处方:三拗汤合止嗽散加减。

炙麻黄 6g	炒杏仁 8g	荆芥 10g	蜜紫菀 10g
蜜百部 10g	陈皮 10g	白前 10g	桔梗 10g
炒苏子 10g	冬花 10g	郁李仁 8g	蝉蜕 6g
射干 10g	甘草 6g		

水煎服,日 1 剂,连服 4 剂,病愈。

按语:本案患儿据病史、症状及体征,可辨证为风寒咳嗽。方中紫菀、百部、桔梗、白前调整气机升降,佐以陈皮宣肺利气祛痰、荆芥散风解表、甘草缓急止咳,七药合用,既可辛甘为开,又可甘苦而降。配合三拗汤加强开宣肺气之功。

贾老主张辨证准确的基础上,守方而治,随症灵活加减,本案患儿有咽痒、大便干等伴随症状,随症加射干、蝉蜕以利咽解毒、疏风止痒。加郁李仁以润肠通便。本方加苏子既能止咳化痰,又能润肠通便,苏子含油脂较多,故通便的作用也很好。

现代药理研究也已证实,百部能降低呼吸中枢兴奋性,有镇咳作用,对新久寒热各种咳嗽均有良效;白前、桔梗两药均有促进呼吸道腺体分泌、稀释痰液,利于排痰止咳的作用;紫菀可促进呼吸道腺体分泌及松弛气管平滑肌,有利于化痰及缓解症状等。

六、沙参麦冬汤合人参五味子汤

(一)处方来源

沙参麦冬汤:出自《温病条辨》;由沙参、玉竹、冬桑叶、麦冬、白扁豆、花粉、生甘草组成:功用:清养肺胃,生津润燥。主治:燥伤肺胃或肺胃阴津不足,咽干口渴,或热,或干咳少痰。

人参五味子汤:出自《幼幼集成》;由人参、茯苓、白术、麦门冬、五味子、炙甘草、生姜、大枣组成;功用:益气健脾。主治:久嗽脾虚,中气怯弱,面白唇白者。

(二)经验对方

组成:沙参10g、麦冬10g、玉竹10g、桑叶10g、扁豆10g、太子参10g、炒白术10g、茯苓10g、五味子8g、甘草6g。

功用:益气健脾,清养肺胃,生津润燥。

主治:咳嗽肺脾两虚,气阴两虚。久咳,咳嗽少痰或痰黏难咳,口咽干燥,声音嘶哑,手足心热或潮热盗汗,中气怯弱,唇红舌红或面白唇白,食少纳差,少苔或花剥苔,脉细数或指纹紫。

方义:方中沙参、麦冬养阴清热润燥;玉竹、天花粉养阴润燥生津;冬桑叶轻清宣透、疏邪布津,一可凉透燥热而外出;二可宣降肺气以布津,载轻清之药上行;三可凉肝以防肝火风阳之升动。生扁豆甘平和中,既鼓舞脾胃生津之源,又可防止甘寒滋腻碍胃之弊;生甘草甘平和中,调和诸药以为使。

人参五味子汤中以四君子加麦冬、五味子而成,其中包含了生脉散。四君子为手足太阴、足阳明药也,人参甘温,大补元气为君。白术苦温,燥脾补气为臣。茯苓甘淡,渗湿泻热为佐。甘草甘平,和中益土为使也。气足脾运,饮食倍进,则余脏受荫,而色泽身强矣。合五味子、麦门冬加强收敛固涩、益气生津的作用。诸药合用,临床可用于气虚津伤,体倦多汗,短气心悸;肺气不足或肺肾两虚所致的喘咳,或肺脾之气耗伤,喘咳日久。

临床应用:小儿急慢性支气管炎、肺炎恢复期、支气管哮喘恢复期等以咳嗽为主症,属于肺脾两虚,气阴两虚者。

(三)组方思想

1. 沙参麦冬汤清养肺胃、生津润燥,主治燥伤肺胃或肺胃阴津不足,临床应用以咽干口渴,或热,或干咳少痰,舌红苔光等为辨证要点。感受燥热邪气后,病情迁延,不但肺阴受损,胃阴亦有损伤,症见或热或咳,因燥伤津的现象明显时选用此方。

2. 人参五味子汤益气健脾滋阴,主治久嗽脾虚,中气怯弱,面白唇白者。临床以久咳不愈,咳嗽无力,痰稀色清,或有泡沫,面白唇淡,四肢困顿,纳差,便溏,舌质淡,苔薄白,脉细,指纹淡红为主要辨证要点。

3. 气与津液相对而言,气属阳,津液属阴。气与津液的关系类似气与血的关系,主要表现在气能生津、气能行津、气能摄津,以及津能载气、津能生气等方面。治疗咳嗽肺脾两虚,气阴两虚,临证一定要注意气与津液的关系。

(四)使用注意

1. **药量** 除甘草外,6~10g 是 7 岁小儿常规用药量,临床依年龄及病情不同而增减药量。

2. **处方加减**

(1)贾老临证常以太子参易人参、党参。太子参有近似人参的益气生津、补益肺脾作用,但药力较弱,是补气药中的一味清补之品。多用于脾虚食少,倦怠乏力,心悸自汗,肺虚咳嗽,津亏口渴等。尤适用于小儿久病气阴两虚,补气作用虽不如党参,但其生津作用和西洋参类同,由于补气而不生燥热,对于儿童尤为适宜。

(2)贾老结合蒲辅周老的经验,认为临证也可用沙参配玉竹取代党参。

(3)气虚痰浊明显者加黄芪、陈皮、法半夏、莱菔子、薏苡仁,加强健脾益气、燥湿化痰之功效。

(4)反复发热,消瘦盗汗,纳呆,烦躁易怒,睡眠不宁,证属正虚邪恋,脾虚肝旺明显加大玉竹用量,加石斛、山药、白芍、钩藤等药抑木扶土。

(5)若见痰饮壅肺,肺气不利而致胸闷、咳喘的实证,又有脾失健运、饮食不化,留湿生痰,阻塞气道的脾虚证,治当补泻并用,标本兼顾。其缓解期,当扶正以治其本,注意调补肺脾肾,或肺脾双补,消除伏痰夙根,常用人参五味子汤合玉屏风散加减。

3. **煎煮及服用方法** 药材浸泡 30 分钟,大火煮开后,再用慢火(小火)煎煮约 30 分钟,二煎文火煮约 30 分钟。两次药物混合,分早晚分服。

4. **注意事项**

(1)用药期间忌服辛辣炙煿、肥甘厚腻及海鲜发物。

(2)保持居室内空气湿润清洁。

（3）避免用嗓过度或大声喊叫，注意休息。

（4）若鼻咽部、口腔有基础疾患者，要积极治疗原发病。

（五）验案精选

徐某，女，6岁，2016年10月6日初诊。

主诉：咳嗽半月。

病史：患儿于半月前无明显诱因出现咳嗽、咳痰，痰少色白，3天后痰色转黄、难咯，并伴发热、流黄涕，体温最高达38.7℃，家长予泰诺林口服后，热势反复，出现咳嗽加重，伴气促，就诊于外院。胸片示：双肺纹理增粗、紊乱，双肺可见絮状阴影。经抗感染治疗7天后，病情减轻，仍有咳嗽、少痰，遂来我院就诊。刻下症见：体温正常，偶咳嗽，痰少难咯，无鼻塞、流涕，咽痒，音哑，纳差眠可，时觉倦怠乏力，精神较差，二便调。

查体：体温，36.5℃，双肺偶可闻及细湿啰音。舌淡胖，苔少，脉细。

诊断：支气管肺炎；肺炎喘嗽（肺脾气阴虚）。

治法：养阴清热，润肺止咳，益气健脾。

处方：以沙参麦冬汤合人参五味子汤加减。

北沙参 10g	麦冬 10g	桑叶 10g	蜜紫菀 10g
扁豆 10g	太子参 10g	炒白术 10g	茯苓 10g
五味子 6g	川贝 10g	射干 8g	甘草 6g

水煎服，日1剂，连服5剂。

二诊：5剂后，患儿咳嗽大减，仍有少量痰，咽痒、音哑消失，纳可，上方去桑叶，加蜜款冬花12g，继服3剂，咳嗽、咳痰消失，舌红苔薄白，病告痊愈。

按语：温热之邪经口鼻而入，犯及肺腑，肺胃热炽，易于耗伤肺胃气阴，或素体脾胃阴虚，或过食辛辣之品，均可致肺胃气阴两伤。所以，在儿科疾病治疗过程中应注意顾护阴液，健脾益气，以防传变。沙参麦冬汤虽肺胃并治，但又重在滋养胃阴，实寓"培土生金"之意。人参麦冬汤在健脾益气的同时，重视收敛固涩、益气生津的作用。因此在临床应用时，只要抓住"肺胃气阴两伤"这个关键即可，并非拘于"燥伤"二字。

本案患儿据病史、症状及体征，可辨证为肺脾气阴两伤，故益气健脾，清养肺胃，生津润燥是治疗的关键。

该方诸药相合，使脾气得补，肺阴得复，咳嗽得平。故凡肺系疾患后期，有热后气阴两伤者，均可用沙参麦冬汤合人参五味子汤加减治疗。

七、麻杏石甘汤合银翘散

(一)处方来源

麻杏石甘汤:出自《伤寒论·辨太阳病脉证并治》;组成:麻黄、杏仁、炙甘草、石膏;功用:辛凉宣泄,清肺平喘。主治:外感风邪。身热不解,咳逆气急鼻煽,口渴,有汗或无汗,舌苔薄白或黄,脉滑而数者。

银翘散:出自《温病条辨》卷一;组成:连翘、银花、桔梗、薄荷、竹叶、生甘草、荆芥穗、淡豆豉、牛蒡子;功用:辛凉透表,清热解毒。主治:温病初起。发热无汗,或有汗不畅,微恶风寒,头痛口渴,咳嗽咽痛,舌尖红,苔薄白或薄黄,脉浮数。

(二)经验对方

组成:麻黄 6g、杏仁 8g、石膏 20g、银花 10g、连翘 10g、牛蒡子 10g、桔梗 10g、前胡 10g、桑叶 10g、菊花 10g、黄芩 10g、姜半夏 8g、贝母 10g、生甘草 6g。

功用:辛凉透表,清热解毒,止咳平喘。

主治:外感风邪或温病,风热闭肺引起的发热、咳嗽气喘,鼻煽痰鸣,咽红,舌尖红,苔薄白或薄黄,脉浮数或滑。

方义:本方为贾老临床治疗风热闭肺型肺炎喘嗽常用对方,由麻杏石甘汤合银翘散加减化裁而成,温者,火之气也,自口鼻而入,内通于肺,所以说"温邪上受,首先犯肺。"肺受温热之邪,上熏口咽,故口渴,咽痛。风热袭肺,或风寒郁而化热,壅遏于肺,肺失清肃故咳逆气急。急当泄肺热,使热清气平,则咳喘自愈。肺与皮毛相合,所以温病初起,多见发热头痛,微恶风寒,汗出不畅或无汗,治当辛凉解表,透邪泄肺,使热清毒解。《素问·至真要大论》:"风淫于内,治以辛凉,佐以苦甘"。方中麻黄辛苦温,为肺经专药,善能开皮毛,宣肺气;石膏辛甘大寒,清中兼透,甘寒生津,与麻黄寒、温相伍,且用量倍于麻黄,其目的在于宣泄肺热,使宣肺而不助热,清肺而不留邪,亦属"火郁发之"之义,是相制为用(注:即两药合用,互相佐制对方的副作用);杏仁降气,助麻黄、石膏清肺平喘;银花、连翘既有辛凉透邪清热之效,又具芳香辟秽解毒之功;牛蒡子疏散风热而解表;桔梗宣肺利咽;桑叶、菊花增强疏散风热之力;黄芩清上焦肺热,配半夏苦辛通降、化痰散结;前胡、贝母清热化痰止咳,甘草甘、平,清热解毒,润肺止咳,调和诸药。诸药相合,共奏辛凉宣泄,清肺平喘之功效。本方特点有二,一是表里双解,辛开苦降,上下同调;一是寒温并用,且温而不燥,既利于透邪,又不悖辛凉之旨。

临床应用:温病初起或风热闭肺,如支气管肺炎、间质性肺炎、大叶性肺炎等引起的发热、咳嗽、气喘等为主要临床表现者。

(三)组方思想

1. 小儿肺脏娇嫩,卫外不固,如先天禀赋不足,或后天喂养失宜,久病不愈,病后失调,则致正气虚弱,卫外不固,腠理不密,而易为外邪所中。小儿寒温失调,风邪外袭而为病,风邪多夹热或夹寒为患,其中以风热为多见。银翘散辛凉透表,清热解毒。主治温病初起。症见发热无汗,或有汗不畅,微恶风寒,头痛口渴,咳嗽咽痛,舌尖红,苔薄白或薄黄,脉浮数。

2. 肺炎喘嗽的病变主要在肺。肺为娇脏,性喜清肃,外合皮毛,开窍于鼻。感受风邪,首先侵犯肺卫,致肺气郁闭,清肃之令不行,而出现发热、咳嗽、痰壅、气促、鼻煽等症。痰热是其病理产物,常见痰热胶结,阻塞肺络,亦有痰湿阻肺者,肺闭可加重痰阻,痰阻又进一步加重肺闭,形成宣肃不行,症情加重。麻杏石甘汤辛凉宣泄,清肺平喘。主治由风热袭肺,或风寒郁而化热,壅遏于肺,肺失清肃所致的咳逆气急鼻煽、口渴等。

3. 风热闭肺可见发热恶风,微有汗出,口渴欲饮,咳嗽,痰稠色黄,呼吸急促,咽红,舌尖红,苔薄黄,脉浮数。风热外袭,肺闭失宣,因而发热恶风,微有汗出,口渴引饮。咽红,舌尖红,苔薄黄,脉浮数为风热之象。治法宜辛凉宣肺,清热化痰。贾老用银翘散合麻杏石甘汤加减。麻黄、杏仁、生石膏、生甘草清热宣肺,金银花、连翘清热解毒,薄荷辛凉解表,桔梗、牛蒡子清热利咽。壮热烦渴,倍用石膏,清热宣肺;喘息痰鸣者加葶苈子、浙贝母泻肺化痰;咽喉红肿疼痛,加射干、蝉蜕利咽消肿;津伤口渴加天花粉生津清热。

(四)使用注意

1. **药量** 方中 6~7 岁小儿常规用量:麻黄一般 6g、杏仁 8g、石膏 15g,其他药一般为 10g,临床依据年龄及病情不同而调整药量。

2. **处方加减**

(1)咳嗽,痰多,肺部啰音明显,加节菖蒲、远志增强化痰止咳之力。

(2)咳嗽兼喘加射干、地龙。

(3)大便稀加砂仁。

3. **煎煮及服用方法** 煎煮时石膏宜先煎半小时再纳他药,每剂中药煎煮两次,每次滤出药液,将两次煎煮的药液混合,装入容器内。

服用方法:一般为每天服用两次,早晚各服一次。服药时间:早饭前 30~60 分钟,晚饭后 30~60 分钟温服。

4. 注意事项

（1）小婴儿可小剂量分多次服完。

（2）服药期间忌食辛辣油腻寒凉刺激食物。

（3）本方适用于风热闭肺型肺炎喘嗽，其他风寒型咳嗽不宜用本方。

（五）验案精选

案 1：裴某，男，7 岁，2017 年 3 月 27 日来诊。

主诉：发热伴咳嗽 1 周。

病史：患儿 1 周前发热伴咳嗽，外院以"肺炎"输液治疗 5 天，现咳嗽，有痰，白天明显。无涕，仍低热，体温 37.2℃，纳可，眠可，二便调。

查体：双肺听诊（-），咽淡，地图舌。

实验室检查：支原体抗体：1∶640。

诊断：肺炎支原体肺炎（风热闭肺）。

治法：辛凉宣肺，清热化痰。

处方：

麻黄 6g	杏仁 8g	石膏 15g	金银花 10g
连翘 10g	桑叶 10g	菊花 10g	前胡 10g
桔梗 10g	黄芩 10g	浙贝母 10g	姜半夏 8g
百部 8g	茯苓 10g	甘草 6g	

水煎服，日 1 剂，连服 6 剂。

二诊：药后咳嗽减轻，现活动后易咳，偶有鼻塞，未发热，纳可，二便调。舌淡苔薄。前方减连翘，加地龙 8g、射干 10g。水煎服，日 1 剂，连服 6 剂。

三诊：药后偶咳，鼻畅，纳可，二便调，舌淡苔少。首方减银花、连翘、桑叶、菊花，加沙参 8g、五味子 10g、太子参 10g、炒白术 10g。水煎服，日 1 剂，连服 6 剂，3 个月后随访，患儿无恙。

按语：本例患儿咳嗽 1 周，仍有低热，求治于贾老门诊，贾老根据其症状体征及舌脉，辨为风热闭肺型肺炎喘嗽，方用麻杏石甘合银翘散加百部、茯苓，因百部性平，具有止咳润肺，杀虫止痒，苦降肺气的作用，其药性不偏，所以贾老临床治疗咳嗽，无论寒热新久，常广泛用之；加茯苓有健脾化痰之效。二诊时热退咳减，诉活动后易咳，此为气道高反应，贾老考虑有发展为咳嗽变异性哮喘的趋势，遂减连翘，加地龙、射干以止咳化痰，预防咳喘。三诊：咳嗽发热后期，易致伤阴、肺脾两虚，所以首方减银花、连翘、桑叶、菊花，加沙参、五味子、太子参、炒白术滋阴润肺健脾，标本兼治而取效。

☙ 案2: 乌某,女,7岁。2016年11月7日初诊。

主诉: 发热伴咳嗽4天。

病史: 4天前无明显诱因出现发热、咳嗽痰少,体温最高:39℃,服退热药后体温退又复升,现咳嗽,发热,体温37.8℃,大便2日未行。

查体: 双肺听诊:呼吸音粗,左肺可闻及中细湿啰音,咽微红,舌红苔厚。

实验室检查: 肺部X片示:左肺下叶散在斑片状阴影,血常规(-),血沉:18mm/h。

诊断: 支气管肺炎(风热闭肺)。

治法: 辛凉宣肺,清热化痰。

处方: 麻黄8g　　　杏仁10g　　　石膏15g　　　金银花10g
　　　　连翘10g　　　桑叶10g　　　菊花10g　　　前胡10g
　　　　桔梗10g　　　黄芩10g　　　川贝母10g　　姜半夏8g
　　　　百部8g　　　炒莱菔子10g　甘草6g

水煎服,日1剂,连服5剂。

药后1月随访,诸症皆失。

按语: 本例患儿因血常规未见异常,考虑为病毒性肺炎,辨为风热闭肺型肺炎喘嗽,方用麻杏石甘合银翘散加百部、莱菔子,百部止咳杀虫,莱菔子化痰理气,一诊即获佳效。此病因抗生素治疗无效,中医辨证施治,疗效显著,也是中医治疗的优势病种。

☙ 案3: 陈某,男,1岁3个月,2017年8月21日初诊。

主诉: 间断发热伴咳嗽1周,气喘1天。

病史: 患儿1周来间断发热,体温最高:39.5℃,咳嗽,夜甚,服抗生素(具体不详)不效,今出现咳嗽伴喘,无热。

查体: 肺部听诊:双肺喘鸣音,满布中、小水泡音,舌苔白厚,指纹紫至气关。

实验室检查: 2017年8月16日省儿童医院血常规示:白细胞9.3×10^9/L。

诊断: 小儿病毒性肺炎(风热闭肺)。

治法: 辛凉宣肺,清热化痰。

处方: 麻黄3g　　　杏仁4g　　　石膏10g　　　金银花6g
　　　　连翘6g　　　桑叶6g　　　菊花6g　　　前胡6g
　　　　桔梗6g　　　黄芩6g　　　川贝母6g　　射干6g

炒苏子6g　　　　甘草6g

水煎服,日1剂,连服6剂。

按语:根据患儿临床表现,贾老考虑为呼吸道合胞病毒感染。呼吸道合胞病毒肺炎是最常见的病毒性肺炎。多见于1岁以内的婴幼儿。发病机制是呼吸道合胞病毒对肺的直接侵害,而引起间质性炎症。轻症患者发热、呼吸困难,症状不重;中、重症患者有较明显的呼吸困难、喘憋、口唇发绀、鼻煽等。贾老根据其症状、体征辨为风热闭肺型肺炎喘嗽,方用麻杏石甘合银翘散加射干、炒苏子,射干苦寒降泄,能清泻肺火、降气祛痰以止咳平喘,故常治痰涎壅盛,咳嗽气喘。炒苏子质润和降,具有降气消痰,止咳平喘功效,贾老临床常用二者配伍,治疗各类呼吸道疾病以喘息为主要症状者。

案4:李某,男,4岁,2017年9月25日初诊。

主诉:咳嗽1周,发热2天。

病史:患儿1周前出现咳嗽,服中成药不效,2天前出现发热。体温最高:41℃,纳可,眠可,二便调。

查体:肺部听诊:双肺可闻及中湿啰音,舌尖红苔薄,脉滑数。

实验室检查:2017年9月24日血液检测:肺炎支原体(+),肺炎支原体抗体:1:40,白细胞:21.7×10^9/L,中性粒细胞百分比:88.6%,C反应蛋白:73mg/L。

诊断:肺炎支原体肺炎合并细菌感染(风热闭肺)。

治法:辛凉宣肺,清热化痰。

处方:麻黄6g　　　　杏仁8g　　　　石膏12g　　　　金银花8g

连翘8g　　　　桑叶8g　　　　菊花8g　　　　前胡8g

桔梗8g　　　　黄芩8g　　　　浙贝母8g　　　　姜半夏6g

柴胡8g　　　　荆芥8g　　　　淡豆豉8g　　　　焦三仙各8g

甘草6g

水煎服,日1剂,连服5剂。

药后热退咳止,1月后随访,无不适。

按语:风热外袭,肺闭失宣,常见发热恶风,微有汗出,口渴引饮。咽红、舌尖红,苔薄黄,脉浮数为风热之象。本例患儿以咳嗽,肺失清肃,肺气郁闭为首发症状,卫外不固后出现寒温失调、发热的表现,血常规示:白细胞及中性粒细胞占比偏高,考虑合并细菌感染,贾老根据其症状结合舌脉及肺部听诊结果,辨为风热闭肺型肺炎喘嗽,方用麻杏石甘合银翘散加味,因其体温较高,加了黄芩、柴胡、荆芥、淡豆豉以增强解表清热之力,这也是贾老治疗外感表证常用的一组药。

八、麻杏石甘汤合清气化痰汤

(一)处方来源

麻杏石甘汤:出自《伤寒论·辨太阳病脉证并治》;组成:麻黄、杏仁、炙甘草、石膏;功用:辛凉宣泄,清肺平喘。主治:外感风邪。身热不解,咳逆气急鼻煽,口渴,有汗或无汗,舌苔薄白或黄,脉滑而数者。

清气化痰汤:出自《医方考》;组成:瓜蒌仁、陈皮、黄芩、杏仁、枳实、茯苓、胆南星、制半夏;功用:清热化痰,理气止咳。主治:热痰证。咳嗽,咳痰黄稠,咯之不爽,胸膈痞满,甚则气急呕恶,舌质红,苔黄腻,脉滑数。

(二)经验对方

组成:炙麻黄 6g、杏仁 8g、生石膏 20g、浙贝母 8g、黄芩 10g、瓜蒌 8g、陈皮 10g、姜半夏 6g、枳实 8g、胆南星 6g、茯苓 8g、甘草 6g。

功用:清肺化痰,清热解毒,理气止咳。

主治:痰热闭肺引起的发热、咳黄稠痰,气喘,胸膈痞满,甚则气急呕恶,舌质红,苔黄腻,脉滑数。

方义:本方为贾老临床治疗痰热闭肺型肺炎喘嗽常用对方,肺受温热之邪,上熏口咽,故口渴,咽痛。风热袭肺,或风寒郁而化热,壅遏于肺,肺失清肃故咳逆气急。急当泄肺热,使热清气平,则咳喘自愈。肺与皮毛相合,所以温病初起,治当辛凉解表,透邪泄肺,使热清毒解。《素问·至真要大论》:"风淫于内,治以辛凉,佐以苦甘"。方中麻黄辛苦温,为肺经专药,善能开皮毛,宣肺气;石膏辛甘大寒,清中兼透,甘寒生津,与麻黄寒、温相伍,且用量倍于麻黄,其目的在于宣泄肺热,使宣肺而不助热,清肺而不留邪,亦属"火郁发之"之义,是相制为用;杏仁降气,助麻黄、石膏清肺平喘;胆南星苦凉、瓜蒌甘寒,均长于清热化痰,瓜蒌尚能导痰热从大便而下。制半夏虽属辛温之品,但与苦寒之黄芩相配,一化痰散结,一清热降火,既相辅相成,又相制相成。治痰者当须降其火,治火者必须顺其气,故佐以杏仁降利肺气以宣上,陈皮理气化痰以畅中,枳实破气化痰以宽胸,并佐茯苓健脾渗湿以杜生痰之源。使以姜汁为丸,用为开痰之先导。纵观全方,意在清肺化痰,清热解毒,理气止咳。使宣肺而不助热,清肺而不留邪,行气化滞而不伤正,使得治痰当须降其火,治火必须顺其气,杜生痰之源,破气化痰以宽胸。用该方可达肺脾同调,标本兼治之功。贾老强调,临床应用该方的关键应抓住痰热咳痰黄稠,咯之不爽,胸膈痞满这几个特点。其次,贾老妙用浙贝母味苦、性寒化痰止咳、清热散结,菊花散风清热、消咳的功效,以增强本方清热化痰之力。

临床应用:治疗肺炎、急性支气管炎、慢性支气管炎急性发作等属痰热内结者。

(三)组方思想

1. 肺炎喘嗽的病变主要在肺。肺为娇脏,性喜清肃,外合皮毛,开窍于鼻。感受风邪,首先侵犯肺卫,致肺气郁闭,清肃之令不行,痰热是其病理产物,痰热胶结,阻塞肺络,又进一步加重肺闭,形成宣肃不行,症情加重。麻杏石甘汤辛凉宣泄,清肺平喘。主治由风热袭肺,或风寒郁而化热,壅遏于肺,肺失清肃所致的咳逆气急鼻煽,口渴等。

2. 汪昂《医方集解·除痰之剂》:"此手足太阴之药,治痰火之通剂也。气能发火,火能役痰,半夏、南星以燥湿气,黄芩、瓜蒌以平热气,陈皮以顺里气,杏仁以降逆气,枳实以破积气,茯苓以行水气。水湿火热,皆生痰之本也。盖气之亢则为火,火退则还为正气而安其位矣,故化痰必以清气为先也。"贾老组方用其意。

(四)使用注意

1. **药量** 方中 6 岁小儿常规用量:麻黄一般 6g、杏仁 8g、石膏 20g,其他药一般为 8~10g,临床依据年龄及病情不同而调整药量。

2. **处方加减**

(1)咳嗽,痰多,肺部啰音明显,加百部、黄芩、鱼腥草增强清热化痰止咳之力。

(2)咳嗽兼喘加射干、地龙。

(3)大便稀加砂仁,大便干者加炒苏子。

3. **煎煮及服用方法** 煎煮时石膏宜先煎半小时再纳他药,每剂中药煎煮两次,将两次煎煮的药液混合,分次服用。

4. **注意事项**

(1)小婴儿可小剂量分多次服完。

(2)服药期间忌食辛辣油腻寒凉刺激食物。

(3)本方适用于痰热闭肺型肺炎喘嗽,其他风寒型咳嗽不宜用本方。

(五)验案精选

➣ 案 1:孙某,男,3 岁。2005 年 10 月 11 日初诊。

主诉:咳嗽 1 月,加重 1 周。

病史:1 月前曾就诊于儿童医院诊断为"支气管肺炎",输液治疗 10 天(头孢、阿奇、利巴韦林药量不详),治疗 1 周后热退、咳嗽加重,近 1 周伴喘,夜间 12 点为甚,大便干,4 日 1 次。

查体:咽微红,舌红苔厚。双肺听诊:呼吸音粗,双肺可闻及中细湿啰音。舌苔薄黄,脉滑数。

辅助检查:2005 年 10 月 8 日省儿童医院肺部 X 片示:双肺下叶散在斑片状阴影。2005 年 10 月 8 日省儿童医院血常规示:白细胞 11.3×10^9/L,中性粒细胞 64.5%,淋巴细胞 31.2%。

诊断:支气管肺炎(痰热闭肺)。

治法:清热化痰,理气止咳。

处方:麻杏石甘汤合清气化痰汤加减。

炙麻黄 4g	杏仁 8g	生石膏 10g	鱼腥草 10g
枳实 10g	胆南星 8g	浙贝母 10g	陈皮 10g
姜半夏 6g	紫菀 10g	百部 10g	款冬花 10g
甘草 6g	黄芩 8g		

水煎服,日 1 剂,连服 4 剂。

二诊:药后喘憋减轻,但活动后易咳,痰多,夜间鼻塞严重,未发热,纳可,二便调,舌苔厚腻。前方加前胡 10g、桔梗 10g。水煎服,日 1 剂,连服 5 剂。

三诊:药后偶咳,鼻畅,纳可,大便干,舌苔稍厚。首方减鱼腥草,加炒苏子 10g,水煎服,日 1 剂,连服 5 剂,1 个月后随访,患儿无恙。

按语:本例患儿咳嗽 1 月,热退咳嗽不减,伴有喘憋、鼻塞来诊,贾老根据其证候,辨为痰热闭肺型肺炎喘嗽,方用麻杏清气汤加鱼腥草、浙贝母、紫菀、百部、款冬花。浙贝母味苦,性寒化痰止咳、清热散结。加鱼腥草清热解毒作用极强,现代研究鱼腥草是天然而又安全的抗生素,还有抗病毒作用。适用于各种细菌、病毒引起的感染,如风热感冒、流感、支气管肺炎等。首方减鱼腥草,加炒苏子,可以降气消痰,平喘,润肠。

案 2:李某,女,1 岁。2003 年 9 月 29 日初诊。

主诉:发热咳嗽 1 周,伴喘加重 2 天。

病史:1 周前患儿受凉后发热,当时体温 38.8℃,给予泰诺林口服,肌注青霉素、喜炎平,治疗 5 天热降不明显并伴有咳嗽,痰多。近 2 日来伴有痰喘,精神差就诊于我院儿科。

查体:面色发白,呼吸急促,三凹征,咽部充血,双侧扁桃体Ⅰ度肿大,无化脓灶。双肺呼吸相哮鸣音,双下肺可闻及中等量的中、小水泡音,肝肋下可及1.0cm。脾未及肿大。舌红,苔白稍厚,脉滑数。

诊断:毛细支气管炎(痰热闭肺)。

治法:宣肺平喘,清热止咳,理气化痰。

处方:麻杏石甘汤合清气化痰汤加减。

炙麻黄4g	杏仁6g	生石膏8g	前胡6g
桔梗6g	橘红6g	姜半夏4g	黄芩6g
瓜蒌6g	枳实6g	胆南星6g	川贝母6g
射干6g	地龙6g	知母6g	蝉蜕4g
甘草6g			

4剂,水煎服,日1剂,多次频服。

二诊:咳喘减轻,便干,肺部水泡音消失,可闻及少量痰鸣音。原方加炒苏子6g。4剂,水煎服,日1剂。

三诊:患儿诸症皆消,首方3剂巩固治疗。

按语:毛细支气管炎是泛指一组有喘息表现的婴幼儿急性支气管炎。肺实质很少受累,多因呼吸道合胞病毒感染引起,部分病例可在病毒感染基础上并发细菌感染。因婴幼儿的气管和支气管都比较狭小,其周围弹力纤维发育不完善,黏膜易受感染或其他刺激而肿胀充血引起管道狭窄,分泌物黏稠不易咳出,从而产生喘鸣音。

本例患儿抗生素治疗疗效不明显,考虑为毛细支气管炎,属中医"马脾风"范畴,辨为痰热闭肺型肺炎喘嗽,方用麻杏清气汤加前胡、桔梗清热利咽,射干苦寒降泄,能清泻肺火、降气祛痰以止咳平喘,故常治痰涎壅盛,咳嗽气喘。地龙性寒,味咸清肺定喘,可治肺热痰咳气喘,故一诊即获佳效。二诊咳喘减轻,便干,肺部水泡音消失,可闻及少量痰鸣音。原方加炒苏子质润和降,具有降气消痰,止咳平喘,润肠通便之功效。三诊守方巩固治愈。

案3:卫某,男,4岁。2010年11月22日初诊。

主诉:咳嗽3月,伴喘加重1周。

病史:3月前患儿受凉后发热,咳嗽,流涕,恶心。当地诊所诊断"支气管炎",给予布洛芬口服,肌注先锋Ⅴ号,治疗9天仍咳嗽,痰多,尤以夜间为重,呈阵发性频咳。1月前去省儿童医院检查确诊"支原体肺炎",口服阿奇霉素效不佳。近1周来伴有痰喘,精神差来就诊于我院儿科。

查体:精神差,呼吸促,咽部略充血,地图舌。双侧扁桃体无肿大。双肺呼吸音粗,可闻及痰喘鸣。脉滑数。

辅助检查:2010年10月24日省儿童医院查:肺炎支原体抗体:1∶160,白细胞:$8.7×10^9/L$,中性粒细胞:58.6%,淋巴细胞:34.3%。C反应蛋白:8mg/L。

诊断:支原体肺炎(痰热闭肺)。

治法:开肺化痰,止咳平喘。

处方:麻杏石甘汤合清气化痰汤加减。

炙麻黄 6g	杏仁 10g	生石膏 10g	黄芩 8g
川贝母 10g	陈皮 10g	姜半夏 8g	地龙 8g
蝉蜕 6g	射干 8g	枳实 8g	胆南星 6g
紫菀 8g	百部 8g	款冬花 8g	甘草 6g

4剂,水煎服,日1剂,分3次口服。

二诊:家长诉喘憋明显减轻,仍咳嗽频繁,舌脉如前。前方加沙参8g,连服6剂,每日1剂,水煎频服。

三诊:患者偶有咳嗽,痰明显减少,舌淡红,苔薄少仍有剥苔,脉滑数。前方减炙麻黄、石膏,加太子参8g、炒白术8g、茯苓8g,续服6剂,巩固前效。

1月后随访,诸症悉除。

按语:肺炎支原体肺炎不仅见于年长儿,婴幼儿感染率很高。临床常有发热、热型不定,热程1~3周。刺激性咳嗽为突出表现,有的酷似百日咳,可咳出黏稠痰,甚至带血丝。年长儿可诉咽痛、胸闷、胸痛等症状。婴幼儿则起病急,病程长,病情重,呼吸困难、喘憋,肺部体征一般不明显。最后确诊依赖于血清中肺炎支原体特异性抗体和抗原的检测。需要用大环内酯类抗生素治疗,其中较为常用的有红霉素、阿奇霉素等。

本例患儿以发热咳嗽伴喘为首发症状,结合临床及实验室检查贾老根据其症状结合舌脉及肺部听诊结果,辨为痰热闭肺型肺炎喘嗽,方用麻杏清气汤加味,因其咳喘明显,加射干、地龙以增强止咳化痰平喘之力,一诊即效,二诊针对病久,地图舌,辨其肺胃阴伤,加沙参滋阴润肺,三诊加四君子健脾益气,扶助正气。这也是贾老治疗重症恢复期常用的基础方。滋阴润肺健脾,标本兼治而取效。

本病案因热象不显著,故用少量石膏清热而不伤正,为其用药之妙。否则伤及脾胃会加重病情,不利康复。

九、麻杏石甘汤合六君子汤

(一)处方来源

麻杏石甘汤:出自《伤寒论·辨太阳病脉证并治》;组成:麻黄、杏仁、炙甘草、石膏;功用:辛凉宣泄,清肺平喘。主治:外感风邪。身热不解,咳逆气急鼻煽,口渴,有汗或无汗,舌苔薄白或黄,脉滑而数者。

六君子汤:出自《医学正传》;组成:陈皮、半夏、茯苓、甘草、人参、白术;功用:益气健脾,燥湿化痰;主治:脾胃气虚兼痰湿证。面色萎黄,语声低微,气短乏力,食少便溏,恶心呕吐,胸脘痞闷,或咳嗽痰多色白,舌淡苔白腻,脉虚。

(二)经验对方

组成:太子参 6g、炒白术 8g、茯苓 8g、陈皮 8g、姜半夏 6g、炙麻黄 6g、杏仁 8g、生石膏 20g、浙贝母 10g、甘草 6g、生姜 3 片、大枣 3 枚。

功用:健脾燥湿,清肺化痰。

主治:肺炎恢复期,脾肺气虚,余邪不尽,症见面色萎黄,食少便溏,恶心呕吐,胸脘痞闷,痰壅气滞,咳嗽喘逆,或痰多色白,食少难消,舌苔白腻,脉滑或虚。

方义:脾虚可见面色萎黄,语声低微,气短乏力,食少便溏,恶心呕吐,胸脘痞闷,或咳嗽痰多色白,舌淡苔白腻,脉虚。痰浊蕴肺可见咳嗽喘逆,痰多胸痞,舌苔白腻,脉滑等。本方证以脾虚为本,痰湿为标,方中六君子益气补虚,健脾助运以复脾虚之本,杜生痰之源;半夏辛温而燥,为化湿痰之要药,并善降逆以和胃止呕;陈皮亦辛温苦燥之品,既可调理气机以除胸脘之痞,又能和胃止呕以降胃气之逆,还能燥湿化痰以消湿聚之痰,其行气之功亦有助于化痰。煎煮时少加生姜、大枣,协四君可助益脾,伍半夏、陈皮而能和胃。方中麻黄辛苦温,为肺经专药,善能开皮毛,宣肺气;石膏辛甘大寒,清中兼透,甘寒生津,与麻黄寒、温相伍,且用量倍于麻黄,其目的在于宣泄肺热,使宣肺而不助热,清肺而不留邪,亦属"火郁发之"之义,是相制为用;杏仁降气,助麻黄、石膏清肺平喘;纵观全方,意在益气健脾,燥湿化痰,清肺平喘,行气化滞,使脾气充而运化复健,湿浊得燥而痰滞渐消。

临床应用:素体脾虚,食少便溏,咳嗽喘逆,痰多胸闷,如支气管肺炎、慢性支气管炎、慢性咳嗽及小儿急性上呼吸道感染后期肺脾两虚出现咳嗽痰多者。

（三）组方思想

1. 脾为生痰之源,肺为贮痰之器,此语是针对机体水液代谢失常时脾与肺的关系而言的,脾虚可以导致肺气不足(肺虚),湿胜则痰生,因此生痰的根本在脾,治病之本在补气健脾,气化功能正常运行,即可杜绝生痰之源。六君子汤可益气健脾,燥湿化痰,脾肺同调。

2. 麻黄杏仁甘草石膏汤:辛凉宣泄,清肺平喘。主治肺热壅盛证。身热不解,有汗或无汗,咳逆气急,甚或鼻煽,口渴,舌苔薄白或黄,脉浮滑而数。

3. 患儿素体脾虚,每致停食生湿,湿聚成痰,痰壅气滞,肺失肃降,故见咳嗽喘逆,痰多胸闷,食少脘痞等证。故治宜健脾燥湿,化痰止咳,以杜生痰之源。用麻杏六君汤可达肺脾同调,标本兼治之功。贾老强调,临床应用该方的关键应抓住正气已虚、余邪不尽、脾虚、痰多而色白这几个特点。其次,因人参价格昂贵,贾老临床常用太子参代替人参。太子参(孩儿参),其功能益气健脾、生津润肺,补气而不燥,尤其适用于小儿,除非有脾胃虚寒者,方用党参。

4. 麻杏石甘汤合六君子汤,两方并施后,行气化滞而不伤正,使脾气充而运化复健,湿浊得燥而痰滞渐消。正如贾老所言:可优势互补,相得益彰,以达到新病久病,标本同治,药力不足,合方而增效的目的。

（四）使用注意

1. **药量** 临床依据年龄及病情不同而调整药量。方中姜半夏有小毒,常用量较其他药物少 2~6g;生石膏性寒,常用量为 10~20g,贾老常根据病情的寒热而增减用量,如痰稀色白寒象较著则适当减少 6g。

2. **处方加减**

（1）舌苔白厚有食积者,加焦山楂、焦神曲、焦麦芽、鸡内金等消食化积。

（2）痰多而稠,咳嗽较著加桔梗以增止咳化痰之功。

（3）脾虚不著,可减太子参、白术。

（4）痰喘显著者加地龙、白果。

3. **煎煮及服用方法** 煎煮时可加生姜 3 片、大枣 3 枚,生石膏先煎 30 分钟,每剂中药煎煮两次:第一次:将药倒入砂锅、瓷锅或不锈钢容器内,加入凉水至药物体积的 3~4 倍,浸泡 30~60 分钟后煎煮,药物沸腾后再文火煎煮 30~40 分钟,将药液滤出即可。第二次:加凉水至药物体积 3 倍左右,煎煮沸腾后文火煎煮 20 分钟即可,滤出药液,将两次煎煮的药液混合,装入容器内。

服用方法:一般为每天早晚各服一次,时间为早饭前 30 分钟,晚饭后 60

分钟温服。小婴儿少量多次频服。药量浓缩至 60ml。

4. 注意事项

（1）服用期间忌食辛辣油腻寒凉刺激食物。

（2）小婴儿可小剂量多次频服。

（3）痰稠色黄，舌红脉数等热象较著及以痰少干咳，舌红少苔脉细数为主的阴虚燥咳不宜服本方。

（五）验案精选

案 1：邓某，男，11 个月。2005 年 11 月 17 日初诊。

主诉：反复咳嗽痰多、纳差 3 月。

病史：3 个月前感冒后出现咳嗽，痰多，咽喉不利，服多种中西药物（不详），疗效欠佳，症状时轻时重，迁延反复，日久不愈，症见咳嗽有痰，不会吐痰，咽喉不利，伴有痰喘，夜间初睡时出虚汗，夜啼，纳差，小便调，大便偏稀。

查体：咽淡，舌体略胖，舌质淡红，舌苔薄白，指纹淡紫。肺部听诊可闻及痰喘鸣。

实验室检查：血常规示：白细胞：7.93×10^9/L，中性粒细胞：46.2%，淋巴细胞：34%。

辅助检查：胸部 X 片示：肺纹理粗，未见点片状阴影。

诊断：支气管炎（肺脾气虚，余邪不尽）。

治法：健脾燥湿，化痰止咳。

方药：麻杏六君汤加味。

太子参 4g	炒白术 4g	茯苓 6g	陈皮 6g
姜半夏 4g	炙麻黄 3g	杏仁 4g	紫菀 6g
百部 6g	白前 6g	款冬花 6g	川贝母 6g
焦山楂 6g	焦神曲 6g	焦麦芽 6g	甘草 4g

连服 4 剂，每日 1 剂，水煎频服。

二诊：家长诉喉部痰症状及咽部呼噜声均较前明显减轻，舌象、指纹如前。前方加炒苏子 4g，连服 6 剂，每日 1 剂，水煎频服。

三诊：患者诉偶有咳嗽，痰少色白，咽部清利，无不适感，舌淡红，苔薄白，指纹淡紫。前方减川贝，加广砂仁 6g，节菖蒲 6g，续服 6 剂，巩固前效，1 月后随访，诸症悉除。

按语：该患者素体脾虚，加之家长照顾不周多次受寒凉损及肺脾，脾为肺之母，母病及子，脾虚日久不愈，会进一步导致肺气不足，最终出现咳嗽经久不愈,治当健脾燥湿,化痰止咳,贾老用麻杏六君汤加味,方中加紫菀、百部、白前、款冬花是因患者多次受寒凉损及肺脾所致咳嗽痰多等症;患者纳差、大便稀遂用焦山楂、焦神曲、焦麦芽取焦三仙消食导滞,药后效显;二诊加炒苏子,增强降气消痰之效。三诊时,患者家长诉腹胀,咽喉部仍有痰鸣,减去川贝母,加广砂仁、节菖蒲,续服 6 剂,患儿痊愈。本病病程较长,久用抗生素后热象已除,故不用石膏,恐其伤及脾胃加重病情,不利康复。

 案 2:贺某,男,7 个半月。2006 年 3 月 9 日初诊。

主诉:咳嗽 3 周。

病史:3 周前患儿感冒后发热、咳嗽,省儿童医院诊断为"支气管肺炎",住院 10 天予以输液、口服药(具体不详)后热退,但咳嗽有痰迁延至今,现症见咳嗽,痰多色白,晨起明显,纳食一般,眠差,二便调。

查体:体重:8.5kg,面黄偏瘦,双肺听诊:可闻及少量的中、小水泡音。指纹紫。舌脉如常。

辅助检查:血常规示:白细胞:7.93×10^9/L,中性粒细胞:46.2%,淋巴细胞:34%。胸部 X 片示:肺纹理粗,可见点片状阴影。

诊断:支气管肺炎(肺脾气虚,余邪不尽)。

治法:健脾益气,化痰止咳。

方药:麻杏六君汤加味。

炙麻黄 2g	杏仁 4g	生石膏 6g	太子参 6g
炒白术 6g	茯苓 6g	陈皮 6g	姜半夏 3g
川贝母 6g	石菖蒲 6g	远志 6g	白前 6g
紫菀 6g	百部 6g	款冬花 6g	甘草 3g

连服 4 剂,每日 1 剂,水煎频服。

二诊:家长诉患儿药后咳痰明显减轻,夜间已不咳,晨起偶咳嗽有痰,前方加生龙骨 20g,生牡蛎 20g,继服 6 剂巩固。1 月后随访,病愈。

按语:本案患儿因外感后遗留咳嗽迁延反复,小儿具有脾常不足,肺常不足之生理特点,发病后这一特点往往表现更为明显,根据患儿来诊时面黄偏瘦,咳嗽,多痰,晨起甚,纳食一般,体重 8.5kg,方用麻黄六君汤加川贝母、石菖蒲、远志、白前、紫菀、百部、款冬花药物,增强化痰止咳之力,石菖蒲亦有醒脾豁痰之效,一诊后患儿症状即明显减轻,二诊后告愈。

案3: 李某,男,9岁。2004年3月22日初诊。

主诉: 反复咳嗽有痰半年。

病史: 患儿半年前因外感反复发热伴咳嗽,在省儿童医院诊断为"支气管肺炎,支气管哮喘不能除外",静脉输注头孢曲松钠、利巴韦林及口服止咳化痰中成药缓解,后遗留咳嗽,咳痰,晨起明显遂来诊。现症见咳嗽,咽部有痰色白,晨起明显,面黄,挑食,眠差,大便时常不成形,小便正常。

查体: 体重:24kg,咽部充血不明显,双肺听诊呼吸音略粗,舌淡红苔白厚,脉滑。

辅助检查: 血常规示:白细胞:5.93×10^9/L,中性粒细胞:32.2%,淋巴细胞:54%。肺炎支原体血清学检测:肺炎支原体抗体(-);胸部X片示:肺纹理粗,可见右肺底点片状阴影。

诊断: 支气管肺炎(脾虚痰湿)。

治法: 健脾益气、燥湿化痰,宣肺止咳。

方药: 麻杏六君加味。

太子参10g	炒白术10g	茯苓10g	陈皮10g
姜半夏10g	炙麻黄8g	杏仁10g	紫菀10g
百部10g	白前10g	款冬花10g	浙贝母10g
蝉蜕6g	甘草6g	生姜3片	大枣3枚

连服5剂,每日1剂,水煎早晚分服。

二诊: 患儿药后咳痰症状大减,现偶咳嗽有痰,出虚汗,前方加生龙牡各25g,继服6剂巩固。

三诊: 患儿药后咳痰症状大减,出虚汗现象减轻,纳增后有积食。原方加生龙牡各25g(先煎30分钟),再加焦三仙各10g,继服2周巩固。每周4剂。

按语: 本例患儿因血常规未见异常,考虑为慢性肺炎,辨为痰湿闭肺型肺炎喘嗽,方用麻杏六君汤加止嗽散止咳宣肺化痰理气,一诊即获佳效。二诊加生龙牡敛汗涩精。此病因抗生素抗病毒治疗不彻底,中医辨证施治,疗效显著,也是中医治疗的优势病种。本案患儿素体脾虚,患支气管肺炎后咳嗽迁延反复数月,脾为肺之母,母病及子,脾虚日久不愈,进一步导致肺气不足,最终出现咳嗽迁延不愈,贾老辨为脾虚痰湿,治当健脾燥湿、化痰止咳,方用麻杏六君汤原方加减,二诊三诊告愈。贾老强调,支气管肺炎如治疗不彻底,不能完全清除病原体则病情易复发,且其咳喘容易诱发哮喘发作,因此要注意标本兼治,铲除余邪。增强体质。本案贾老重用蜜麻黄8g意在温散寒邪,宣肺平喘。

重用太子参补益肺脾,益气生津,以助该方燥湿化痰,宣肺止咳之力,达到标本兼治的目的。故疗效显著。

一〇、六君子汤合三子养亲汤

(一) 处方来源

六君子汤:出自《医学正传》;组成:陈皮、半夏、茯苓、甘草、人参、白术;功用:益气健脾,燥湿化痰;主治:脾胃气虚兼痰湿证。面色萎白,语声低微,气短乏力,食少便溏,恶心呕吐,胸脘痞闷,或咳嗽痰多色白,舌淡苔白腻,脉虚。

三子养亲汤:出自《韩氏医通》;组成:紫苏子、白芥子、莱菔子;功用:降气快膈,化痰消食。主治:痰壅气滞,咳嗽喘逆,痰多胸痞,食少难消,舌苔白腻,脉滑等。

(二) 经验对方

组成:太子参 10g、炒白术 10g、茯苓 10g、陈皮 10g、姜半夏 8g、紫苏子 10g、白芥子 8g、莱菔子 10g、甘草 6g。

功用:健脾燥湿,化痰止咳。

主治:脾虚痰湿咳嗽,症见面色萎白,食少便溏,恶心呕吐,胸脘痞闷,痰壅气滞,咳嗽喘逆,或痰多色白,食少难消,舌苔白腻,脉滑或虚。

方义:本方为贾老常用经验对方,由六君子汤及三子养亲汤相合而成,"脾为生痰之源,肺为贮痰之器"(明代李中梓《医宗必读·痰饮》)。脾虚可见面色萎白,语声低微,气短乏力,食少便溏,恶心呕吐,胸脘痞闷,或咳嗽痰多色白,舌淡苔白腻,脉虚。痰浊蕴肺可见咳嗽喘逆,痰多胸痞,舌苔白腻,脉滑等。本方治证以脾虚为本,痰湿为标,方中用四君子益气补虚,健脾助运以复脾虚之本,杜生痰之源,半夏辛温而燥,为化湿痰之要药,并善降逆以和胃止呕;陈皮亦辛温苦燥之品,既可调理气机以除胸脘之痞,又能和胃止呕以降胃气之逆,还能燥湿化痰以消湿聚之痰,其行气之功亦有助于化痰。两药合用,燥湿化痰,和胃降逆之功相得益彰,故相须以除痰阻之标。煎煮时少加生姜、大枣,协四君可助益脾,伍半夏、陈皮而能和胃。白芥子温肺利气,快膈消痰;苏子降气行痰,止咳平喘;莱菔子消食导滞,行气祛痰。三药均能行气,皆属消痰理气之常用药,合而用之,可使气顺痰消,食积得化,咳喘得平。该方由六君子汤合三子养亲汤而成,纵观全方,意在甘温益气,行气化滞,使脾气充而运化复健,湿浊去而痰滞渐消。

素体脾虚,每致停食生湿,痰由湿生,湿聚成痰,痰壅气滞,肺失肃降,故见咳嗽喘逆,痰多胸闷,食少脘痞等证。故治宜健脾燥湿,化痰止咳,以杜生痰之源。用该方可达肺脾同调,标本兼治之功。贾老强调,临床应用该方的关键应抓住脾虚、痰多而色白这几个特点。其次,因人参价格昂贵,贾老临床常用太子参代替人参。

临床应用:素体脾虚,食少便溏,咳嗽喘逆,痰多胸闷,如慢性咽炎、慢性支气管炎及小儿咳嗽感冒后期肺脾两虚出现咳嗽痰多者。

(三)组方思想

1. 脾虚可以导致肺气不足,湿胜则痰生,因此生痰的根本在脾,而往往被肺表现出来,治病之本在补气健脾,健脾可以益气,气化功能正常,即可杜绝生痰之源。六君子汤可益气健脾,燥湿化痰,脾肺同调。

2. 三子养亲汤药仅三味,可降气快膈,化痰消食。原治老人气实痰盛之证。现用于痰壅气滞,咳嗽喘逆,痰多胸痞,食少难消,舌苔白腻,脉滑等。

3. 六君子汤合三子养亲汤,两方并施后,益气健脾,理气化痰,降气消食。

(四)使用注意

1. **药量** 10g 为 6~7 岁小儿常规用量,临床依据年龄及病情不同而调整药量。方中姜半夏有小毒,常用量较其他药物少 2~3g;白芥子性温,常用量为 4~10g,根据病情的寒热而增减用量。

2. **处方加减**

(1)舌苔白厚有食积者,加焦山楂、焦神曲、焦麦芽、鸡内金等消食化积。

(2)痰多而稠,咳嗽较著加桔梗、杏仁以增止咳化痰之功。

3. **煎煮及服用方法** 煎煮时可加生姜三片、大枣 3 枚,每剂中药煎煮两次:第一次:将药倒入砂锅、瓷锅或不锈钢容器内,加入 3 倍于药物体积的净水,浸泡 30~60 分钟后煎煮,药物沸腾后再文火煎煮 30~40 分钟,将药液滤出即可。第二次:加净水浸过药面 2 厘米左右,煎煮沸腾后文火煎煮 20 分钟即可,滤出药液,将两次煎煮的药液混合,装入容器内。

服用方法:一般为每天两次,早晚空腹各服一次。

4. **注意事项**

(1)服用期间忌食辛辣油腻寒凉刺激食物。

(2)小婴儿可小剂量分多次服完。

(3)痰稠色黄,舌红脉数等热象较著及以痰少干咳,舌红少苔脉细数为主的阴虚燥咳不宜服本方。

（五）验案精选

案 1：患者宁某,女,17 岁,2017 年 10 月 23 日来诊。

主诉：痰多咳嗽 3 年。

病史：3 年前感冒后出现咳嗽,痰多,咽喉不利,服多种中西药物(不详),疗效欠佳,症状时轻时重,迁延反复,日久不愈,症见咳嗽有痰,色白易咳,咽喉不利,喜食辛辣寒凉之物,后背自觉略冷,纳可,眠可,二便调。

查体：咽部暗红,舌体略胖,舌质淡红,舌苔薄白,脉滑。肺部听诊(-)。

实验室检查：血常规示:白细胞:6.3×10⁹/L;胸部 X 片示:肺纹理紊乱。

诊断：慢性咽-气管炎(脾虚痰湿)。

治法：健脾燥湿,化痰止咳。六君子合三子养亲汤加味。

处方：

太子参 12g	炒白术 12g	茯苓 12g	陈皮 12g
姜半夏 9g	紫苏子 12g	白芥子 8g	莱菔子 12g
桂枝 8g	牛蒡子 12g	桔梗 12g	北豆根 6g
射干 12g	甘草 6g		

连服 6 剂,每日 1 剂,水煎服。

二诊：患者诉咳痰症状及咽部不适感均较前明显减轻,舌脉如前。前方加僵蚕 12g,连服 6 剂,每日 1 剂,水煎服。

三诊：患者诉偶有咳嗽,痰少色白,咽部清利,无不适感,舌淡红,苔薄白,脉滑。前方减牛蒡子、北豆根、射干,续服 10 剂,巩固前效,1 月后随访,诸症悉除。

按语：慢性咽-气管炎是咽、气管、支气管黏膜及其周围组织的慢性非特异性炎症改变,临床上以咳嗽、咳痰或伴有气喘等反复发作为主要症状,每年持续 3 个月,连续 2 年以上并排除心、肺其他疾患而反复发作,即可诊断。本案患者平素喜食辛辣、寒凉,伤脾生痰,因脾的功能是运化水湿,脾胃功能减弱是生痰之因。脾气虚弱,脾不健运,水湿停聚,湿聚成痰。肺则是贮痰之器,痰壅气滞,肺失肃降,故见咳嗽喘逆,痰多胸痞。脾虚痰湿引起的咳嗽,以脾虚为本,痰湿为标。《医宗金鉴》有"脾为生痰之源,治痰不理脾胃,非其治也"之说。

该患者素体脾虚,加之平素喜食辛辣、寒凉,脾为肺之母,母病及子,脾虚日久不愈,会进一步导致肺气不足,最终出现咳嗽经久不愈,治当健脾燥湿,化痰止咳,贾老用六君子合三子养亲汤加味,方中加牛蒡子、桔梗、北豆根、射干清利咽喉。患者时觉后背冷感,遂用桂枝,取苓桂术甘温化寒饮之意,药后效显。二诊加僵蚕,增强化痰散结,清咽利喉之效。三诊时,患者诉咳嗽大减,痰

少色白,咽部清利,无不适感,咽淡,舌脉如前,减去牛蒡子、北豆根、射干,续服
10剂,遂除3年之恙。

案2:患儿任某,男,6岁,2017年8月28日来诊。

主诉:咳嗽20天。

病史:20天前患儿感冒后发热1周,发病第3天出现咳嗽,服药(具体不详)
后热退,但咳嗽有痰迁延不愈,现症见咳嗽,痰多色白,晨起明显,纳食一般,体
重:20kg,面黄偏瘦,眠可,二便调。

查体:双肺听诊(-),舌脉如常。

实验室检查:血常规:未见异常。

诊断:急性气管-支气管炎(脾虚痰湿)。

治法:健脾燥湿,化痰止咳。

处方:太子参10g　　炒白术10g　　茯苓10g　　陈皮10g
　　　　姜半夏8g　　紫苏子10g　　白芥子6g　　莱菔子10g
　　　　桔梗10g　　川贝母10g　　甘草6g

　　　　　　　　　　　　　　　　连服6剂,每日1剂,水煎服。

二诊:家长诉患儿药后咳痰明显减轻,夜间已不咳,晨起偶咳嗽有痰,前方
继服6剂巩固。1月后随访,病愈。

按语:急性气管-支气管炎是由生物性或非生物性因素引起的气管-支气
管黏膜的急性炎症。病毒感染是常见病因,临床主要表现为咳嗽和咳痰。早
期可无异常体征或仅有呼吸音粗糙,随病情发展肺部可闻及干、湿啰音,散在
分布。急性发作期干湿啰音明显增多,咳嗽咳痰后啰音可减少,体征一般2~3
周内即消退,迁延不愈者可转为慢性支气管炎。

本案患儿因外感后遗留咳嗽迁延反复,小儿具有脾常不足、肺常不足之生
理特点,发病后这一特点往往表现更为明显,根据患儿来诊时面黄偏瘦,咳嗽,
多痰,晨起甚,纳食一般,体重20kg这一系列表现,贾老辨为脾虚痰湿之咳嗽,
方用六君子合三子养亲汤加桔梗、川贝母两味药物,增强化痰止咳之力,一诊
后患儿症状即明显减轻,二诊后告愈。临床贾老治疗此类疾病,常辨证精准,
用药精当,所以效如桴鼓。此外,贾老常在咳嗽后期用川贝母润肺止咳化痰,
这也是他的临床用药特点。

案3:患儿罗某,女,5岁,2017年5月15日来诊。

主诉:反复咳嗽有痰2月余。

病史:患儿2个多月前因外感反复发热伴咳嗽1周,在省儿童医院诊断为"肺炎支原体肺炎",静脉输注阿奇霉素及口服止咳化痰中成药缓解,后遗留咳嗽,咳痰,晨起明显,现症见咳嗽,咽部有痰色白,晨起明显,体重:21kg,面黄,挑食,眠可,大便时常不成形。

查体:双肺听诊:呼吸音略粗,咽(−),舌淡红,苔白厚,脉滑。

实验室检查:2017年4月22日肺炎支原体血清学检测IgM结果:肺炎支原体抗体(抗-MP):阳性(+);肺炎支原体抗体IgM(抗-MP):1:160。

诊断:肺炎支原体肺炎(脾虚痰湿)。

治法:健脾燥湿,化痰止咳。

处方:

太子参10g	炒白术10g	茯苓10g	陈皮10g
姜半夏8g	紫苏子10g	白芥子6g	莱菔子10g
甘草6g			

连服6剂,每日1剂,水煎服。

二诊:患儿药后咳痰症状大减,现偶咳嗽有痰,前方继服6剂巩固。3个月后其母因病来诊,诉患儿药后诸症消失。

按语:肺炎支原体肺炎是肺炎支原体感染后引起的肺炎,这种肺炎在70年代前后非常少见。近几年来,发病率明显上升,检测血清中支原体IgM抗体有诊断意义。肺炎支原体感染的治疗,西医主要是大环内酯类药物红霉素或阿奇霉素。疗程短则1~2周,长则3~4周,甚至更长。如治疗不彻底,不能完全清除病原体则病情易复发。

辨证施治是中医的灵魂,疗效是中医的生命力之所在,贾老临床辨证精准,用药精当,往往一诊知,二诊已,此类案例临床不胜枚举。本案患儿素体脾虚,患肺炎支原体肺炎后咳嗽迁延反复月余,脾为肺之母,母病及子,脾虚日久不愈,进一步导致肺气不足,最终出现咳嗽迁延不愈,贾老辨为脾虚痰湿,治当健脾燥湿,化痰止咳,方用六君子合三子养亲汤原方,二诊告愈。贾老强调,肺炎支原体肺炎如治疗不彻底,不能完全清除病原体则病情易复发,且将来容易诱发哮喘,严重影响生活质量,因此一定要注意标本兼治,铲除余邪,增强体质。

一一、沙参麦冬汤合泻白散

(一)处方来源

沙参麦冬汤:出自《温病条辨》;由沙参、玉竹、冬桑叶、麦冬、白扁豆、花粉、生甘草组成;功用:清养肺胃,生津润燥。主治:燥伤肺胃或肺胃阴津不足,咽干口渴,或热,或干咳少痰。

泻白散:出自《小儿药证直诀》;组成:桑白皮、地骨皮、甘草;功用:清泻肺热,止咳平喘;主治:肺热咳喘证。气喘咳嗽,皮肤蒸热,日晡尤甚,舌红苔黄,脉细数。

（二）经验对方

组成:沙参10g、麦冬10g、玉竹10g、桑白皮10g、地骨皮10g、扁豆10g、桑叶10g、甘草6g。

功用:清养肺胃,生津润燥,泻肺平喘。

主治:干咳无痰,喉痒,声音嘶哑,或痰少而黏,或痰中带血,不易咯出,口渴咽干,午后潮热或手足心热,舌红,少苔,脉细数。

方义:沙参麦冬汤中沙参用南沙参,清肺火,养肺阴;麦冬、玉竹清热润燥;扁豆、甘草和养胃气,配冬桑叶清宣上焦燥热,同时体现了治肺勿忘宣降肺气之意。泻白散中桑白皮入肺经,清泻肺热,平喘止咳,为君药。地骨皮甘寒入肺,可助君药泻肺中伏火,君臣相合,清泻肺火,以复肺气之肃降。粳米、甘草培土生金养肺,养胃气,补充津液。

临床应用:支气管炎、肺炎、手足口病、猩红热等的恢复期肺胃阴伤者。

（三）组方思想

1. 沙参麦冬汤,出自《温病条辨·上焦篇·秋燥》中,原文记载"燥伤肺胃阴分,或热或咳者,沙参麦冬汤主之。"感受燥热邪气后,病情迁延,不但肺阴受损,胃阴亦有损伤,症见或热或咳,因燥伤津的现象明显时可选用此方。

2. 泻白散主治火热郁结于肺,气逆不降,而为喘咳。皮肤蒸热,其热不属外感,乃伏热伤及阴分,故热以午后为甚。方中桑白皮为君药,既能降肺气,止咳平喘,又能清肺热而不燥;地骨皮清虚热,泻肺火;粳米、甘草培土生金,全方清中有润,泻中有补。

（四）使用注意

1. **药量** 10g为6~7岁小儿用药量,临床依年龄不同而增减药量。

2. **处方加减**

（1）肺经热重,可加黄芩、知母清泄肺热。

（2）燥热咳嗽者,可加瓜蒌皮、川贝母润肺止咳。

（3）咳嗽伴气短喘促者,加地龙解痉平喘。

3. **服用方法** 一般每日服用两次,早晚各服一次。

4.注意事项

（1）风寒咳嗽或肺虚喘咳者不宜使用。

（2）服药期间忌食肥甘厚味之物。

（五）验案精选

◈▷ 高某,男,7岁,2016年7月4日初诊。

主诉:咳嗽1月。

病史:患儿于1个月前无明显原因开始出现咳嗽,干咳无痰,伴咽干,暗哑,曾予雾化药雾化,口服小儿清肺化痰口服液,症状缓解不明显,现咳嗽有痰,不易咯出,咽干,纳可,大便正常。

查体:舌质红,苔黄燥,脉细,咽红,双肺呼吸音粗,未闻及干湿啰音。

诊断:咳嗽(阴虚肺热)。

治法:清养肺胃,生津润燥。

处方:沙参麦冬汤合泻白散加减。

桑白皮 6g	地骨皮 8g	射干 8g	沙参 8g
麦冬 8g	天花粉 6g	木蝴蝶 8g	黄芩 8g
甘草 6g			

水煎服,日1剂,连服6剂。

药后痊愈。

按语:小儿肺脏娇嫩,不耐寒热,若遇外感咳嗽,日久不愈,正虚邪恋,热伤肺津,阴津受损,阴虚生内热,热伤肺络,或阴虚生燥,而致久咳不止,干咳无痰,声音嘶哑。久咳久嗽,余热未清,耗伤肺阴,肺失宣肃,肺气上逆发为本证。阴津耗伤,无以上承者可见咽干,舌苔黄燥乏津,舌红脉细为阴虚之象。诸药相合,可使肺阴得复,咳嗽得平。

一二、小青龙汤合射干麻黄汤

（一）处方来源

小青龙汤:出自《伤寒论》;组成:麻黄、芍药、细辛、半夏、五味子、干姜、桂枝、甘草。功用:解表散寒,温肺化饮。主治:外寒里饮证。恶寒发热,头身疼痛,无汗,喘咳,痰涎清稀而量多,胸痞,或干呕,或痰饮喘咳,不得平卧,或身体疼痛,头面四肢浮肿,舌苔白滑,脉浮。

射干麻黄汤:出自《金匮要略》;组成:射干、麻黄、紫菀、款冬花、半夏、细辛、五味子、生姜、大枣。功用:宣肺祛痰。主治:痰饮郁结,气逆喘咳证。咳而上气,喉中有水鸡声。

（二）经验对方

组成:麻黄 6g、杏仁 10g、射干 10g、桂枝 10g、细辛 2g、干姜 8g、半夏 6g、五味子 10g、紫菀 10g、冬花 10g、甘草 6g。

功用:温肺散寒,化痰平喘。

主治:支气管哮喘,属寒哮证。证见:喘息,气促,咳嗽,胸闷,形寒肢冷,痰白清稀,不能平卧,苔白,脉弦。

方义:方中麻黄、桂枝相须为君,发汗散寒以解表邪,且麻黄又能宣发肺气而平喘咳,桂枝化气利水以利里饮之化。杏仁、射干、紫菀、冬花为臣,祛痰利肺、止咳平喘,干姜、细辛亦为臣,温肺化饮,兼助麻、桂解表去邪。然纯用辛温发散,恐耗伤肺气,故佐以五味子敛肺止咳、芍药和营养血,半夏燥湿化痰,和胃降逆,亦为佐药,甘草为使药,调和诸药。该方配伍严谨,散中有收,开中有阖,使风寒解,水饮去,宣降复,则诸症自平。

贾老将哮喘进行三期辨证论治,分别为发作期、持续期、缓解期。发作期痰气交阻,以邪实为患;持续期以痰阻正虚,虚实夹杂;缓解期肺、脾、肾虚弱,痰饮内伏,以虚为主。故贾老辨证哮喘以祛"痰"贯穿疾病始终。发作期贾老辨证以寒哮居多,寒哮多因天冷受凉,或冬季发病,寒冷刺激会使呼吸道抵抗力下降,继而诱发感染,故治疗以温肺散寒,化痰平喘之法,方用小青龙汤合射干麻黄汤加减。

（三）组方思想

1. 小青龙汤,重在辛散温化,必须是表寒引动内饮,水寒相搏,内外相引,饮动不居,水寒射肺,肺失宣降,痰多而稀方可使用。

2. 射干麻黄汤,宣肺祛痰。射干麻黄汤证是以痰饮郁结、肺气上逆为主要病机。

3. 小青龙汤是水寒之气上逆,为邪气实;后者为肺气上逆,是正气虚。两方合一,扶正祛邪兼顾。

（四）使用注意

1. **药量** 10g 为 6~7 岁小儿用药量,临床依年龄不同而增减药量。

2. **处方加减**

（1）外寒证轻者,可去桂枝,麻黄改为炙麻黄。

（2）鼻塞,清涕多者,加辛夷、苍耳子以宣通鼻窍。

（3）喘促明显者,加地龙解痉平喘。

3. **服用方法** 一般每日服用两次,早晚空腹各服一次。

4. **注意事项**

(1)阴虚干咳无痰或痰热,症见咳痰黄稠,舌苔黄,口渴,脉数者不宜使用。

(2)服药期间忌食鱼虾发物。

(五)验案精选

钱某,男,4岁,2016年11月28日初诊。

主诉:咳喘半月。

病史:患儿于2016年11月14日无明显原因开始出现咳嗽伴喘,曾雾化吸入药物后暂缓解,现咳嗽有痰,稀白泡沫痰,伴喘,不伴发热,大便正常。

查体:舌红苔白,脉滑。咽无红肿。双肺呼吸音粗,可闻及喘鸣音。

诊断:支气管哮喘(寒哮)。

治法:温肺散寒,化痰平喘。

处方:小青龙汤合射干麻黄汤加减。

炙麻黄 6g	杏仁 8g	射干 8g	细辛 2g
五味子 8g	姜半夏 6g	紫菀 8g	冬花 8g
干姜 4g	桂枝 4g	炒白芍 8g	甘草 6g
地龙 8g	苏子 8g		

水煎服,日1剂,连服6剂。

药后症状、体征消失。

按语:哮喘是一种反复发作的痰鸣气喘疾病。临床以发作时喘息,气促,胸闷,咳嗽,呼气延长,严重者不能平卧,呼吸困难,张口抬肩,摇身撷肚,唇口青紫为特征。本案患儿咳嗽,白痰清稀,咽无红肿,皆为寒痰阻肺,外寒内饮之象,故以小青龙汤合射干麻黄汤加减温肺散寒,化痰平喘,加炒苏子降气消痰以平喘止咳,又佐以地龙以解痉平喘,服药后症状消失。贾老总结仲景治咳喘之意,推新经典组合,干姜、细辛、半夏、五味子为治咳喘的黄金组合。干姜、细辛,内能温化水饮,外能散风寒,用干姜温脾肺之寒,使脾能散精上归于肺,肺能通调水道,下输膀胱,则水液在体内得以正常运行,不致停蓄为患;用细辛可温肺化饮,与干姜相配,俱辛味而散风寒;半夏辛温,具有燥湿化痰,降逆止呕之功效。五味子酸温收敛,止咳平喘,与干姜、细辛配伍使用,则散中有收,收中有散,相反相成,邪去而正不伤。《本经》言半夏"主伤寒寒热,心下坚,下气,消心腹胸膈痰热满结,咳嗽上气"。祛痰是治疗咳喘的重要治则,半夏燥湿化痰,仲景治咳喘饮逆较甚而喘息咳唾表现者,也多配伍半夏以加强燥湿化痰、降逆化饮之功效。细辛、干姜、半夏温散之物，恐其耗伤肺气、温燥伤肺，用五味子佐之。《内经》云"肺欲收，急食酸以收之""用酸补之"等这些用药原则，也阐明了酸味之品多有补肺和防肺气耗散的作用，也防姜、辛耗散肺气。故贾老认为凡见咳嗽、喘促及痰白清稀、口淡不渴、舌质淡、苔白滑者，均可于方中酌加姜、辛、夏、味以冀病之速愈。

一三、定喘汤合苏葶丸

（一）处方来源

定喘汤：出自《摄生众妙方·卷六》；由白果、麻黄、款冬花、桑白皮、紫苏子、甘草、杏仁、黄芩、半夏组成；功用：宣肺降气，祛痰平喘。主治：风寒外束，痰热内蕴。痰多气急，痰稠色黄，哮喘咳嗽，舌苔黄腻，脉滑数者。

苏葶丸：出自《医宗金鉴》；由葶苈子、紫苏子组成；功用：泻肺定喘。主治：饮邪攻肺，喘满不得卧，面身水肿，小便不利。

（二）经验对方

组成：白果 10g、炙麻黄 6g、款冬花 10g、桑白皮 10g、紫苏子 10g、甘草 6g、杏仁 10g、黄芩 10g、半夏 10g、葶苈子 10g。

功用：降气涤痰，平喘止咳。

主治：风寒外束，痰热内蕴。热哮痰涎壅盛，肺气上逆，肺炎喘嗽，喉间痰鸣哮吼有声，发热面赤，胸膈满闷，痰多气急，痰稠色黄，舌质红苔黄，脉滑数者。

方义：本方证病位在肺，属太阴病，病理基础是痰热蕴肺，诱因或为遇"寒""风""痰""热"或"寒痰遏热"，肺失宣降而发。临床以咳喘痰多气急，痰稠色黄，或微恶风寒，舌苔黄腻，脉滑数者为主症，即痰热内蕴、风寒外束之证。定喘汤专治病名最早见于明代《扶寿精方·痰门》"定喘汤专治齁喘，取效甚速。"本方专治齁喘，齁喘者，喘而喉中有痰鸣声，即所谓哮喘。其病缘于素有痰浊内蕴，又逢风寒束表，肺失宣降，痰气郁阻，郁而化热，而成风寒外束，痰热内蕴之哮喘证。治宜散寒宣肺，清化痰热，止咳平喘。方用麻黄发散风寒，又宣肺平喘。配白果，敛肺气，化痰浊，定喘嗽。二药相伍，既可增强止咳平喘之效，又因其一散一收，则可使宣散不致太过，收敛不致留邪，且散收相配，正适肺司开阖之职，则有异曲同工之妙。故以二药为君。臣以桑白皮清肺消痰，降气平喘；黄芩清泄肺热。杏仁利肺化痰止咳；半夏燥湿化痰，降逆消痞；冬花润肺下气，止咳化痰。使以甘草，调和诸药。诸药相合，使外寒散而肺气宣，痰热清而喘自平,但总以清化痰热,止咳平喘为主,故适于外寒较轻,痰热内蕴较重之哮喘证。苏葶丸由紫苏子、葶苈子组成。紫苏子可祛痰定喘,葶苈子能逐饮利水,泻肺定喘,进一步加强平喘功效。贾老言紫苏子为降气圣药,降气消痰,止咳平喘。葶苈子泻肺热、逐痰水,为治肺要药。

（三）组方思想

1. 定喘汤全方宣降结合,清肃肺气,化痰平喘,使肺气之宣降、治节功能得以恢复,痰热得清,则喘咳、痰多症自除。全方以宣、降、清立法,宣降相协,佐之清法,共奏开肺平喘化痰之精妙。

2. 苏葶丸源自《医宗金鉴》"痰饮壅逆因作喘,痰饮苏葶滚痰从,停饮喘息不得卧,泻饮降逆用苏葶"。由紫苏子、葶苈子组成。紫苏子,《本经逢原》言其"性能下气,故胸膈不利者宜之",贾老言紫苏子为降气圣药,降气消痰,止咳平喘。葶苈子大苦、大寒,作用峻猛,《本经》言:"主癥瘕积聚……破坚逐邪,通利水道",故凡水气坚留一处有碍肺降,宜用之。

3. 二方合用,既宣肺降气平喘,又泻肺定喘,共奏降气涤痰,平喘止咳之功。

（四）使用注意

1. **药量**　10g 为学龄儿童常规用药量,临床依年龄、体重及病情轻重不同而加减药量。

2. **处方加减**

（1）喘急加地龙、僵蚕清热解痉、涤痰平喘。

（2）痰多者加胆南星、竹沥豁痰降气。

（3）咳甚加蜜百部、蜜款冬花宣肺止咳。

（4）热重选加黄芩、鱼腥草清热解毒。

（5）便秘加瓜蒌仁、大黄降逆通腑。

3. **服用方法**　服药时间以空腹或饭前为佳。

4. **注意事项**

（1）新感风寒,无汗而喘,内无痰热者不宜用;哮喘日久,气虚脉弱者不宜用。

（2）服药期间禁食生冷、黏腻、海鲜发物。

（五）验案精选

张某,男,4岁,2017 年 11 月 20 日初诊。

主诉:咳喘 3 天。

病史:5 天前患儿发热,经治疗后热退,现咳嗽,喉间痰鸣,痰黏色黄难咳,伴有喘息,夜间症状加重,鼻塞流黄涕,纳差,大便干,日一行。既往有哮喘史。

查体:呼吸略促,咽红,扁桃体无肿大,两肺呼吸音粗糙,可闻哮鸣音及痰鸣音,未闻及细小湿啰音,心律齐,腹部胀满。舌质红,苔黄微腻,脉滑数。

诊断:支气管哮喘发作期,热哮。

治法:清肺涤痰,止咳平喘。

处方:苏葶定喘汤加减。

蜜麻黄 4g	白果 4g	蜜款冬花 8g	姜半夏 6g
蜜桑白皮 6g	紫苏子 6g	葶苈子 6g	杏仁 6g
黄芩 8g	桔梗 6g	浙贝母 8g	地龙 6g
甘草 3g			

5 剂,水煎服,日 1 剂,分多次少量温服。

二诊:1 周后,患儿咳喘明显减轻,有痰色黄,偶流涕,纳呆,大便仍干结,2 日一行。舌淡红苔白,脉滑。双肺呼吸音粗,未闻及哮鸣音及痰鸣音。前方加射干 8g、瓜蒌仁 8g。水煎服,日 1 剂,连服 5 剂,症状、体征消失。

按语:本患儿咳嗽伴有喘息、痰多气急、痰稠色黄、舌红苔黄腻、脉滑数等为典型的痰热内蕴所致的热哮。方中加地龙可解痉平喘通络,据现代药理研究发现,蜜麻黄、地龙对支气管平滑肌痉挛有较好的解痉作用。

一四、知柏地黄汤合银翘散

(一)处方来源

知柏地黄汤:出自《医宗金鉴》;组成:熟地黄、山茱萸、山药、泽泻、茯苓、丹皮、知母、黄柏;功用:滋阴降火。主治:阴虚火旺而致的骨蒸劳热,虚烦盗汗,腰脊酸痛,遗精等证。

银翘散:出自《温病条辨》;由连翘、金银花、苦桔梗、薄荷、竹叶、生甘草、荆芥穗、淡豆豉、牛蒡子组成;功用:辛凉透表,清热解毒。主治:温病初起。发热无汗,或有汗不畅,微恶风寒,头痛口渴,咳嗽咽痛,舌尖红,苔薄白或薄黄,脉浮数。

(二)经验对方

组成:知母 8g、黄柏 8g、生地 8g、山药 8g、山茱萸 8g、金银花 8g、连翘 8g、桔梗 8g、牛蒡子 8g、山豆根 4g、射干 8g、甘草 6g。

功用:滋阴降火,解毒利咽。

主治:慢乳蛾,证属阴虚火旺。症见喉核反复化脓、肿大,咽中不利、如有物阻,或咽干咽痛,干咳少痰,可伴有低热、口臭、盗汗,大便干结。舌红少苔,脉细数或指纹青紫。

方义:《疡科心得集·辨喉蛾咽痛论》记载:"夫风温客热,首先犯肺,化火循经,上逆入络,结聚咽喉"。咽喉是肺胃的门户,故小儿柔弱娇嫩之躯感受外邪,咽喉首当其冲。热毒搏结喉核,故其红肿疼痛、溃烂化脓。又因小儿的生理病理特点,导致其易反复为病,病久则灼伤阴液,肺、胃、肾之阴渐损,致正虚邪恋,故邪阻气滞,痰瘀互结,见喉核漫肿,日久不消,咽喉不利,干咳少痰,咽中有异物感。乳蛾本病实火易治,虚火难医。方中知母、黄柏为滋阴降火的要药;生地黄、山药、山茱萸,滋养肺脾肾之阴;金银花、连翘辛凉宣透风热,使邪外出,又可解毒散结消脓;桔梗、牛蒡子、山豆根、射干能升能降,清热泻火,利咽消肿;甘草清热解毒,调和诸药。全方既从本而治,补其不足,又兼治其标,损其有余,寓调于治,以达防止反复发病之效。

咽喉为人体之"要塞",扁桃体值守门户。每每有外邪入侵,扁桃体首先受累。在中医看来,这是由于其所处的位置与脏腑经络循行密切相关。咽喉为经络循行的要道,《内经》中有记载手足太阴经、手足阳明经、手足少阳经、任脉、督脉、冲脉皆循于咽喉。脏腑功能的协调与否会影响其功能状态的好坏,脏腑功能失调,阻滞经脉,邪壅咽喉,故而发病。

临床应用:治疗小儿反复化脓性扁桃体炎、慢性咽炎等证属阴虚火旺者。

(三)组方思想

1. 知柏地黄汤滋养虚损之阴。《石室秘录》记载:"阴蛾之症乃肾水亏乏,火不能藏于下,乃飞越于上,而喉中关狭,火不得直泄,乃结成蛾",故对于阴虚火旺者,以滋阴降火为首要治法。

2. 银翘散清消蕴结之火。本病反复发作多因外感风热之邪,热毒结于咽喉,热灼伤阴,故常伴咽干咽痛,咽中梗物感,隐窝口有黄白色脓点,遂有清消蕴结热毒,透邪外出的必要。

3. 清咽利喉组药:桔梗、牛蒡子、山豆根、射干为贾老常用的一组药,有清热利咽的功效。桔梗苦、辛、平,归肺、胃经,可利咽排脓,疗咽喉痛;牛蒡子辛、苦、寒,归肺、胃经,透发郁热,清泄热毒,消利咽膈;山豆根苦寒,归肺、胃经,《本草求真》称之"清心降火利咽,功专清心保肺,降阴经火逆,解咽喉肿痛第一要药";射干味苦性寒,清热解毒,消痰利咽。此四药相合,加大了作用于咽喉局部的功效,使清利咽喉之效更捷,针对性更强。

4. 全方清、补、消、散同用,针对整体体质与局部症状共同施治,临床疗效良好。

(四)使用注意

1. 药量 8g为6岁小儿常规用药量,临床依年龄及病情不同而增减药量。

2. 处方加减

(1)扁桃体肿大甚者,加大清热化痰散结之力,加浙贝母10g、夏枯草10g。

(2)伴有积滞、大便干硬者,加玄参8g、麦冬8g、郁李仁8g、焦三仙各8g等增水行舟。

(3)频有清嗓子症状者,加蝉蜕6g、僵蚕8g。

3. 煎煮及服用方法 本方所用药物先冷水浸泡半小时,后煎煮半小时左右为宜,煎两次,兑服。一日一剂,早晚空腹温服。

4. 注意事项

(1)急性发作期不可用此方。

(2)山豆根本药有小毒,一般用量为4~6g,不可盲目追求疗效而过量使用。

(五)验案精选

❀ **案1:**张某,女,3岁6个月,2015年7月6日初诊。

主诉:反复化脓性扁桃体炎6个月。

病史:患儿近半年来每月均有扁桃体化脓,伴发热,便秘,均采用输液治疗。来诊症见:双侧扁桃体Ⅱ度肿大,未发热,无咽痛,时有盗汗,夜晚磨牙,大便秘结,2日一行。

查体:双侧扁桃体Ⅱ度肿大,色淡红。舌质红,苔黄厚腻,脉滑。

诊断:慢乳蛾(阴虚火旺)。

治法:滋阴清热,消肿解毒。

处方:以知柏地黄汤合银翘散加减。

知母8g	黄柏8g	生地黄8g	山药8g
山茱萸8g	金银花8g	连翘8g	牛蒡子8g
桔梗8g	山豆根4g	射干8g	夏枯草8g
玄参8g	焦三仙各8g	甘草6g	麦冬8g

水煎服,日1剂,连服6剂。

二诊:患儿药后大便通畅,每日1~2次,仍有盗汗,磨牙,舌红苔白厚。前方减山豆根,加板蓝根8g。水煎服,日1剂,继服10剂。

三诊:时隔4个多月后患儿以"咳嗽1周"为主诉前来就诊,症见咳嗽夜重,痰多色黄,大便正常,偶有磨牙,盗汗止,且4个多月来扁桃体炎未发作,查体可见扁桃体仅Ⅰ度肿大,无充血。首方减生地黄、山药、山茱萸,加百部8g、姜半夏6g、川贝母8g。水煎服,日1剂,连服6剂。

按语:《咽喉脉证通论》记载:"有一种名根脚喉风……或一年一发,或半年一发,或一二月数发,根留于中,不能尽去,一时难愈。"此段论述就是表明了慢性扁桃体炎反复发作,不易根治的特点,正如本案中的患儿半年来几乎每月均有发作。故贾老予以滋阴清热,消肿解毒之法,用知柏地黄汤合银翘散加减。因其还伴有盗汗、便干明显的阴虚燥结之象,故加用玄参、麦冬、焦三仙以滋阴降火,消食导滞,病久反复多次,痰毒内结,加夏枯草清热解毒散结。二诊畏山豆根之毒性,故去之;加入板蓝根,因其可凉血解毒利咽,同时药理实验表明其内含有多种抗病毒物质,有良好的抗菌抗病毒作用。三诊时可见药后患儿症状基本痊愈,亦有4月未发作,以咳嗽为主诉前来就诊,贾老去地黄、山药、山茱萸,此三味药性偏补,恐滋腻留邪;加入百部、姜半夏、川贝母增止咳化痰之效。

贾老临证中常常强调,中医不可盲目尊古尚古,排斥西医,其实这两者有时可以互证,共同进步的。就如"根留于中,不能尽去"这是古人的认识,西医则从解剖和发病机制更好地解释了这一点。扁桃体,一般指腭扁桃体,其内含淋巴滤泡和结缔组织网,表面无完整被膜,由其表皮向内陷入形成盲管,外口称为隐窝口,有8~20个之多。而细菌、病毒极易在隐窝内繁殖,形成脓肿,不易排尽,故造成本病迁延难愈,反复发作。针对此种情况,贾老指出要寻找合适的时机"火上浇油"。这个说法十分形象,在慢性扁桃体炎患儿的一次急性发作时,运用银柴退热汤合透脓散,再酌加黄芪、肉桂之品以益气托毒,将深藏于隐窝内的脓毒排尽,以绝其患。贾老在临床实践中常用此法,良效甚佳,使很多患儿避免了手术之苦。多数经过一段时间的调理后,在很长一段时间内不再复发,且扁桃体均有不同程度的缩小。

 案2:任某,女,8岁,2015年4月3日初诊。

主诉:清嗓2年。

病史:患儿近2年来清嗓频繁发作,不伴眨眼、口角抽动、耸肩等,平素纳食一般,大便干硬。来诊症见:清嗓子,便秘。

查体:咽充血,咽后壁淋巴滤泡增生显著。舌质红苔白,脉细。

诊断:慢性咽炎(虚火喉痹)。

治法:滋阴降火,解毒利咽。

处方:以知柏地黄汤合银翘散加减。

麦冬 10g	生地黄 10g	玄参 10g	金银花 6g
连翘 6g	牛蒡子 6g	桔梗 6g	北豆根 4g
僵蚕 10g	板蓝根 6g	浙贝母 10g	甘草 6g
射干 10g	蝉蜕 4g		

水煎服,日 1 剂,连服 10 剂。

二诊:药后患儿症状减轻,咽后壁淋巴滤泡增生渐消退,余无不适。上方加知母 10g、黄柏 10g。水煎服,日 1 剂,继服 10 剂。

三诊:药后患儿症状持续减轻,咽后壁淋巴滤泡增生基本消退,偶见清嗓。首方加知母 10g、黄柏 10g、夏枯草 12g。水煎服,日 1 剂,继服 10 剂,巩固疗效。

按语:慢性咽炎属于中医"喉痹"范畴,因其部位与扁桃体相近,同在咽喉部,故证属阴虚火旺者亦可用本方加减治之。"异病同治"是中医药治疗的一大特色。本病多因急性咽炎反复发作或临近器官慢性炎症(鼻炎、扁桃体炎、腺样体肥大等)的影响所致。患儿常以清嗓,吭吭作声,咽中有异物感为主诉前来就诊。查体可见咽部黏膜弥漫性充血、增厚以及咽后壁淋巴滤泡增生。贾老指出:小儿肺脾常虚,易感外邪,邪稽留不去,伤阴耗气,本病以阴虚肺热多见。故贾老以知柏地黄汤合银翘散加减治疗,更加用玄参、麦冬滋阴清热,清中有补;蝉蜕、僵蚕疏风解痉;浙贝母、夏枯草清热化痰,散结消肿,临床收效良好。

贾老强调对于此类患儿,其往往合并有鼻炎、鼻窦炎、腺样体肥大等病证,医者要认识到这一点,多病合治,防止反复,方可取得长效。

一五、消瘰丸合连翘散坚汤

(一)处方来源

消瘰丸:出自《医学心悟》卷四,又名消疬丸;组成:玄参、煅牡蛎、贝母各四两,为末,炼蜜为丸,每服三钱,日两次;功用:清热化痰,软坚散结。主治:瘰疬、痰核等。

连翘散坚汤:出自《兰室秘藏·疮疡门》;组成:柴胡、龙胆草、土瓜根、黄芩、当归、莪术、三棱、连翘、芍药、炙甘草、黄连、苍术;功用:清热散结,泻火解毒,活血祛瘀。主治:耳下或至缺盆、或肩上、或两胁生疮,坚硬如石,动之无根,或已流脓,或疮未破者。

（二）经验对方

组成: 金银花 12g、连翘 12g、玄参 10g、生牡蛎 10g、浙贝母 10g、柴胡 6g、黄芩 10g、三棱 6g、莪术 6g、黄连 6g、夏枯草 12g、苍术 8g、当归 8g、生甘草 6g。

功用: 清热散结,泻火解毒,活血祛瘀。

主治: 瘰疬,痰核,臖核,颈痈。颈淋巴结炎,腋窝淋巴结炎。

方义: 该方由消瘰丸合连翘散坚汤化裁,减去土瓜根、芍药、龙胆草,加入金银花、夏枯草而成。本方治证,多因外感风温、风热之邪,夹痰蕴结于少阳之络所致。或因肝胃火毒上攻,夹痰凝结而成。病久常易痰瘀互结,肿块久不消散。方用金银花、连翘清热解毒,消肿散结,外科常用于治疗疮疡疖肿;黄芩、黄连清热泻火解毒并为君药(方中君药不固定,随主证变化而变)。《医学心悟》说:"消瘰丸,此方奇效,治愈者不可胜计,予亦刻方普送矣。"牡蛎化痰软坚,以散结块,煅用收敛作用大,以生用为好。玄参清热解毒,与金银花、连翘同用,增强消肿散结之功。浙贝母清热散结化痰。程国彭认为,瘰疬属肝病,肝主筋,肝经血燥有火,则筋急而生瘰疬,多生于耳前耳后,属于肝之部位。夏枯草清肝火,养肝血,散郁结,为治痰火郁结所致瘰疬要药。三棱、莪术、当归活血祛瘀,行气止痛。当归治痈疽疮疡,初起能消肿,已溃能排脓,溃后可生肌。柴胡和解少阳,疏肝解郁退热,因颈部为少阳络脉循行之地,亦为引经之药。本方苦寒药稍多,加入辛苦温之苍术,既顾护脾胃,又不碍散邪,是为佐制之用。甘草泻火解毒,缓急止痛,调和诸药。

李东垣《兰室秘藏·疮疡门》载"连翘散坚汤,治耳下或至缺盆或肩上生疮,坚硬如石,动之无根,名曰马刀,从手足少阳经中来也。"在他的《东垣试效方》中又有连翘散坚散,经核对其主治、组成、剂型、用法皆相同,属同一首方剂。

临床应用: 用治痈疽疮疡肿毒,瘰疬痰核初期,证见发热畏寒,局部红肿高大,范围局限,根脚收缩,疼痛剧烈等属于阳证者。尤适用于治疗小儿颈部淋巴结炎、胸肌淋巴结炎等。

（三）组方思想

1. 消瘰丸功效长于化痰、软坚散结,药力平缓;连翘散坚汤清热解毒、泻火之功尤著,作用迅疾,两方合用是功用互补,缓急相济,更适合病情。土瓜根即土瓜,为旋花科鱼黄草属植物山土瓜的块根。块根大,呈球形、卵圆形或椭圆形不等,因其块根常相连成串,外形似瘰疬状,古人常以"形"治"形"。该药产于云、贵、川,北方稀缺。龙胆草大苦大寒,燥而不润,恐燥血伤气反助其热。白芍酸收,大抵酸涩者多为收敛停湿之剂。这是上述三药减去的原因。

2. 夏枯草,微苦、微辛、微寒、无毒,气禀纯阴,得冬至少阳之气而发,一交盛阳阴气尽则枯,能解内热,清肝火,散郁结,专散痰核鼠疮。治瘰疬不问已溃未溃皆可用。

3.《洞天奥旨》说:"疮疡必用金银花者,以金银花能消火毒也。"疮疡初起,用其止痛;疮疡溃破,用其排脓;疮疡收口,用其起陷。故疮疡一门,舍金银花无第二品。

4. 体表痈疡疮毒之患,其发展过程可分为三个阶段,即初起、脓成和溃后,分别采用消、托、补三法。要把治疗重点放在初起,用消法为主,清热解毒,消肿散结,防深入、防扩展、防成脓,可使热清毒解、肿消结散,省去手术切开之苦,最为上策。

(四)使用注意

1. **药量**　前述剂量为 6~7 岁小儿常用量,可随年龄大小及病情轻重酌情加减。金银花和夏枯草用量宜大,夏枯草可大至 20~30g。《洞天奥旨》:"诚以金银花少用则力单,多用则力厚而功臣也。"所以金银花可用 10~30g。放胆用之,方为妙药,能收卓效。

2. **处方加减**

(1) 发热恶风寒,周身拘倦者为兼有风邪,柴胡加量,可用至 12g。疮疡初起,表证明显者必加防风,以透达外邪,与柴胡配用,更能降温解热。

(2) 局部红肿而硬,按之微热,痛势不甚者,为邪热炽盛、脓未成。金银花、黄芩、黄连用量宜偏重,以增强解热解毒泻火之力。

(3)《内经》说:"热胜则肉腐,肉腐则为脓。"发热时间较长,肿块不缩小,肿疡不能消散会成脓。要密切关注肿块,详细辨别成脓与否。验之之法,以指端按压肿块局部,最热、最痛、最软之处即是成脓之处。成脓后脉象多洪数。当此之时,加入炮山甲、皂刺、漏芦通行经络,透脓溃坚,使疮疡毒气随脓而泄。

(4) 热退、肿块变小、皮色暗红,多为痰瘀互结不散,重用三棱、莪术、当归,再加鳖甲、海藻、昆布软坚散结。

(五)验案精选

➤ 孔某,女,9 岁,2015 年 4 月 2 日初诊。

主诉:发热伴右颈肿块 10 余天。

病史:病发于 2015 年 3 月 20 日。初起右颈疼痛,扭头时明显,摸之有肿块,继之发热畏寒,体温高达 39.6℃,肿块逐渐增大如鸡卵,疼痛,精神倦怠,食欲减退。就诊于某医院,做胸部 X 线检查未见异常,血沉正常,结核菌素试验阴性,血常规白细胞总数 $12.7 \times 10^9/L$,诊为急性颈淋巴结炎。给予静脉点滴头孢类抗生素等 5 天,病情有缓解,体温降至 37.6℃,但肿块缩小不理想遂来诊。

查体:体温 37.6℃,右颈后淋巴结肿大,约鸡蛋大小,皮色不变,触之较硬,压痛,表面光滑,活动尚好,与周围组织无粘连。咽淡,扁桃体Ⅰ度(双),苔白厚,脉滑数。

诊断:急性单纯性颈淋巴结炎(颈痈)。

治法:清热解毒,消肿散结。

处方:以消肿散结汤加减。

金银花 12g	连翘 12g	玄参 10g	生牡蛎 15g
浙贝母 10g	柴胡 10g	黄芩 10g	三棱 6g
莪术 6g	黄连 6g	夏枯草 15g	当归 8g
炒苍术 8g	生甘草 6g		

4 剂,水煎服,日 1 剂。

二诊:体温降至 36.3℃,精神、饮食增加,颈部肿块明显缩小,大如杏核,表皮有褶皱,局部痛感大减。前方柴胡减为 6g,减去生甘草,加海藻 10g、昆布 10g。4 剂,水煎服,日 1 剂。

三诊:淋巴结缩小至黄豆大小,告愈。

按语:颈淋巴结炎系化脓性细菌如金黄色葡萄球菌、溶血性链球菌等侵入颈部淋巴结而引起的急性炎症。属于中医学的颈痈(俗名痰毒),《医宗金鉴·外科心法要诀》称夹喉痈(颌下淋巴结炎)。病情较重者或治疗不当会发展为广泛的蜂窝织炎,或淋巴结中心变质、坏死及化脓。

本病多发于儿童。多因风温痰热而发,或因肝胃火毒上攻,夹痰凝结而成。乳蛾、口疮、疮疖等常能诱发。病初常有明显的风热、风温外感症状。治法以清热、解毒、散邪为主,既祛邪毒外出,又防里热炽盛,肉腐为脓。表解热退后,以化痰、软坚、散结为主,并继续追余邪、清余热,金银花、连翘、黄芩、黄连须重用。

辨治中要注意和痄腮鉴别。痄腮多发于腮部,常见双侧发生,漫肿少痛,永不化脓。如有多个淋巴结肿大,要注意排除结核性淋巴结炎。

一六、知柏地黄汤合清胃散

(一) 处方来源

知柏地黄汤:出自《脉因证治》;组成:熟地黄、山茱萸、山药、泽泻、茯苓、丹皮、知母、黄柏;功用:滋阴降火。主治:阴虚火旺而致的骨蒸劳热,虚烦盗汗,腰脊酸痛,遗精等证。

清胃散:出自《兰室秘藏·口齿咽喉方》;组成:当归身、黄连、生地黄、牡丹皮、升麻;功用:清胃凉血。主治:胃中积热。牙痛牵引头部,满面发热,其齿喜寒恶热;或牙龈红肿,溃烂出血;或唇口腮颊肿痛;或口气臭热,口舌干燥,舌红苔黄,脉滑大而数。

(二)经验对方

组成:知母8g、黄柏8g、生地黄8g、山茱萸8g、山药8g、当归8g、黄连4g、生石膏10g、牡丹皮8g、赤芍8g、升麻6g、甘草6g。

功用:滋阴泻火,清热凉血。

主治:口疮反复发作,时轻时重,病程较长,溃疡表面色黄白,周围色微红,时有疼痛,影响进食,易疲乏,可伴有口干,齿龈肿痛,虚烦盗汗,大便干结。舌红少苔,脉细数。

方义:本方是治疗小儿口疮证属阴虚火旺,虚实夹杂的经验对方。小儿为纯阳之体,易患热病,热病日久极易伤阴,或小儿"肾常不足",其阴易受损,心肾阴虚,水不制火,则虚火上炎。而足少阴经循喉咙,连舌本,散舌下,心开窍于舌,上炎之火熏蒸口舌,故口舌起疮、疼痛。脾开窍于口,脾胃之火循经外发,亦可见唇舌起疮肿痛。阴液亏虚,无以上乘,故口干;下达无源,大肠失润则大便秘结。《医贯》曰:"口疮上焦实热,中焦虚寒,下焦阴火,各经传变所致,当分别而治之。"故针对此种阴虚火旺之口疮,贾老治以滋阴泻火,凉血清热,标本同治。方中知母、黄柏苦寒,沉阴下降,共为君药,善泻上浮之虚火。李时珍曾论述:"知母佐黄柏,滋阴降火,有金水相生之义"。臣以生地黄、山药、山茱萸滋补脾肾之阴精;牡丹皮、赤芍凉血清热;当归和血养血;黄连泻胃腑之火,生石膏泄热通便;升麻升而能散,清热解毒,宣达伏火;甘草一可清热解毒,二可调和诸药。

由于小儿易虚易实的病理特点,其口疮反复发作或迁延不愈者,究其病因病机,此当属虚实夹杂。《寿世保元·口舌》中有言:"口疮,连年不愈者,此虚火也。"而本病单纯因为体质虚弱,肝肾不足者仅占十之二三,更多的应属本虚标实,恢复期以阴虚为本,发作期以胃火为标。以阴虚为本,需"壮水之主以制阳光";以胃火为标,应"实则泻之"。两方合二为一,其中知柏地黄汤可滋阴以降火,清胃散能清热而泻火,补泻同施,标本同治。

临床应用:治疗小儿反复性口腔溃疡、各类口炎、口角炎、齿龈舌颊肿痛等疾病,其证属阴虚火旺者。

（三）组方思想

1. 知柏地黄汤滋阴降火,因小儿体禀虚弱或久病伤阴,肝肾不足,水不制火,虚火上浮,故而口疮反复发作或迁延不愈,此为病之本。"治病求本",故以知母、黄柏加三补(生地黄、山药、山茱萸)以滋肾阴。

2. 清胃散清热凉血,口疮常因饮食不当、劳累而时有发作,虽以阴虚为本,发作之时亦有实火夹杂,常有溃烂出血,口舌干燥,口气臭热,舌红苔黄等症状,故需兼治其标,酌加清热凉血之品。

3. 全方寒温同用,补泻并施,标本同治。

（四）使用注意

1. **药量** 8g 为 6 岁小儿常规用药量,临床依年龄及病情不同而增减药量。

2. **处方加减**

（1）两方都可清热,方中用生地黄而非熟地黄,是因为熟地黄偏温补,长于补血益精填髓,而生地,色黄味甘性寒,专入脾胃,散血清热,虽壮水实则偏长清胃。

（2）溃疡面久不愈合者,加入白及敛疮生肌。

（3）生石膏在本方中既可泻热,又能通便,用量要大,一般可用至 12~15g。

（4）盗汗明显者可加生龙骨 15g、生牡蛎 15g,此二味药需要先煎煮 30 分钟。

（5）可加入肉桂,引火归元。

3. **煎煮及服用方法** 本方中石膏先煎煮 30 分钟,后纳入其他药物,再煮 30 分钟,煎煮两遍为宜。本药宜饭前半小时服用,早晚温服。必要时可在口中稍微含漱后再服下。

4. **注意事项**

（1）本方不可盲目久服。

（2）本病与生活饮食习惯关系密切,要注意清淡饮食,减少酸、辣、硬、烫、油腻等刺激性食物的摄入,可适当补充维生素 B 族,尤其是维生素 B_2。

（3）脾胃虚寒者忌服。

（五）验案精选

✍ 王某,女,4 岁,2014 年 4 月 21 日初诊。

主诉: 反复起口腔溃疡 1 年余。

病史: 患儿近 1 年口腔溃疡反复难愈,时有加重。来诊时症见:口腔内有数个溃疡面,中央黄白,周围暗红,口干,不喜饮水,挑食,纳差,平素便秘,夜眠不稳。

查体: 下唇内、右颊部黏膜散在溃疡 3 个,约 2mm×3mm 大小。舌红少苔,脉细。

诊断: 细菌感染性口炎(口疮,阴虚火旺)。

治法: 滋阴降火,清热凉血。

处方: 知柏地黄汤合清胃散加减。

知母 8g	黄柏 8g	生地黄 8g	山茱萸 8g
山药 8g	当归 8g	生石膏 10g	黄连 3g
牡丹皮 8g	赤芍 8g	升麻 6g	甘草 6g

水煎服,日 1 剂,连服 6 剂。

二诊: 药后症状稍减,大便转软,2 日一行。上方加玄参 8g、郁李仁 6g。水煎服,日 1 剂,连服 6 剂。并嘱其清淡饮食,合理搭配,种类多样。

三诊: 近半月后患儿复诊时,口腔溃疡已愈,且近一周未有发作,偶见夜眠不实,烦躁哭闹,大便仍稍干。首方加前胡 8g、酒黄精 15g、玄参 8g,继服 10 剂。

于 1 年后随访,药后患儿痊愈。

按语: 口腔溃疡反复发作,其发病机制尚未完全明确,西医认为其主要和免疫功能异常、维生素 B 的缺乏、细菌感染、变态反应、内分泌失调以及遗传因素等有关。本病属中医"口疮"范畴,认为其病因病机有三:一是心火上炎,二是脾胃积热,三是虚火上浮。由于前二者常常不易区分,故合而治之,遂有泻黄散合导赤散加减以同清心脾积热。而本案患儿反复发作,且有遗传因素,属素体阴虚不足,又加之现代社会快餐盛行、其多食炙烤油腻之物,致使阴液愈虚,阴火内生,熏蒸口舌而发病。贾老予以知柏地黄汤合清胃散加减,一方面滋其不足之阴,另一方面清其上炎之火,共同使之达到水火阴阳平衡的状态。二诊患儿症状减轻,说明方药对症,故守方继服,大便干结稍有改善,故加玄参、郁李仁以滋阴润肠通便。三诊时患儿口腔症状基本已愈,偶有夜眠不安,故以首方加药,巩固疗效。贾老提示:前胡味苦,微寒,可下气消痞,气下则火降。若见小儿夜间睡眠不稳、哭闹时可辨证后加之使用。其治疗小儿夜啼,效果甚好。还有黄精此药,性味甘平,肺脾肾三脏俱补,其对小儿夜啼夜惊、自汗盗汗、五迟五软均有良效,贾老于临证中对其总结:"小儿虚证,不离黄精"。

此外,对于本病的摄养调护是十分重要的。贾老曾强调:"了解一个患病的人,远比了解一个人患了什么病更为重要。"这也是我们常说的要"以人为本"。所以了解这个患病之人的饮食、起居等就必不可少了。对于年幼的患儿,我们应从对其家长的问诊中获取相关信息,并加以指导,使之获得科学、合理、正确的喂养方式,可能点滴的改变就会使事半功倍。反复口腔溃疡的患儿于平时生活中要注意:一保持口腔卫生,避免口腔黏膜损伤;二营养均衡,不挑食,肉、蛋、奶、鱼类多种搭配;三宜多食西红柿、香蕉、菠菜等富含维生素B的水果蔬菜;少食或不食辛辣、油腻、质地坚硬等容易诱发口腔溃疡的食物。

一七、泻黄散合导赤散

(一)处方来源

泻黄散:出自《小儿药证直诀》;由藿香、山栀、石膏、甘草、防风组成;功用:清心养阴,利水通淋。主治:脾胃伏火。口疮口臭,烦渴易饥,口燥唇干,舌红脉数,以及脾热弄舌等。

导赤散:出自《小儿药证直诀》;由木通、生地黄、生甘草梢、淡竹叶组成;功用:泻脾胃伏火。主治:心经热盛。心胸烦热,口渴面赤,渴欲饮冷以及口舌生疮,或心热移于小肠,而见小溲赤涩刺痛。

(二)经验对方

组成:藿香10g、栀子10g、石膏10g、防风10g、生地8g、淡竹叶10g、黄连4g、升麻10g、甘草6g、炒三仙各12g。

功用:清心经之热,泻脾胃伏火。

主治:心胸烦热,口渴面赤,渴欲饮冷,口舌生疮、口臭以及疼痛拒食,口唇干燥,小便短赤,舌红脉数。

方义:火性燔灼,火热为病,热象显著,表现以发热、脉数为特征;火为阳邪,其性上炎,舌为心之苗窍,心火上炎,则见舌尖红赤疼痛,口舌生疮等,胃火炽盛,可见齿龈肿痛等;火邪蒸腾于内,易迫津外泄,耗伤阴液,故临床表现除热象外,往往伴有口渴喜饮、咽干、小便短赤、大便秘结等;火邪易扰心神,心主血脉而藏神,则见心烦失眠。隋·巢元方《诸病源候论》中云:"心气通于舌,脾气通于口,热乘心脾,气冲于口与舌,故令口舌生疮。"指出口疮之病与心脾热盛有关。方中石膏清热泻火,清泄脾胃之积热;栀子清泄三焦之火,使热从小便出;防风取"火郁发之"之意,其性升阳,发散脾中伏火;藿香芳香悦脾,理气和中,振复脾胃之气机,并助防风以升散脾中伏火;生地清热凉血;黄连苦寒入心脾,走血分,泻心脾之火,清热燥湿;升麻甘辛,升散脾胃之清阳,清解阳明之热毒;淡竹叶清心泻火而利水,引热下行;甘草甘平和中泻火,调和诸药。

口疮是小儿脾胃系统疾病中较常见的一种,小儿口疮的主要病变脏腑在心、脾,虚证常涉及肾。舌为心之苗窍,诸痛痒疮皆属于心,脾开窍于口,脾脉挟舌本,散舌下,故口疮为患与心脾关系最为密切。明代万全在《育婴家秘》中提出小儿"心常有余",指小儿患病后心火易炽,心经易热的特点;"脾常不足",指小儿脾胃运化功能较弱,不能运化腐熟过多的饮食水谷,易蕴而化热。故本病的发生往往由于感受外邪或饮食肥厚辛辣等内蕴化热而成。

临床小儿口疮大多数属于心脾积热型,除了热象外,往往患儿还伴有口渴喜饮、咽干、小便短赤、大便秘结等症状,少数会有低热。小儿为纯阳之体,感受外邪,易从阳化热,加之心常有余,易受阳邪侵袭,心火上炎,首犯于苗窍,则口舌生疮;脾常不足,津液受热邪煎灼,脾气通于口,则咽干、口渴等。组方用药既清降心脾之火,又升散脾胃伏阳,上病下取,疗效较佳。

临床应用:口疮、口糜以及心脾积热引起的吐舌、弄舌等。西医范畴包括儿童牙龈病、疱疹性口炎、细菌感染性口炎。

(三)组方思想

1. 泻黄散泻脾胃伏火,口舌的疾病大多与脾有着密切的关系,暴饮暴食、过食肥甘厚味,易损伤脾胃,内蕴化热,上蒸口舌,而出现疼痛拒食、口舌生疮,烦躁不安或伴发热等症。

2. 导赤散清降心火,心火炽盛首现于舌,出现舌体疼痛,影响进食,舌上、舌边溃烂,口干欲饮、小便短赤等一系列症状。心与小肠相表里,心经之热移于小肠,则小便短赤,以导赤散清降心火,利尿通淋。

3. 清降与升散同用,脾胃伏火,仅用清降难以彻底清除伏火积热。清降与升散同用,一方面取其"火郁发之"之意,另一方面使清降不伤脾胃之阳。

4. 小儿脾常不足,过食肥甘厚味,使脾失于运化易蕴而化热,胃肠有热,脾的津液就少了,津液的来源也少了。故治疗时,也应注意清解胃肠蕴热,加黄连、升麻清解阳明经之热毒,取清胃散之意;炒三仙消积化滞。

5. 上病下取。即病在上,取之下。口疮因心脾积热上熏所致,辨证治疗的时候用石膏、栀子、黄连清泄脾胃积热,引热下行,使邪有出路,热从下泻,有利于上部口疮病症的治愈。

(四)使用注意

1. 药量 10g 为 6~7 岁小儿用药量,临床依年龄不同而增减药量。

2. 处方加减

(1)伴有发热时,加柴胡、黄芩、金银花、连翘。

(2)口疮反复发作,久病入络,可致局部血瘀,加赤芍、丹皮活血化瘀,凉血消肿。

（3）小便刺痛明显者,加车前子、萹蓄、瞿麦。

（4）大便秘结者,重用生石膏 15g。

3. 煎煮及服用方法　每剂中药煎煮两次,先煎石膏 30 分钟,第一次:将药倒入砂锅、瓷锅或不锈钢容器内,加入净水（水量倍于药物的 3~4 倍）,浸泡 30 分钟后煎煮,药物沸腾后再文火煎煮 30 分钟,将药液滤出即可。第二次:加同样多的净水,煎煮沸腾后文火煎煮 20 分钟即可,滤出药液,将两次煎煮的药液混合,装入容器内。

服用方法:早晚空腹各服一次。

4. 注意事项

（1）服药后,微利为度,中病即止,以防伤正。

（2）在内服中药基础上,选用外治成药,如锡类散、冰硼散、西瓜霜之类,涂抹于口腔患处,可达到事半功倍的疗效。

（五）验案精选

向某,女,3 岁,2015 年 9 月 8 日初诊。

主诉:口腔溃疡 1 周。

病史:患儿 1 周前发热,最高体温 39℃,自服布洛芬混悬液后热退,热退后出现口腔溃疡,渴欲饮冷,牙龈红肿,口中酸臭,纳差,大便偏干。

查体:体温 36.5℃,双侧颊黏膜处有数个大小不等的溃疡,咽红,扁桃体无肿大,舌红,苔薄黄,脉数。双肺呼吸音清,未闻及干湿啰音,腹软,肝脾未及肿大。

诊断:细菌感染性口炎;口疮（心脾积热）。

治法:清心经之热,泻脾胃伏火。

处方:

藿香 8g	栀子 8g	石膏 10g	防风 8g
生地 6g	淡竹叶 8g	金银花 6g	连翘 6g
黄连 4g	升麻 8g	甘草 6g	炒三仙各 10g

水煎服,日 1 剂,连服 3 剂。

二诊:患儿口腔溃疡好转,偶有牙龈出血,大便偏干,舌红苔白,脉数。既往:今年曾患疱疹性咽峡炎 4 次。前方加丹皮 6g。水煎服,日 1 剂,连服 5 天。

经随访,5 剂后患儿痊愈。

按语:本病例属于心脾积热型,治疗以清心养阴,清泻脾胃伏火为主。方选泻黄散合导赤散清心经之热,泻脾胃之火,又加丹皮 6g,以活血化瘀,凉血消痛,消除局部的瘀血,促进疮毒消散。

一八、丁萸理中丸合姜橘散

(一)处方来源

丁萸理中丸:出自《医宗金鉴·吐证门》;组成:人参、干姜、炙甘草、白术、丁香、吴茱萸;功用:温中健脾,降逆止呕。主治:脾胃虚寒,呕恶反胃等证。表现为食久方吐,或朝食暮吐,吐出多为清稀痰水,或不消化残余乳食,不甚酸臭,时吐时止,面色㿠白,精神疲倦,四肢欠温,或腹痛绵绵,大便溏薄,小便清长,舌淡苔白,脉细少力。

姜橘散:出自《小儿卫生总微论方》;组成:橘皮、生姜末;功用:理气健脾,和胃止呕。主治:乳哺失宜,脾胃失和。

(二)经验对方

组成:太子参 10g、干姜 4g、炒白术 10g、陈皮 10g、公丁香 6g、吴茱萸 6g、白蔻仁 10g、砂仁 10g、炙甘草 6g。

功用:温中散寒、降逆止呕。

主治:脾胃虚寒,呕恶反胃等症。表现为食久方吐,或朝食暮吐,吐出多为清稀痰水,或不消化残余乳食,不甚酸臭,时吐时止,面色白,精神疲倦,四肢欠温,或腹痛绵绵,大便溏薄,小便清长,舌淡苔白,脉细弱或指纹淡红隐隐。

方义:呕吐之证,临床十分常见。寒为阴邪,易伤阳气。若乳母或小儿过食生冷寒凉,寒邪直中于里,损伤脾胃之阳,气机凝塞则气逆而吐。症见饮食稍不慎即呕吐,或外感后即呕吐,口干不欲饮,恶寒喜暖。方中党参为君,性味甘平,益气健脾;干姜为臣,大辛大热,温中散寒;白术、甘草扶脾益胃,补养中气;丁香、吴茱萸温中散寒、降逆止呕;陈皮理气健脾、燥湿化痰;白蔻仁化湿行气、温中止呕。

小儿脏腑娇嫩,形气未充,脾常不足,胃小且脆,容物不多。若先天禀赋不足,脾胃虚寒或后天顾护失宜,过食生冷令脾阳不振,温运失职,升降失调,以致乳食停积,表现为食久方吐或朝食暮吐,吐出多为清稀痰水,或不消化残余乳食,不甚酸臭,时吐时止等虚寒之证。

小儿呕吐的发生,以感受外邪、乳食积滞、脾胃虚寒、胃阴不足等为多见,病性有寒热,病位在胃。生理情况下小儿食管下端括约肌发育不成熟,控制能力差,常发生胃食管反流。现代医学目前以对症治疗为主。随着小儿直立体位时间和固态饮食的增加,多数患儿2岁时可自行缓解,部分患儿4岁时可自行缓解。此外随着现代生活条件改善,多样的冷饮冷食、抗生素的滥用等情况都是致使小儿脾胃损伤的客观条件。丁萸理中丸合姜橘散,组方用药既温中健脾,又降逆止呕,临证应用常获良效。

临床应用:小儿胃食管反流病、急慢性胃炎,表现为食久方吐,或朝食暮吐,吐出多为清稀痰水,或不消化残余乳食,不甚酸臭,时吐时止等辨证为脾胃虚寒者。

（三）组方思想

1. 丁萸理中丸温中健脾,降逆止呕。中虚有寒,脾不能升清阳,胃不能降浊阴,升降失职,故呕吐不欲食,用理中温中祛寒补脾气;丁香、吴茱萸配合专治胃寒呕吐。

2. 姜橘散理气健脾,和胃止呕。因脾失健运,湿无以化,湿聚成痰,停于胃中,胃失和降,则恶心呕吐。方以陈皮理气健脾、燥湿化痰,体现"治痰先理气,气顺痰自消"之意。《医宗金鉴·幼科杂病心法要诀》说寒吐"胃微寒者,姜橘散主之;寒甚者,丁萸理中汤主之"。甚微难分辨,合用更方便。

3. 二方合用,既温中散寒,又理气健脾,共奏降逆止呕之功。

4. 丁香妙用:丁香芳香辛温,散寒止痛,温中降逆,温肾助阳。公丁香为丁香的花蕾,母丁香为其成熟果实,二者功效相似,但公丁香药力更强,芳香健胃,可有效改善胃肠蠕动,堪比现代促胃动力药,对于恶心、呕吐、呃逆等胃气上逆之症可对症用药。药理研究还表明丁香可抑制黄色癣菌、白念珠菌;北宋沈括在其著作《梦溪笔谈》中提到"鸡舌香,治口气",现代考证认为鸡舌香即为母丁香,故贾老对于口气较重的患者临床多对症用公丁香,而鹅口疮患者因为其自身免疫力较低,常用功效稍弱的母丁香。用量一般掌握在2~5g,对素体火旺、气血旺盛之人勿用,注意不与郁金同用。

5. 白蔻仁、砂仁妙用:白蔻仁辛,大温,无毒。主治湿阻气滞、脾胃不和,胃寒呕吐,食积不消。《赤水玄珠》用白豆蔻散治胃寒作吐及作痛者。《世医得效方》以白豆蔻治小儿吐乳胃寒者。现代药理研究认为白蔻仁有良好的芳香健胃作用,能促进胃液分泌,兴奋肠管蠕动,祛除肠内胀气并抑制肠内异常发酵。砂仁辛温芳香,化湿行气,温中止泻。主治湿浊中阻,脘痞不饥,脾胃虚寒,呕吐泄泻,妊娠恶阻,胎动不安等。贾老指出砂仁止泻偏于脾,白蔻仁止呕偏于胃,二者皆为辛温芳香之品,一升一降,对于凡属脾胃不和,湿滞中焦证者皆可奏化湿良效。

（四）使用注意

1. 药量 10g 为 6~7 岁小儿用药量,临床依年龄、体重、病情不同而酌情增减药量。

2. 处方加减

（1）呕吐日久,纳差加炒三仙、莱菔子、鸡内金。

（2）呕吐较重时,加姜半夏。

3. 煎煮及服用方法 呕吐患者难以口服大量药物,故以煎出 50~60ml 药量为宜,且先少量频服,3~5ml 每次,前半小时内 1~2 次,若再无呕吐,表明起效,即可分 5~6 次服完剩余药物。

4. 注意事项

（1）白蔻仁、砂仁主要有效成分为挥发油,性质不稳定,容易挥发,须在出锅前 10 分钟时投入。

（2）注意少量频服,以不加重呕恶不适为度。

（五）验案精选

蔡某,男,7 岁,2013 年 12 月 9 日初诊。

主诉:间断呕吐 2 周。

病史:患儿 2 周前曾因生日于午间过食冷饮及瓜果后出现腹痛,夜间恶心、呕吐,呕吐物为未消化的食物,家长自行给予大山楂丸口服后呕吐症状缓解,未再行特殊处理。之后间断呕吐清水或少量未消化的食物,1~2 次 / 日,服用大山楂丸及保和丸症状未明显缓解。患儿平素纳食一般,偏食,饮食不适后易腹痛、呕吐或腹泻。现精神疲惫,面色萎黄,无发热,时有呕吐酸水或未消化的食物,1~2 次 / 日,时有腹痛,纳差,大便 2 日未解。眠可。

查体:舌质淡,苔白厚,脉缓弱。腹软,肝脾未及,中上腹压痛（+）。四末不温。体重 21kg。

诊断:胃炎;呕吐（脾胃虚寒证）。

治法:温中散寒,降逆止呕。

处方:丁萸理中汤合姜橘散加减。

党参 10g	炒白术 10g	干姜 6g	陈皮 10g
公丁香 6g	吴茱萸 6g	白蔻仁 10g	广砂仁 10g
炙甘草 6g	炒三仙各 12g	炒莱菔子 12g	鸡内金 12g
木香 12g	炒白芍 12g		

5 剂,水煎服,日 1 剂,分 5~6 次少量温服。

二诊:患儿腹痛止,呕吐减轻,服药期间仅 2~3 次,以干呕及呕吐清水为主,纳好转,二便调,眠可,舌质淡苔白,脉缓弱。上方减木香、炒白芍,加茯苓10g、姜半夏 6g、黄连 3g。水煎服,日 1 剂,连服 5 剂。

　　三诊:患儿未呕吐,纳好转,二便调。眠可。舌质淡苔白,脉缓。予四君子汤合平胃散加减,方药如下:党参 10g、炒白术 10g、茯苓 6g、炒苍术 10g、厚朴10g、陈皮 10g、炒三仙各 12g、炒莱菔子 12g、鸡内金 12g、炙甘草 6g。水煎服,日 1 剂,连服 5 剂。

　　之后患儿因他病再次复诊,随访时家长告知患儿再未呕吐,纳增,体重增长约至同龄人水平。

　　按语:该患儿平素纳差,体重低于同龄儿童,饮食稍有不慎脾胃功能即易失常。此次因过食生冷致中阳受寒,失于温运,壅塞中焦,气机不畅,不通则痛;胃气不和,上逆则呕。脾胃为中焦之州,运化以灌四傍,寒伤中阳,故四末凉;纳食减少,脾胃运化无权,故大便偏干。治以温中散寒、降逆止呕为主,方选丁萸理中汤合姜橘散加减为主,又加炒三仙、莱菔子、鸡内金消食和胃,木香、炒白芍行气止痛;二诊患者腹痛止,呕吐减轻,去木香、白芍止痛之品,加茯苓、姜半夏、黄连以健脾和胃、寒热平调、降逆止呕;三诊患者呕吐消除,顾及到患儿平素脾胃虚弱,以四君子汤合平胃散益气健脾、燥湿和胃而收功。

一九、不换金正气散合保和丸

(一)处方来源

　　不换金正气散:出自《太平惠民和剂局方》;组成:苍术、厚朴、陈皮、藿香、半夏、甘草、生姜、大枣;功用:燥湿化痰,理气和中。主治:脾胃不和,痰湿中阻证。四时伤寒,瘴疫时气,头疼壮热,腰背拘急;五劳七伤,山岚瘴气,寒热往来,五膈气噎,咳嗽痰涎,行步喘乏,或霍乱吐泻,脏腑虚寒,下痢赤白。

　　保和丸:出自《丹溪心法》;组成:山楂、神曲、半夏、茯苓、陈皮、连翘、莱菔子;功用:消食和胃。主治:一切食积。脘腹痞满胀痛,嗳腐吞酸,恶食呕逆,或大便泄泻,舌苔厚腻或黄,脉滑。

(二)经验对方

　　组成:炒苍术 10g、厚朴 10g、陈皮 10g、广藿香 10g、姜半夏 6g、黄连 4g、连翘 10g、炒三仙各 15g、炒莱菔子 15g、鸡内金 15g、白蔻仁 10g、甘草 6g、生姜三片。

　　功用:消食和胃,降逆止呕。

主治:伤乳伤食、呕吐等证。表现为呕吐乳片或不消化食物残渣,呕吐频频,以吐为快,呕哕声宏,吐物酸臭,口渴多饮,面赤唇红,烦躁哭闹,拒食拒乳,脘腹胀痛拒按,小便短少色黄或黄浊,舌质红,苔黄腻,脉弦滑或指纹紫滞。

　　方义:小儿呕吐病临床十分常见。其脾胃本娇,又不知饥饱,家长关爱心切,常苦其发育缓慢而过度喂养,令积滞于中,致脾胃升降失司,胃气上逆而呕吐,吐物不化,以吐为快。小儿胃发育不全,表现在胃底、贲门发育不良,多松弛,而幽门发育尚可,使胃呈现出上松下紧的生理状态,故小婴儿时期若哺乳后旋即躺下则易吐乳;小儿时期饮食不当也易呕吐。组方用药既降逆止呕又燥湿健脾、消食和胃,临证应用数剂即获良效。若喂养不当,乳食不节,积滞中脘,妨碍脾胃升降,致使升降失调,胃失和降,胃气上逆则致呕吐。症见吐物酸臭,多为不消化食物,不思乳食,食入则吐,以吐为快。

　　方中炒苍术辛香苦温,功长入中焦以燥湿健脾,为君药;湿为阴邪,黏滞重浊,最易阻碍气机,以辛温厚朴为臣药可行气除满,令气行湿化;佐以陈皮燥湿化痰、理气健脾;藿香辛、苦、微温,化湿止呕;生姜降逆止呕;白蔻仁化湿行气止呕;半夏燥湿化痰、降逆止呕,并与清热燥湿的黄连共奏辛开苦降之效;炒三仙、莱菔子、鸡内金消食导滞;连翘味苦微寒,既可散结以助消积,又可清解食积所生之热;甘草健脾和中、调和诸药。

　　临床应用:小儿急慢性胃炎、功能性消化不良,以呕吐乳片或不消化食物残渣,吐物酸臭,舌质红,苔厚腻为主要特点。

　　(三) 组方思想

　　1. 不换金正气散行气化湿,和胃止呕。《素问·五运行大论》曰:"中央生湿,湿生土,土生甘,甘生脾,脾居中焦",意即脾为太阴湿土,居中州而主运化,性喜燥而恶湿。小儿脏腑娇嫩,脾常不足,胃小且弱,脾胃受累则运化失职而生湿,湿为阴邪,黏滞重浊,最易阻碍气机。方中平胃散燥湿运脾、行气和胃,令湿邪去而脾胃健;加半夏、藿香、生姜以燥湿和中,降逆止呕。此方中一般不用大枣,恐其滋腻碍脾。

　　2. 保和丸消食化滞,理气和胃。因小儿脾胃本娇,不知饥饱,樽节失宜,积滞于中,致脾胃升降失司,胃气上逆而发呕吐。方中山楂消食化积,尤善消肉食油腻之积;神曲消食健脾,善化酒食陈腐之积;莱菔子下气消食,长于消谷面痰气之积。食阻气机,胃失和降,用半夏、陈皮行气化滞,和胃止呕;连翘味苦微寒,既可散结以助消积,又可清解食积所生之热。诸药相合,共奏消食和胃、清热祛湿之功,使食积得消,胃气得和,热清湿去,诸症自愈。

3. 二方合用,既燥湿运脾、行气和胃,又消食导滞,共奏降逆止呕之功。

4. **黄连、姜半夏妙用**:黄连苦寒、入中焦、清热燥湿、泻火解毒;姜半夏辛温,燥湿化痰、降逆止呕;贾老从半夏泻心汤、附子泻心汤、黄连汤、乌梅丸等平调寒热的经方中发现黄连、姜半夏为其辛开苦降的组合,对于中焦气机不利、上逆犯呕者不拘寒热皆可对症运用此药对,一般黄连 2~6g、姜半夏 4~10g。

（四）使用注意

1. **药量**　10g 为 6~7 岁小儿用药量,临床依年龄、体重、病情不同而酌情增减药量。

2. **处方加减**

（1）呕吐热象明显时,可加竹茹加强清胃降逆之效。

（2）兼有咳嗽时可加枇杷叶清肺止咳、降逆止呕。

（3）兼有腹胀时可加枳壳消痞除满;若腹胀较甚兼便干时可加枳实以破气消积、通便导滞。

3. **煎煮及服用方法**　呕吐患者难以口服大量药物,故以煎出 50~100ml 药量为宜,且先少量频服,3~5ml 每次,前半小时内 1~2 次,若再无呕吐,表明起效,即可分 5~6 次服完剩余药物。

4. **注意事项**

（1）白蔻仁主要有效成分为挥发油,性质不稳定,容易挥发,出锅前 10 分钟时投入。

（2）注意少量频服,以不加重呕恶不适为度。

（五）验案精选

案 1:李某,女,1 岁 2 个月,2012 年 11 月 5 日初诊。

主诉:间断恶心 3 月,加重伴呕吐 1 天。

病史:家长代诉近 3 个月来患儿时有哺乳过后或吞或吐、恶心欲呕、表情痛苦等表现,未予特殊处理。患儿为足月顺产,出生体重 2.9kg,出生情况良好,现患儿混合喂养,以母乳为主。昨午觉后玩耍时出现呕吐,非喷射状,呕吐物为奶瓣,气味酸。精神可,未发热,纳乳不香,大便素干,3 日一行,甚 6~7 日一行。

查体:体重 11kg。腹软、腹胀,叩诊鼓音明显。指纹不显。舌质红,苔白厚。

诊断:胃炎;呕吐(乳食内积证)。

治法:消乳化滞,降逆止呕。

处方:不换金正气散合保和丸加减。

炒苍术 4g	厚朴 6g	陈皮 6g	姜半夏 4g
黄连 2g	广藿香 6g	炒三仙各 6g	炒莱菔子 6g
鸡内金 6g	连翘 6g	白蔻仁 6g	竹茹 1.5g
炒枳实 4g	甘草 4g	生姜 2g	

4剂,免煎,水冲服80ml,日1剂,分7~8次少量温服。

一月后随访,家长告知患儿未再呕吐。

按语:该患儿发育良好,平素易生积滞,此次胃气不和,上逆致呕。治以消乳化滞、降逆止呕,方选不换金正气散合保和丸加减。其呕吐物味酸、舌红苔白厚,为食积化热之象,故加少量甘寒解阳明之热的竹茹,以加强清胃热之功;配枳实以消积除痞、导滞通便。纵观全方,共奏消痞满、化乳积、止呃逆之效。

案2:周某,男,12岁,2012年6月18日初诊。

主诉:呕吐1天。

病史:患儿昨日外出就餐归来后呕吐3次,非喷射状,呕吐物为胃内容物,气味酸臭。伴发热,体温最高37.8℃,家长自行给予美林后热退。现精神一般,仍恶心,未呕吐。偶有咳嗽,无痰。无发热,无鼻塞、流涕,无咽干、咽痛。纳差,无腹痛。大便正常。

查体:咽红。双肺呼吸音粗,未闻及明显干湿性啰音。腹软、腹胀,叩诊鼓音明显。舌质红,苔白厚。脉滑数。

诊断:上呼吸道感染;感冒夹滞,呕吐。

治法:消积降逆,疏风清热。

处方:不换金正气散合保和丸加减。

炒苍术 10g	厚朴 10g	陈皮 10g	姜半夏 8g
黄连 6g	广藿香 10g	炒三仙 10g	炒莱菔子 10g
鸡内金 10g	白蔻仁 6g	金银花 10g	连翘 6g
竹茹 3g	枳壳 8g	枇杷叶 6g	生姜 3g
甘草 6g			

6剂,水煎服200ml,日1剂,分4~5次少量温服。

半月后随访,家长告知患儿未再呕吐。

按语:饮食不节,复感受外邪,胃失和降,胃气上逆而呕;子病及母,肺失宣降则咳。治以疏风清热兼消积降逆。方选不换金正气散合保和丸加减为主,加金银花,与连翘组成经典药对以疏风散热,辟秽化浊;加竹茹少量、枇杷叶以加强清胃降逆止呕之效,枇杷叶清肺止咳。患儿腹胀酌加枳壳以消痞除满。

二〇、保和丸合枳实导滞丸

(一)处方来源

保和丸:出自《丹溪心法》;组成:山楂、神曲、半夏、茯苓、陈皮、连翘、莱菔子;功用:消食和胃。主治:一切食积。脘腹痞满胀痛,嗳腐吞酸,恶食呕逆,或大便泄泻,舌苔厚腻或黄,脉滑。

枳实导滞丸:出自《内外伤辨惑论》;由大黄、枳实、神曲、茯苓、黄芩、黄连、白术、泽泻组成;功效:消食导滞,清热祛湿。主治:湿热食积。脘腹胀痛,下痢泄泻,或大便秘结,小便短赤,舌苔黄腻,脉沉有力。

(二)经验对方

组成:陈皮10g、姜半夏8g、茯苓10g、白术10g、枳实10g、炒三仙各10g、莱菔子10g、连翘10g、黄芩6g、甘草6g。

功用:消食和胃,清热化滞。

主治:食积停滞,蕴而化热。胸腹痞满,腹胀时痛,嗳腐吞酸,厌食呕恶,下痢泄泻,或大便秘结,小便短赤,舌红,苔黄厚,脉沉有力。

方义:《黄帝内经》曰:"饮食自倍,胃肠乃伤"。《幼科发挥》记载:"太饱伤胃,太饥伤脾,饮食积滞于胃,胃属六腑,六腑以通为用",指出饥饱太过易引起积滞;此外饮食偏嗜,过食肥甘生冷等,日久导致脾胃升降失调,形成积滞。饮食积滞为有形之邪,会阻滞气机,气机逆乱,脾气不升,胃气不降,导致胀满、嗳气、呕逆等症,因此畅达气机是必不可少的治则。朱震亨说,凡积病当用消积药,使之融化则根除。

饮食停滞,积在胃中生湿生热生痰,陈皮理气,姜半夏化痰,茯苓利湿,三药合用既化湿祛痰,还可理气散结。枳实攻下破气,使肠中垢腻得以外泄,泻痢得之可止,便秘得之可通;白术健脾燥湿,升脾气,畅气机,助二陈化湿;黄芩清热燥湿,清除食积所化之郁热;连翘味苦微寒,既可散结以助消积,又可清解食积所生之热;山楂酸甘性温,长于消肉食油腻之积,神曲甘辛性温,消食健胃,长于消酒食陈腐之积;麦芽性甘平,行气消食,健脾开胃,长于消面食之积;莱菔子辛甘而平,下积消食除胀,长于消谷面之积,且可通达气机,有推墙倒壁之势。四药合用,共消各种食物之积滞;甘草佐使,补脾益气,调和诸药。方中诸药合用,使食积得化,胃气得和,热清湿去。

积滞是儿科临床多发病。乳食内积,食积化热,积滞伤脾是积滞临床常见的证型。小儿脾胃尚未发育完善,不能过饱过饥,过冷过热。多食膏粱厚味、煎炸炙烤之物,内伤食滞常郁积生热,故致食积化热之证。通畅气机是治疗的关键,体现了"通因通用"之法则;调节饮食是重要的方法,药物可以消食导滞,恢复脾胃的运化功能,同时再辅以饮食治疗,供给患儿营养丰富易于消化的食物,才能彻底治愈;纠正不良习惯是预防积滞的重要方法,日常生活中应少食生冷、甜食,多摄入蛋白质饮食和水果。

临床应用:治疗食积化热之积滞,以及由食积化热引起的便秘、泄泻等。

(三)组方思想

1. 保和丸消食积,为治疗食积的通用方,以脘痞腹胀、恶食嗳腐为主证的食积轻证。故选用保和丸消食导滞,调和肠胃。药力缓和,无攻下之力。

2. 枳实导滞丸清郁热,攻破之力较大,适用于积滞较重,腹满胀痛,且有白术顾护脾胃,攻积不伤正。两方合用,积去食消,湿化热清,轻证重证皆宜。

3. 通畅气机是关键。脾胃五行属土,属于中焦,共同承担着化生气血的重任,脾升胃降,气机通畅,饮食水谷才能通过脾胃之功能化为精微,并将精微物质输至全身。脾胃升降失常,气机逆乱,则出现脘腹胀满,口中酸臭,嗳气,呕逆等症状。故治疗本病应谨遵"脾宜升则健,胃宜降则和"之治则,切不可忘通畅气机。

(四)使用注意

1. **药量**　10g 为 6 岁小儿用药量,临床依年龄不同而增减药量。

2. **处方加减**

(1)腹胀便难者,加厚朴、大腹皮。

(2)热重者,重用黄芩,另加黄连。

(3)腹痛严重者,加炒白芍、香附、川芎、木香、乌药。

(4)有虚证者,加太子参。

(5)恶心呕吐者,加竹茹。

3. **煎煮及服用方法**　每剂中药煎煮两次,第一次:加入净水(水量倍于药物的 3~4 倍),浸泡 30 分钟后煎煮,药物沸腾后再文火煎煮 30 分钟;第二次:加同样多的净水,煎煮沸腾后文火煎煮 20 分钟即可。

服用方法:早晚空腹各服一次。

4. **注意事项**

(1)服药的剂量要体现出"轻法频下"的原则,轻法即药量相对要小,频下即一日不拘泥 2 次。

（2）脾虚积滞者，本方不宜。

（五）验案精选

❀ **案1**：韩某，女，5岁，2016年8月24日初诊。

主诉：腹痛4天。

病史：患者4天前无明显诱因出现腹胀腹痛，以脐周为著，呈阵发性，未有发热，时伴有呕恶，口中酸臭，自服健胃消食片后效果稍有缓解，纳食欠佳，大便数日未行，小便短赤。

查体：双肺呼吸音清，未闻及干湿啰音，肝脾未及肿大，腹软，脐周轻度压痛。舌红，苔白厚，脉缓。

辅助检查：腹部彩超：腹部多发肠系膜淋巴结，较大的约0.7cm×0.8cm。

诊断：肠系膜淋巴结炎；腹痛，伤食积滞。

治法：消食和胃止痛，清热利湿化滞。

处方：

香附10g	砂仁10g	陈皮10g	姜半夏8g
茯苓10g	白术10g	枳实10g	炒三仙各10g
莱菔子10g	连翘10g	黄芩6g	炒白芍10g
厚朴8g	甘草6g		

水煎服，日1剂，连服5剂。

二诊：患儿服药后，腹痛减轻，脐周无压痛，纳食可，大便2日一行，舌红苔薄白。前方加浙贝母10g、苍术10g。水煎服，日1剂，连服5剂。

三诊：患儿无腹痛，二便调。复查腹部彩超示：未见明显异常。处方：上方续服5剂巩固疗效。半年后随访未复发。

按语：肠系膜淋巴结炎是小儿腹痛的常见病因之一，幼儿及儿童在发生上呼吸道感染、扁桃体炎或仅是高热时往往伴腹痛。根据临床观察，此病主要表现为发热、腹痛、呕吐等症状；腹痛多位于右下腹，为阵发性、痉挛性痛，少有反跳痛及腹肌紧张。病例中患儿属于伤食积滞型。治以消食和胃止痛，清热利湿化滞。方选保和丸合枳实导滞丸消食和胃，清热化滞，加香附、炒白芍、厚朴下气除胀，缓急止痛，其中解决腹痛症状的要药是炒白芍，正如《神农本草经》所述："主邪气腹痛……止痛，利小便，益气"。二诊时患儿腹痛减轻，脐周无压痛，纳食可，加苍术运脾燥湿，强胃强脾，发谷之气，浙贝母软坚散结，消除肿大的淋巴结。三诊患儿无腹痛，复查腹部彩超正常，继续原方巩固疗效。

❀ **案2**：杨某，男，12岁，2017年6月20日初诊。

主诉:纳呆数月。

病史:患儿近数月来纳少,食多则脘腹胀痛,自觉食物停滞于胃脘,时有呕恶,常伴疲乏无力,精神差,大便溏薄。

查体:形体消瘦,面色萎黄,双肺呼吸音清,未闻及干湿啰音,肝脾未及,腹软。舌红,苔腐腻,脉沉滑。

诊断:功能性消化不良,积滞。

治法:消食和胃,清热消滞。

处方:

陈皮 12g	半夏 10g	茯苓 12g	白术 12g
枳实 12g	炒三仙各 12g	莱菔子 12g	连翘 12g
黄芩 10g	厚朴 12g	苍术 12g	砂仁 12g
白豆蔻 12g	甘草 6g		

水煎服,日 1 剂,连服 5 剂。

二诊:患儿纳食增多,脘腹症状改善。前方加太子参 12g。水煎服,日 1 剂,连服 5 剂。

三诊:症状明显改善,精神好转,以香砂六君子汤加味善后。

按语:积滞是小儿脾胃疾病中常见的一种,指小儿乳食不节,停滞中脘,食积不化,临床表现为不思乳食,食而不化,腹部胀满,大便不调等为特征。本病属西医学功能性消化不良。案例中患儿属食滞兼脾虚之证,偏瘦乃久病脾虚所致,方中党参、白术、茯苓健脾,半夏、陈皮和胃,砂仁、豆蔻芳香化湿,醒脾助其运化,黄芩、连翘清热散结,枳实、厚朴、苍术健脾助运,下气除满消胀。炒三仙、莱菔子化食消积,全方共奏消食健脾和胃,清热化湿消滞之功。

二一、香砂平胃散合小承气汤

(一) 处方来源

小承气汤:出自《伤寒论》;组成:大黄、厚朴、枳实;功用:泄热通便,除满消痞。主治:伤寒阳明腑实证。谵语,便硬,潮热,胸腹痞满,苔黄,脉滑数;及痢疾初起,腹中疼痛,或胀闷,里急后重者。

香砂平胃散:出自《医宗金鉴》;组成:苍术、陈皮、厚朴、甘草、缩砂仁、香附、山楂、神曲、麦芽、枳壳、白芍;功用:健脾消积,温中燥湿。主治:伤食腹痛。

(二) 经验对方

组成:香附 8g、砂仁 8g、苍术 10g、陈皮 10g、厚朴 10g、炒白芍 12g、大黄 4g、枳实 10g、焦三仙各 10g、甘草 6g、炒鸡内金 10g、炒莱菔子 10g。

功用：健脾燥湿，消食导滞，泄热除满。

主治：伤食腹痛。症见腹部胀满、时有疼痛、食入即痛、按之痛甚、喜饮凉水、嗳腐口臭、呕吐酸馊、不思乳食、时转矢气、粪便臭秽、腹痛而泻、泻后痛减、或大便干结、夜卧不安、舌苔厚腻、脉弦滑。

方义：小儿脾胃常虚，对其喂养应做到"乳贵有时，食贵有节"。暴饮暴食，乳食失节，壅滞肠胃，阻滞气机，不通则痛，则表现为时腹自痛，脘腹胀痛；中焦运化失调，湿食郁而化热，则呕吐，不欲乳食，大便失调。脾胃为后天之本，脾健则气机升降畅达，津液输布纳运调和。方中苍术、厚朴、陈皮、甘草，此为平胃散，有燥湿运脾，行气和胃之功；香附味甘辛，主发散疏通，可利三焦，解六郁（痰郁、火郁、气郁、血郁、湿郁、食郁），止诸痛；砂仁味辛苦而气温，能消宿食，止吐哕，安腹痛；炒白芍酸苦甘寒，可升可降，有大除腹痛、润泽坚结之效；大黄入汤剂同煎，苦寒泄热，通利水谷，调中化食；枳实破结实，消胀满；焦三仙、炒鸡内金、炒莱菔子消食导滞。纵观全方，有补、有泄、有和、有消，共同达到泄热燥湿除满、行气健脾消积的功用。

导致小儿腹痛的病因病机主要有感寒邪、食所伤、虫内扰、肝郁滞。这其中除了因寒而痛外，饮食不节就是其第二大病因，过饥过饱、过食生冷、辛热、肥甘、不洁之物都包含在内。基于小儿特殊的生理病理特点，其五脏之中脾常不足，胃小且弱，容物不多，常常会因"大饱伤脾"，饮食停滞不化而出现积滞、腹痛等多种脾胃病证。

李杲《脾胃盛衰论》曰"夫饮食不节则胃病，胃病则气短精神少而生大热，有时而显火上行，独燎其面"。《黄帝内经》云："面热者，足阳明病"。此类因伤食而积滞、腹痛的患儿一般都会有较为明显的特征：面赤、口臭，起病前均有伤乳、伤食史。故贾老在临证中强调：四诊合参不是一句简单的口号，无论是望诊，还是问诊都是十分重要的，常常平淡无奇的一看、一问，其实都饱含深意，其往往可从一个点而引起一条线，将我们四诊中所获得的线索串联起来，确立病证法药而施治。

临床应用：积滞，腹痛，如小儿功能性消化不良、肠系膜淋巴结炎等以腹痛、腹胀、大便不调为主要临床表现者。

（三）组方思想

1. 香砂平胃散健脾燥湿。脾胃位于中州，同属中土，脾为阴土，喜燥恶湿，外感湿邪，内伤食滞，脾失健运，湿滞脾胃，阻碍气机，升降失常，均会有腹胀、腹痛、不思饮食、舌苔白厚等表现。

2. 小承气汤泄热除满。因小儿湿食中阻,运化失司,蕴结胃肠,郁而化热,腑气不通,常有腹胀、腹痛而泻,或大便秘结之症,故须泄热导滞除满。

3. 治积滞有四法:损其谷、消其滞、攻其积、运其脾。焦三仙、炒鸡内金、炒莱菔子消食导滞,功在消滞。主要针对小儿伤乳伤食,停滞不化,出现腹部胀满不舒、大便不调、不欲乳食诸症。山楂消油腻肉食,神曲化水谷宿食,麦芽消面食,鸡内金运脾消食,莱菔子既消面食,又可行气除胀。

4. 大黄妙用:大黄苦寒,可破癥瘕积聚、留饮宿食,荡涤肠胃,定祸乱而致太平,被称为"将军"。众多医者畏其通下之性而避而远之。但在《神农本草经读》中亦记载其可"推陈致新,通利水谷,调中化食,安和五脏",由于"五脏皆禀气于胃,胃得大黄运化之力而安和",故其又有"黄良"之名。本方中贾老用大黄,与他药同煎,减其通下大便之力,用其泄热之效,使上承之热下泄,胃肠湿热积滞分解。

5. 此两方相合正是"先服后服,不如同服"的具体实例。在《医宗金鉴·腹痛》中记载,治疗伤食痛时是先用小承气汤下之,下后仍痛者,再以香砂平胃散消导。贾老将两方相合,一步到位,集消食导滞、行气止痛、攻下积滞为一体,使食化积消,邪去正安,不仅减少了患者再次就医的时间和成本,更重要的是大大提高了药效,体现出复方的治疗优势。

(四) 使用注意

1. **药量**　10g 为 6 岁小儿常规用药量,临床依年龄及病情不同而增减药量。

2. **处方加减**

(1) 因枳实小,其性酷而速;枳壳大,其性缓。本方取其疏通决泄、破结实之义,故方中用枳实而不用枳壳。

(2) "欲其下行,须入芒硝",故大便燥结严重,加芒硝(玄明粉),此药不可过用,中病即止。

(3) 腹痛严重者,炒白芍的用量要大,一般 10~15g,还可加入木香、乌药行气止痛。

(4) 伴呕吐者,酌加黄连、姜半夏、藿香,一般黄连 2~4g、姜半夏 4~6g、藿香 8~10g。

(5) 肠系膜淋巴结肿大者,加入浙贝母 10g、连翘 10g,化痰散结。

3. **煎煮及服用方法**　本方除砂仁外的所用药物共同煎煮 20 分钟左右后,纳入砂仁,再煎煮 5~10 分钟,煎两遍后,兑服。每日 1 剂,早晚饭前半小时温服。

若腹痛明显者,可饭后1小时服。

4. 注意事项

(1)大黄同煎,不需后下。

(2)谨记小儿脾胃常虚,本方不可久服,中病即止。后期可续调脾胃,巩固疗效。

(3)患儿在服药期间注意清淡饮食,腹痛期间应食用易消化的食物,以免加重胃肠负担。

(4)脾胃虚寒者忌用。

(五)验案精选

案1:于某,男,7岁,2017年12月25日初诊。

主诉:间断脐周胀痛2月。

病史:患儿近2月反复脐周部憋胀、疼痛,疼痛拒按,食后加重,伴纳食不馨,平素大便干结。

查体:腹软,肝脾未及,脐周压痛。舌质红苔白,脉弦滑。

辅助检查:院外腹部B超示:腹膜后淋巴结肿大,腹腔积液。

诊断:肠系膜淋巴结炎,功能性消化不良;腹痛(伤食痛)。

治法:消食导滞,通便泄热。

处方:香砂平承汤加减。

香附 10g	砂仁 10g	苍术 10g	陈皮 10g
厚朴 10g	炒白芍 12g	枳实 10g	大黄 4g
木香 10g	乌药 10g	甘草 6g	玄明粉 6g
炒鸡内金 10g	炒莱菔子 10g	焦三仙各 10g	

水煎服,日1剂,连服6剂。

后经随访,患儿药尽腹痛消失,继调脾胃。

按语:腹痛是指胃脘以下、脐周、耻骨毛际以上部位的疼痛。应首先判断腹痛的真实性及腹痛的程度和性质,不可大意和延误。年龄较小的患儿烦躁哭闹时,如果排除了冷、热、饥饿、排大小便等情况,其仍然哭闹不止,并伴有面色苍白、拒食,应考虑其可能为腹痛。年龄较长的儿童可自诉腹痛,但往往表述不清、定位不准。可通过观察其活动情况来判断其腹痛程度,仍可玩耍者,疼痛较轻,若出现两手捧腹、两腿蜷缩、坐卧不安,甚至满地打滚者,则表示腹痛严重。再者要通过触诊来明确腹痛的部位。一般来说,因乳食积滞而腹痛的患儿一般疼痛位于脐周或左腹部,时轻时重。

对于伤食腹痛,《医宗金鉴》言:"食痛伤食心胃痛,食入即痛喜饮凉,恶食腹满吐便秘,承气平胃酌量尝。"此案患儿反复腹胀腹痛已有2月,且疼痛于进食后加重,食欲减退,大便干结,此为饮食不节,积滞生热。以香砂平承汤加味治以消食导滞,泄热通便。其腹胀腹痛明显,加入木香、乌药,增加行气止痛之力;大便素来干结,加入玄明粉以配大黄,行肠胃之燥结。邪热燥屎从大便而走,从而畅达气机;积滞湿郁以苦温燥化,是以健运脾胃;全方以泄而和之,以化而和之,故可药尽则痛止,又无苦寒之弊。

案2:宫某,男,4岁6个月,2016年11月6日初诊。

主诉:腹痛2天。

病史:患儿于2天前出现腹痛腹胀,饮入即痛,伴发热,服退烧药后热退,出汗,咳嗽有痰,色黄,面赤,纳差,大便干结,1~2日一行。

查体:腹软,无明显压痛及反跳痛,叩诊呈鼓音。舌红苔白,脉弦。

辅助检查:院外腹部B超示:腹腔肠管积气较多,肠系膜淋巴结肿大(最大达2.2cm×0.7cm)。血常规:白细胞:1.1×10^9/L,中性粒细胞:80.8%,单核细胞:0.74×10^9/L。

诊断:急性肠系膜淋巴结炎;腹痛(邪热窜腹)。

治法:消食导滞,泄热除满,散结止痛。

处方:香砂承气汤加味。

香附8g	砂仁8g	苍术10g	陈皮10g
厚朴10g	炒白芍10g	枳实10g	大黄6g
焦三仙各10g	炒鸡内金10g	炒莱菔子10g	甘草6g
浙贝母10g	姜半夏6g	连翘10g	郁李仁10g

水煎服,日1剂,连服5剂。

二诊:药后患儿腹痛止,仍咳嗽有黄痰,纳食尚可,大便干。前方加浙贝母10g、百部10g,继服5剂以巩固疗效。

药后随访患儿病愈。

按语:急性肠系膜淋巴结炎是引起小儿腹痛的常见病和多发病,好发于3~7岁小儿,男童发病率较高。本病多为急性上呼吸道感染的并发症,好发部位靠近回盲部,一般右下腹部和脐周有压痛,可有局部腹肌紧张,容易误诊为急性阑尾炎。一般很少伴有呕吐、腹胀等胃肠道症状。腹痛一般呈持续性但不剧烈,很少有阵发性加重。实验室检查可见白细胞正常或轻度增高,腹部超声检查可发现淋巴结肿大,部分有少量腹水。腹部超声是肠系膜淋巴结炎检查的首选方法。本病若缠绵不愈,可致再发性腹痛,影响儿童的生长发育。

根据中医理论"通则不痛,不通则痛",故治疗以"通"立法。《医学真传》说:"夫通则不痛,理也,但通之之法,各有不同。调气以和血,调血以和气,通也;下逆者使之上行,中结者使之旁达,亦通也;虚者助之使通,寒者温之使通,无非通之之法也。若必以下泄为通,则妄矣!"针对本案患儿,以香砂平承汤加味,运脾消导以通之,泄热散结以通之。患儿腹胀痛较重,加大厚朴、枳实、陈皮、香附等用量,以增消胀除满之力;面赤、便干为典型积滞之象,用大黄、郁李仁导泄积热于大肠;饮食停滞,湿浊困脾,苍术、砂仁以燥湿醒脾,焦三仙、炒鸡内金、炒莱菔子,加强行气散积之效。患儿仍有咳痰色黄,故加入姜半夏,与陈皮相配,止咳化痰。对于肿大的淋巴结,中医认为其属痰核。浙贝母功专散结除热,可疗腹中结实,连翘能清热结、散肿毒,故加以用之。

二二、参苓白术散合四神丸

(一) 处方来源

参苓白术散:出自《太平惠民和剂局方》;由人参、茯苓、白术、山药、扁豆、莲子肉、砂仁、桔梗、薏苡仁、炙甘草组成;功用:补气健脾,渗湿止泻。主治:脾胃虚弱。食少,便溏,或泻,或吐,四肢乏力,形体消瘦,胸脘闷胀,或心悸,面色萎黄,舌苔白,质淡红,脉细缓。

四神丸:出自《校注妇人良方》;由肉豆蔻、补骨脂、五味子、吴茱萸组成;功用:温肾,暖脾,收敛,止泻。主治:脾胃虚寒证。五更泄泻,不思饮食,食不消化,或腹痛,腰酸肢冷,神疲乏力。舌质淡,苔薄白,脉沉迟无力。

(二) 经验对方

组成:太子参10g、茯苓10g、炒白术10g、扁豆10g、陈皮10g、莲子10g、山药10g、砂仁10g、薏苡仁10g、桔梗10g、芡实10g、肉豆蔻10g、补骨脂10g、甘草6g。

功用:健脾温肾,收敛止泻。

主治:脾肾虚寒。食少,便溏,五更泄泻,或腹痛,四肢乏力,腰膝酸软,形体消瘦,面色萎黄,舌淡苔白,脉沉缓。

方义:泄泻一证,首见于《黄帝内经》。《素问·灵兰秘典论》曰:"脾胃者,仓廪之官,五味出焉""小肠者,受盛之官,化物出焉",《素问·脉要精微论》曰:"胃脉实则胀,虚则泄。"由此可见,泄泻病证,其部位在脾胃肠。脾胃为后天之本,脾主运化、升清,胃主受纳,腐熟水谷,小肠主受盛与化物,三者相辅相成,水谷得以完全消化吸收,化生气血,输布全身,维持机体的生理代谢活动。风、寒、湿热是引起泄泻的致病邪气,三者损伤脾胃,升降转化失常则成泄泻,日久不去,可致正气虚弱,中气受损,脾胃肠功能匮乏,无力升清泌浊,久泻久痢则成慢性泄泻。慢性泄泻是由于脾胃虚弱,复感外邪,中气不足,脾失健运,清浊不分而成气虚泄泻;寒湿困脾,脾阳虚衰,损伤肾阳,命门火衰,胃肠失其温煦而成阳虚泄泻。脾主肌肉,脾气失于健运,营养成分无法消化吸收,则四肢乏力,形体消瘦;肾阳虚衰,无以温煦机体,则五更泄泻。

方中太子参可补脾胃之气,白术益气健运,有"健脾第一要药"之称。茯苓健脾化湿、助运止泻,补骨脂可补肾阳、温脾止泻,《本草经疏》记载其为"壮火益土之要药",四药合用健脾益气,温肾止泻,共为君药,达到脾气实则湿气祛,湿邪去则脾自健之功。莲子补脾止泻、益肾固涩,山药益肾气、健脾胃,扁豆、薏苡仁助白术、茯苓健脾渗湿止泻,芡实固肾涩精、补脾止泻,肉豆蔻温中行气,助补骨脂温肾暖脾,又有固涩止泻之功,共为臣药。砂仁温中健胃、行气化湿,桔梗开肺气、通水道,如舟楫载药上行,达于上焦以益肺,且将肾中之阳气宣发于周身,甘草味甘、健脾和中、调和诸药,共为佐使。诸药合用,共奏益气健脾,行气和中,温肾固涩之功,使湿祛脾健,脾阳得温,肾阳得煦,脾气健则湿不犯,肾阳温则寒不侵,起到标本兼治之效。

绝大多数顽固性腹泻患者有反复应用抗生素病史,使肠道微生态平衡遭到破坏,肠道菌群失常,导致腹泻症状加重。由于病情顽固,迁延不愈,多由脾虚渐及脾肾阳虚。针对其病因病机,应做到方证相对,即脾肾兼顾,温阳利水,利涩同施。

临床应用:治疗小儿腹泻病、肠易激综合征等属脾肾阳虚型之慢性泄泻。

(三)组方思想

1. 参苓白术散健脾益气。慢性泄泻,虚证居多。《景岳全书·泄泻》记载:"久泻无火,多因脾肾之虚寒也,一为脾虚,一为肾火衰。"故在久泻病机中,脾虚是首要因素,脾虚为因,常责湿困,湿为阴邪,有阳则动,有气则化,所以健脾益气,渗湿止泻为主要治则。

2. 四神丸温肾固涩。脾属土,肾属水,土生水,脾虚日久,母病及子,则肾虚,或寒湿困脾,脾阳虚损,日久损及肾阳。柯韵伯云:"夫鸡鸣至平旦,天之阴,阴中之阳也,因阳气当至而不至,虚邪得以留而不去,故作泻于黎明,其由有四:一是脾虚不能制水;二是肾虚不能行水;三是命门火衰不能生土;四是少阳

163

气无以发陈。"故五更泻者须四神丸温肾暖脾,收敛止泻。

3. **补泻同行,利涩同施。**久泻为虚,虚证宜补但不可骤补,必须补中寓泻,故补脾益气与利湿止泻同行;因泄泻之病因在于"湿""湿多成五泻",故治疗时应谨遵"无湿不成泻"之病机,加入健脾燥湿、芳香化湿、淡渗利湿之剂,加之本病病程较长,日久恐伤津耗液,甚则导致脱水,故加入固涩止泻之味。

(四)使用注意

1. **药量** 10g 为 6 岁小儿用药量,临床依年龄不同而增减药量。

2. **处方加减**

(1)虚寒偏重,腹痛较重者,加肉桂、高良姜。

(2)气虚卫外不固,复感风热,加黄芪、防风。

(3)兼见积滞,致宿食内停出现嗳腐吞酸,加焦三仙。

(4)伴腹痛,加香附、炒白芍。

3. **煎煮及服用方法** 每剂中药煎煮两次,第一次:加入净水(水量倍于药物的 3~4 倍),浸泡 30 分钟后煎煮,药物沸腾后再文火煎煮 20 分钟,放入砂仁,再煎 10 分钟,将药液滤出即可;第二次:加同样多的净水,煎煮沸腾后文火煎煮 20 分钟即可。

服用方法:早晚空腹各服一次。

4. **注意事项**

(1)实证、热证者,不宜用本方。

(2)服药期间,注意少食多餐,以清淡易消化食物为主,避风寒。

(五)验案精选

❀ 夏某,女,12 岁,2016 年 5 月 24 日初诊。

主诉:腹泻半年。

病史:患儿近半年晨起泄泻,大便日行 5~6 次,色黄,便质稀薄,倦怠乏力,畏寒怕冷,四肢不温,未呕吐,纳差。

查体:咽淡红,皮肤弹性良好,双肺呼吸音清,未闻及干湿啰音,肝脾未及,腹软。舌淡红,苔薄白。

诊断:腹泻病(脾肾阳虚泻)。

治法:健脾温肾,收敛止泻。

处方:

太子参 10g	茯苓 10g	炒白术 10g	扁豆 10g
陈皮 10g	莲子 10g	山药 10g	砂仁 10g
薏苡仁 10g	桔梗 10g	肉豆蔻 10g	补骨脂 10g

甘草 6g

水煎服,日 1 剂,连服 5 剂。

二诊:患儿服药后,腹泻症状好转,日泻 3~4 次,纳食可。舌淡红,苔薄白。前方加芡实 10g、山茱萸 10g。水煎服,日一剂,连服 5 剂。

三诊:患者腹泻症状好转,仍有畏寒怕冷,纳食可,舌淡红,苔薄白。前方加肉桂 6g。水煎服,日一剂,连服 5 剂。

随访,患者服药后,诸症好转,后以香砂六君子加味调理,顾护脾胃。

按语:小儿乃稚阴稚阳之体,脾常不足,肾常虚。如:久病不愈,湿邪内阻中焦、缠绵不去,必损脾阳或脾肾之阳,使脾胃虚弱或脾土失煦,不能受纳水谷运化精微致水谷停滞,清浊不分,混杂而下遂成久泄。而治疗小儿久泄当以补土制水,旺脾胜湿为根本,其滋补肾阳也是"旺脾"之道也。

病例中患儿属脾肾阳虚泻。治疗以健脾温肾,收敛止泻为主。方选参苓白术散合四神丸。二诊时,患儿腹泻症状好转,加山茱萸补益肝肾,涩精固脱,芡实固肾涩精,补脾止泻,用以加强温肾固涩之效。三诊患儿仍有畏寒肢冷,故加入肉桂以补火助阳,温经散寒。

二三、藿香正气散合胃苓汤

(一)处方来源

藿香正气散:出自《太平惠民和剂局方》;由大腹皮、白芷、紫苏、茯苓、半夏、白术、陈皮、厚朴、桔梗、藿香、甘草组成;功用:解表化湿、理气和中。主治:外感风寒,内伤湿滞。霍乱吐泻,发热恶寒,头痛,胸膈满闷,脘腹疼痛,舌苔白腻,以及山岚瘴疟等。

胃苓汤:出自《丹溪心法》;由猪苓、茯苓、白术、桂枝、泽泻、厚朴、陈皮、苍术、甘草组成;功用:利水止泻,祛湿和胃。主治:脾虚湿盛。水谷不分,泄泻不止,以及水肿,腹胀,小便不利等。

(二)经验对方

组成:藿香 10g、苏叶 10g、白术 10g、陈皮 10g、猪苓 10g、茯苓 10g、苍术 10g、厚朴 10g、泽泻 10g、甘草 6g。

功用:解表化湿,和胃止泻。

主治:外感风寒,湿滞胃脘。泄泻清稀如水,泻下如注,频次较多,多有呕吐、腹痛肠鸣、脘闷食少,或有恶寒发热头痛,肢体疼痛,小便不利,苔白腻,脉数。

方义:《医学心悟·泄泻》记载:"书云:湿多成五泻,泻之属湿也,明矣。然有湿热,有寒湿,有食积,有脾虚,有肾虚,皆能致泻,宜分而治之。"说明导致本病发生的重要因素有五种,临床上各种致病因素并不是单独存在的,而是相互影响。本病外因与湿邪关系最大,湿邪侵入,下注于肠则泻,内因与脾虚关系最为密切,脾虚失运,水谷不化精微,湿浊内生,混杂而下,发生泄泻。藿香正气散合胃苓汤适用于外感风寒,湿滞胃肠之证。外感风寒之邪,卫阳被郁,则发热、恶寒头痛、肢体酸痛;过食生冷、脾失健运、湿热内阻则气机失常,故脘腹疼痛食少;湿滞胃肠,湿盛则濡泻,则患儿稀水样便,水多粪少,泻下如注,次数频多,腹部肠鸣;风邪侵袭,乘虚而入,客于胃肠,扰动气机,胃失和降,气逆于上则呕吐。

方中藿香苦辛温,芳香化湿,可解在表之邪,内化湿浊,辟秽止呕,紫苏叶辛温发散,入肺经,助藿香解表散寒化湿。茯苓气平,味甘淡,气味俱薄,为"除湿之圣药";猪苓味苦、甘、淡,功专于行水;而泽泻"最善渗泄水道,专能通行小便";此三药均可起到淡渗利湿之作用,共合以祛内湿。苍术苦温辛烈,运脾燥湿,白术培中健脾,陈皮辛温,芳香化湿,行气燥湿,厚朴苦温,除湿宽中;四药起到了健脾运脾,燥湿化湿之效。甘草佐使,调和诸药。

本证多发生于夏秋季节,湿热交蒸,加之小儿稚阴稚阳之体不能适应多变的温度,容易感受外邪,加之小儿脾常不足,若脾失健运,内伤湿滞,水谷不化,精微不布,水反为湿,谷反为滞,则成泄泻。针对其病因病机治疗时,应内外兼治,且谨遵"治泻不利小便,非其治也"的原则,将"利小便"贯穿于整个病程的始终。

临床应用:治疗小儿腹泻病属湿泻兼有风寒表证者。

(三) 组方思想

1. 藿香正气散解表化湿,理气和中。主治外感风寒,内伤食滞,表里同病。小儿脏腑娇嫩,形气未充,易受风寒之邪侵袭,损伤卫阳,无力顾护机体,出现恶寒、发热、头痛等一系列表证;加之脾常不足,饮食不节,脾失健运,内生湿滞,湿滞胃肠则泄泻、呕吐,故以藿香正气散解外湿,祛内湿,在上芳香化湿,清利头目,在中调理脾胃,在下利湿消肿。

2. 胃苓汤行气利水,祛湿和胃。因泄泻此病病因在于"湿""湿多成五泻",合以胃苓汤利水止泻,同时兼顾护小儿后天之本"脾胃"。

3. 谨遵"无湿不成泻"之病机,治疗时应将"利湿"贯穿于病程的始终,组方中集芳香化湿、利水渗湿、健脾燥湿于一体,使湿邪得去,泻止症消。

（四）使用注意

1. **药量** 10g 为 6 岁小儿用药量,临床依年龄不同而增减药量。

2. **处方加减**

（1）伴有发热时,加柴胡、黄芩。

（2）伴有恶心、呕吐时,加姜半夏、竹茹。

（3）伴有食积、腹胀者,加焦三仙、鸡内金等。

（4）伴腹痛,加香附、广木香、炒白芍等。

3. **煎煮及服用方法**

每剂中药煎煮两次,第一次:加入净水(水量倍于药物的 3~4 倍),浸泡 30 分钟后煎煮,药物沸腾后再文火煎煮 30 分钟,将药液滤出即可;第二次:加同样多的净水,煎煮沸腾后文火煎煮 20 分钟即可。

服用方法:早晚空腹各服一次。

4. **注意事项** 服药期间,注意少食多餐,以清淡易消化食物为主,避风寒。

（五）验案精选

❧ 谈某,女,1 岁,2015 年 8 月 31 日初诊。

主诉:腹泻 1 周。

病史:患儿 1 周前无明显诱因出现大便偏稀,日泻 3~4 次,色黄,泻下如水样,未发热、未呕吐,哭时有泪,口中酸臭,纳差。

查体:体温 36.5℃,咽淡红,皮肤弹性良好,双肺呼吸音清,未闻及干湿啰音,肝脾未及肿大,腹软。舌红,苔白厚,指纹淡。

诊断:腹泻病(风寒泻夹滞)。

治法:解表化湿,和胃止泻。

处方:

藿香 6g	苏叶 6g	白术 8g	陈皮 6g
猪苓 6g	茯苓 6g	苍术 6g	厚朴 6g
泽泻 6g	鸡内金 8g	焦三仙各 6g	甘草 6g

水煎服,日 1 剂,连服 4 剂。

二诊:患儿服药后,腹泻症状好转,大便成形,日 1~2 次,口中酸臭味消失,纳食可。舌红苔薄白。前方去藿香、苏叶、猪苓、泽泻,加砂仁 6g、白豆蔻 6g、莱菔子 6g。水煎服,日 1 剂,连服 5 剂,痊愈。

按语:腹泻病是一组由多病原、多因素引起的以大便次数增多和大便性状改变为特点的消化道综合征,是我国婴幼儿最常见的疾病之一。6 个月至 2 岁婴幼儿发病率高,1岁以内约占半数,是造成儿童营养不良、生长发育障碍甚至死亡的主要原因之一。西医认为小儿患腹泻病主要与以下易感因素有关:①消化系统发育尚未成熟,胃酸和消化酶分泌少;②所需营养物质多,入量多,胃肠道负担重;③机体防御功能差;④肠道菌群失调。中医认为泄泻的发生与湿邪有十分重要的关系,其病变部位在大肠,与脾、胃、肾密切相关。

病例中患儿水样便,便次增多,且患儿咽部淡红,腹软,无发热、呕吐,结合口中酸臭,苔白厚,指纹淡红,属于风寒泻夹滞。治疗以疏散风寒,和胃止泻,消食导滞为主。方选藿香正气散合胃苓汤疏散风寒,和胃止泻,加炒三仙、鸡内金消食和胃导滞,通过散风寒、利小便、消积滞之法,使外邪得散,湿邪得去,食滞得化。二诊时,患儿大便成形,口中无酸腐气味,纳食可,故去散风寒、利小便之剂,加砂仁、白豆蔻芳香化湿、开胃进食。

二四、葛根芩连汤合四苓散

(一)处方来源

葛根芩连汤:出自《伤寒论》;组成:葛根、黄芩、黄连、甘草;功用:解表清热。主治:外感表证未解,热邪入里。身热,下利臭秽,肛门有灼热感,胸脘烦热,喘而汗出,口干而渴,舌红苔黄,脉数。

四苓散:出自《丹溪心法》;组成:白术、茯苓、猪苓、泽泻;功用:渗湿利水。主治:内伤饮食有湿,小便赤少,大便溏泄。

(二)经验对方

组成:葛根8g、黄芩6g、黄连4g、茯苓6g、猪苓6g、炒苍术6g、炒白术6g、泽泻6g、砂仁6g、白蔻仁6g、甘草6g。

功用:清热利湿。

主治:小儿感染性腹泻属湿热泄泻。症见发热,泻下急迫,注下如水,粪便成黄水样,或夹有泡沫,味臭秽,或泻下黏稠,后重不爽,肠鸣腹痛,肛门有灼热感、局部皮肤红赤,烦渴欲饮,小便短赤,舌红苔黄腻,脉数疾。

方义:《内经》有言"暴注下迫,皆属于热",湿热之邪或是夏令暑湿之邪壅遏脾胃,下注大肠,传化失常而发生腹泻。肠中有热故泻下急迫;"湿盛则濡泻",则泻下如水;湿热互结下注故泻而不爽,肛门灼热,粪便黄褐而臭秽;邪犯肌表,故发热;热盛伤津则见小便短赤,烦渴欲饮;舌红苔黄腻,脉数疾,为湿热内盛之象。"湿盛则濡泻""无湿不成泻""湿多成五泄",可见本病以"湿"为关键的病因病机。故贾老将此两方相合加味,加大祛湿之力度,此也正合万全"治泻不利小便,非其治也"之义。方中葛根既可以清热解肌,又可升阳止泻;《本经疏证》中云"仲景用黄芩有三耦焉,气分热结者,与柴胡为耦;血分热结者,与芍药为耦;湿热阻中者,与黄连为耦",故黄芩与黄连同用清利肠中湿热,厚肠胃而止泻;此三味共同起到清热利湿的功效。茯苓气平,味甘淡,气味俱薄,为"除湿之圣药";猪苓味苦、甘、淡,功专于行水;而泽泻"最善渗泄水道,专能通行小便";此三药均可起到淡渗利湿之作用。加用苍术、广砂仁、白豆蔻。二术合用,同为苦温燥湿;砂仁、白豆蔻为伍,同为芳香化湿。甘草佐使,调和诸药。

本证属于表里同病,应表里双解。若是腹痛腹泻阵作,称之为"火泻";饮多泻多,称为"饮泻";发生在夏季,兼有自汗、面垢、烦渴,称为"暑泻"。虽名称有异,但都以湿热之邪为患。贾老以葛根芩连汤合四苓散加味治之,诸药相合,集清热燥湿、淡渗利湿、苦温燥湿、芳香化湿于一体,湿邪得去,热无所依而使湿热分解。此处,贾老着重强调把治湿之法集于一体,亦说明了一个观点"治泻不治湿,非其治也"。

临床应用:主要治疗感染性肠炎、细菌性痢疾、胃肠型感冒等属湿热之证型者。

(三)组方思想

1. 葛根芩连汤清热利湿。湿为阴邪,其性趋下,重浊黏腻,易困脾土,阻碍气机;加之小儿为"纯阳之体",感邪之后更易热化,湿热相合,下迫大肠则发为泄泻。故以葛根芩连汤解表热,泄里热,利水湿。

2. 四苓散利湿渗水。因泄泻此病病因在于"湿""湿多成五泻",故合用四苓散以分利湿热,加大祛湿的力度。

3. 砂仁、白豆蔻芳香化湿,佐制护胃。小儿出现纳少、便溏、苔白厚腻等湿滞中焦的病症时,多将砂仁、蔻仁相配,在方中加入其意义有二:一是二者同为芳香化湿药,砂仁化湿醒脾,蔻仁芳香健胃,且两者相须为用,可宣通三焦气机,使上焦气逆可降,中焦气聚可疏,下焦气抑可达,使气化则湿化;二是其均性辛温,加入一派苦寒药中可以佐制其寒凉之性,保护小儿娇弱的脾胃。

(四)使用注意

1. **药量** 此方6g为6岁小儿常规用药量,临床依年龄及病情不同而增减药量。

2. **处方加减**

(1)若兼有发热重、咳嗽、鼻塞等表证,原方加金银花、连翘、桔梗、浙贝母、辛夷、苍耳子等,表里同治。

（2）若伴恶心呕吐,原方加姜半夏、藿香、竹茹。

（3）腹痛腹胀明显,原方加陈皮、厚朴、木香、香附、乌药,加大行气除满止痛之力。

（4）舌苔白厚,夹食滞明显者,常加入焦三仙、炒莱菔子、炒鸡内金。

（5）若发病季节正值暑天,可加入藿香,胜湿辟秽以解暑气。

（6）若泄泻日久,邪盛正虚,正虚不能运药,加入一味太子参,实则是又合一方——四君子汤,以补气健脾生津。

3. **煎煮及服用方法** 本方所用药物均先冷水浸泡 30 分钟,水量为药物体积的 3~4 倍,一般以 15~20 分钟为宜。且方中砂仁、白豆蔻富含挥发油,久煎效减,故需下。煎煮两次后兑服。每日一剂,一般早晚分服,于早饭前 30 分钟和晚饭后 1 小时。对于年幼的儿童,服药宜少量多次频服,以免小儿拒药。2~4 岁小儿一般 1 天共服 150ml 即可,可分 4 次服完。

4. **注意事项**

（1）暴泻伤阴,要时刻关注患儿的症状变化,观其精神状态,查其皮肤黏膜及皮肤弹性情况,谨防腹泻脱水。必要时应及时补液。对轻度、中度脱水、或是预防脱水,可口服补液盐。

（2）伤食泄泻者忌用。

（五）验案精选

 孙某,男,1 岁 4 个月,2016 年 8 月 7 日初诊。

主诉:腹泻伴呕吐 3 天。

病史:患儿于 2016 年 8 月 4 日无明显诱因出现腹泻,1 日约 4~5 次,伴有呕吐。来诊症见:腹泻,肠鸣腹痛,暴注下迫,大便为黄色稀水样便,伴低热,呕吐,呕吐先于腹泻,小便短赤,纳食一般,精神一般。

查体:体温 37.4℃,皮肤弹性可,囟门正常,腹软,肛门红赤。舌红苔白,指纹淡紫。

辅助检查:便常规示轮状病毒（+）。

诊断:轮状病毒肠炎（湿热证）。

治法:清热利湿。

处方:葛根芩连汤合四苓散加味。

葛根 8g	黄芩 6g	黄连 4g	猪苓 6g
茯苓 6g	炒白术 6g	炒苍术 6g	泽泻 6g
甘草 6g	砂仁 6g	白豆蔻 6g	姜半夏 4g

水煎服120ml,日1剂,连服6剂。

经随访,6剂后患儿痊愈。

按语:湿热泻多见于感染性腹泻,而婴幼儿(6~24个月)于夏秋季节发生腹泻大多属于病毒感染。若具有"三多"表现——大便次数多、量多、水分多,起病急且伴发热和上呼吸道感染症状,呕吐先于腹泻,粪便为黄色水样或蛋花样,或带少量黏液,无腥臭味等症状时多为轮状病毒感染。本案患儿症状、体征及实验室检查所示均可明确诊断本病。患儿除腹泻外,并伴有发热、呕吐,故重用葛根为君药,一可解表退热,二能升发脾胃清轻之气;同时加入姜半夏燥湿化痰、降逆止呕,全方寒温同用,清热利湿并举,无一味收涩止泻之药但仍可药尽而病愈。

贾老强调对于本病患儿在体格检查中要谨记"五步骤":一望神、二触囟门、三捏皮肤、四叩腹部、五察肛门。前三步是检查其是否存在脱水的情况,若是泄泻大量丢失水液,患儿会出现精神不振、囟门凹陷、皮下脂肪弹性差等表现,应及时补液治疗。第四步是看其是否有胀气表现。第五步是辨证鉴别点之一,湿热泻患儿一般都有肛周红赤的表现。

二五、香砂枳术丸合平胃散

(一)处方来源

香砂枳术丸:出自《景岳全书·古方八阵》;组成:木香、砂仁、枳实、白术;功用:健脾消痞,理气开胃。主治:脾虚食少,或宿食不消,胸脘痞闷。

平胃散:出自《太平惠民和剂局方》;组成:苍术、厚朴、陈皮、甘草;功用:燥湿运脾,行气和胃。主治:湿滞脾胃。脘腹胀满,不思饮食,口淡无味,恶心呕吐,嗳气吞酸,肢体沉重,怠惰嗜卧,常多自利,舌苔白腻而厚,脉缓。

(二)经验对方

组成:炒苍术10g、厚朴10g、陈皮10g、木香10g、砂仁10g、枳实6g、白术10g、白蔻仁10g、炒三仙各12g、莱菔子12g、鸡内金12g、连翘10g、甘草6g。

功用:燥湿健脾,行气和胃。

主治:厌食证属脾胃不和者,表现为食欲不振,不思饮食,食少或宿食不消,甚则厌恶进食,多食或强迫进食可见脘腹饱胀,恶心呕吐,形体略瘦或正常,面色欠华,精神良好,舌质淡红,苔薄白或白腻,指纹淡红,脉滑。

方义:脾宜升则健,胃宜降则和。今脾胃失和,消化无力,致饮食停滞而不思饮食;脾胃运化失健而生湿,湿食碍气,则脘腹饱胀。方中苍术、厚朴并为君药,以苍术之辛香苦温入中焦以燥湿健脾,令湿去脾健,以厚朴之长于行气兼可燥湿,使滞气得行,湿浊得去。臣以木香入中焦以行气导滞,陈皮理气燥湿,枳实行气消积,白术健脾燥湿,砂仁、白蔻仁化湿行气,共助苍术、厚朴燥湿行气之力;连翘散结清热;使药甘草甘缓和中,调和诸药。综观全方,燥湿与行气并重,燥湿以健脾,行气以祛湿,使湿去则脾健,气机调畅,脾胃自和。

厌食有脾失健运、脾胃气虚和脾胃阴虚等证型。厌食与积滞也有区别。积滞病程较短,以实证为主,多为脾胃相对壮实的小儿,平素食欲佳,因一时伤乳伤食导致乳食停积中脘,除食欲不振、不思乳食外,多伴嗳气酸腐、大便酸臭、脘腹胀痛,即使出现虚象,也多虚实夹杂。而厌食以长期食欲不振为主要特征,但精神状态尚可,或可见形体消瘦。治疗上应注意循序渐进,因为此类小儿常年食少,胃容量已小,若初调即大见成效,令其猛食,恐会造成积滞而复伤脾胃,再调则难。

临床应用:厌食、功能性消化不良,证属脾胃不和,以食欲不振为主,其他症状不多,无明显虚象者。

(三)组方思想

1. 香砂枳术丸消补兼施之剂。厌食证食欲不佳,乃因平素脾胃不足,日久运转不利所致,尽管积食不多但仍为日积而成,非一时所能消,需通过扶助脾胃来自然消除,故用此消补兼施之剂健脾化积除痞以缓缓消之。健脾先运脾、运脾必调气,方中木香善入脾胃行其气,又为健脾消食之佳品;枳实理气导滞泻其实;砂仁芳香醒脾;白术健脾化湿,诸药合用,共奏健脾开胃,行气消痞之效。现代药理研究表明木香能促进消化液分泌,增加胃肠蠕动、促进胃排空;砂仁可增强胃功能,促进消化液分泌,增进肠道运动;枳实能使胃肠收缩节律增加、奥狄括约肌张力增加;白术对肠管活动有双向调节作用。此方可谓促进胃肠动力之良方,厌食治疗效果都很好。

2. 平胃散燥湿运脾,行气和胃。脾胃同居中焦,二者互为表里,胃受谷而脾磨之,脾不和则食不化,胃不和则不思食,脾胃不和则不思而且不化。脾不在补贵在运,胃以通为用,以降为顺,平胃散燥湿运脾,行气和胃,切合脾胃不和之病机。

3. 白术、苍术同用:香砂枳术丸中白术以健脾化湿为主,平胃散中苍术以燥湿和胃为要,二者一入脾、一入胃,脾胃兼顾,消补兼施,对于舌苔白、厚或腻者尤其必用苍术。

4. 连翘清热散结:连翘味苦微寒,既可散结以助消积,又可清解食积所生之热。张秉成在《成方便读》中曰"然痞坚之处,必有伏阳,故以连翘之苦寒散结而清热",贾老指出积食多停留在小肠上段,日久肠道内细菌繁殖,肠道菌群失衡,必然会造成内源性感染。因此消化不佳者凡有积象,不拘于热象是否显现均可使用连翘。

(四)使用注意

1. 药量 10g 为 6~7 岁小儿用药量,临床依年龄、体重、病情不同而酌情增减药量。

2. 处方加减

(1)大便干、口臭,可加草决明泄热通便。

(2)伴有腹痛,可加炒白芍、乌药、草蔻仁以柔肝缓急,行气止痛。

3. 煎煮及服用方法 武火煮沸后文火煎煮半小时,白蔻仁、砂仁于出锅前 10 分钟放入,两次煎液兑匀后分服,饭前半小时或饭后 1 小时皆可。

4. 注意事项

(1)白蔻仁、砂仁主要有效成分为挥发油,性质不稳定,容易挥发,须在出锅前 10 分钟时投入。

(2)慎食甜食、油腻等食物,忌食生冷瓜果、冰糕、冰水等冷饮食品,以免影响消化功能。

(3)服药后食欲改善明显时,注意控制饮食,以免复伤脾胃。

(五)验案精选

王某,男,5 岁,2014 年 10 月 27 日初诊。

主诉:纳差 1 月余。

病史:患儿自幼饮食一般,食欲时好时坏。1 月前无明显诱因症状加重,食欲不佳,每逢就餐须家长追赶胁迫方能进食半碗,精神可。大便稍干,1~2 日一行。睡眠可,小便调。

查体:面色欠华。腹软,肝脾未及肿大,中上腹压痛(−),叩之呈鼓音。体重 16kg,身高 108cm。舌质淡红,舌苔白。脉细。

诊断:厌食(脾胃不和)。

治法:燥湿健脾,行气和胃。

处方:香砂枳术丸合平胃散加减。

炒苍术 10g	厚朴 10g	陈皮 10g	砂仁 10g
木香 10g	枳实 10g	白术 10g	白蔻仁 10g
炒三仙各 10g	莱菔子 10g	鸡内金 10g	连翘 10g

甘草 6g

6 剂,水煎服,日 1 剂,分早晚 2 次空腹温服。

二诊:患儿食欲改善明显,未再服药,体重至今增长 2kg。近 2 日再次出现纳差,伴口臭,脐周不适,矢气臭秽,无恶心及呕吐,大便 3 日未行,小便色黄,睡眠不安,两颊红。腹软,肝脾未及,脐周压痛,腹部叩之呈鼓音。体重 18kg,身高 112cm。舌质红,舌苔白厚,脉滑。诊断:功能性消化不良;积滞(饮食内停证)。平胃散合小承气汤加减,处方:炒苍术 10g、厚朴 10g、陈皮 10g、砂仁 10g、白蔻仁 10g、枳实 10g、大黄 3g、连翘 10g、草决明 10g、炒三仙各 10g、莱菔子 10g、鸡内金 10g、甘草 6g。6 剂,水煎服,日 1 剂,分早晚 2 次空腹温服。

半年后随访,家长告知患儿目前食欲佳,生长发育良好。

按语:厌食的发病机理总在脾运胃纳功能的失常,轻证患儿体重多数正常或稍低,其他症状较少,虚象不明显。而积滞除食欲不振、不思乳食外,多伴有嗳气酸腐,大便酸臭,脘腹胀痛等实证表现。上述患儿初诊时除食欲不振、大便稍干外无明显不适,予香砂枳术丸合平胃散加减获效。

二六、益胃汤合养胃增液汤

(一) 处方来源

益胃汤:出自《温病条辨》;组成:沙参、麦冬、生地、玉竹;功用:益胃生津。主治:阳明温病,下后汗出,胃阴受伤。身无热,口干咽燥,舌干苔少,脉不数者。

养胃增液汤:出自《中医儿科学》;组成:石斛、乌梅、北沙参、玉竹、甘草、白芍;功用:养胃育阴。主治:小儿厌食。口干多饮而不喜进食,皮肤干燥,大便干结,舌苔光剥,或舌红少津,脉细。

(二) 经验对方

组成:沙参 10g、麦冬 10g、玉竹 10g、石斛 10g、炒三仙各 12g、炒莱菔子 12g、鸡内金 12g、白蔻仁 10g、甘草 6g。

功用:益胃生津。

主治:小儿厌食。症见小儿较长时期见食不贪,食欲不振,甚则拒食,可伴唇红咽干,渴而欲饮,皮肤干燥,面色萎黄,大便干结,舌红少苔或舌苔光剥,脉细。

方义:小儿脾胃薄弱而生长发育迅速,对营养精微需求旺盛,造成脾胃不足多为常态,若后天喂养失宜令食积化热或外感热病皆易伤阴。方中沙参、麦冬甘寒入肺胃经,为益胃养阴、生津止渴之上品,共为君药;石斛长于养阴润胃,玉竹功效缓和而不敛邪,二者配伍为臣,以加强益胃生津之效;大队滋阴生津之品,恐壅滞气机,令食欲不振加重,故佐以白蔻仁、炒莱菔子行气以鼓舞气机,炒三仙消食化积以祛内伤之滞,鸡内金虚实兼顾,补而不滞,消而不伤,对脾胃虚弱且兼食积的小儿尤宜;甘草扶养胃气,俾中气恢复,运化复常,则津液自生。全方甘凉清润,清而不寒,润而不腻,共奏甘寒生津、养阴益胃之功。

厌食是小儿较长时期见食不贪、食欲不振,甚至拒食的一种病证。古医籍中无此病名,散见于"恶食""不嗜食""不思食"等古代文献资料中。该病各个年龄段均可发生,尤以1~6岁小儿多见,城市儿童发病率较高。一般除食欲不振外,其他情况尚可,但若长期不愈者,可日渐消瘦而成为疳证。

临床应用: 功能性消化不良、厌食,胃阴不足以舌红少苔或舌苔光剥为主要特点。

（三）组方思想

1. 益胃汤甘凉生津,养阴益胃。阳明戊土,喜润恶燥,主受纳,以降为顺。若热病消灼阴津,或过用吐、下之剂,或胃病迁延不愈,每致胃阴耗损,受纳失司,故饥而不欲食,胃之阴津不足,上不能滋润口咽则口干咽燥,下不能濡润大肠则大便干结。舌苔乃胃气蒸腾胃中津液而成,胃阴不足故见少苔。方以沙参、麦冬、玉竹甘寒入肺胃经,以益胃养阴、生津止渴;生地甘、苦、寒,养阴与清热并重,为防其滋腻碍胃。

2. 养胃增液汤育阴养胃。方中沙参、玉竹、石斛皆甘寒而养阴生津,其中以石斛清润之性最强,为益胃佳品。益胃汤中因贾老顾及到生地滋腻碍胃而去之,此处合用此方,以石斛弥其养胃滋阴之阙、避其滋腻碍胃之虞。白芍与甘草缓急止痛时多用。

3. 二方合用,既甘寒生津,又滋阴养胃,共奏益胃养阴之效。

4. 白蔻仁妙用:白蔻仁芳香行气,功长入胃,为行气药中温燥之性最小一味。全方大队滋阴生津之品,恐壅滞气机令食欲不振加重,佐以白蔻仁去其温燥之性,取其行气之用以鼓舞胃气。现代药理研究认为白蔻仁有良好的芳香健胃作用,能促进胃液分泌,兴奋肠管蠕动,祛除肠内胀气并抑制肠内异常发酵。

（四）使用注意

1. **药量**　10g 为 6~7 岁小儿用药量,临床依年龄、体重、病情不同而酌情增减药量。

2. **处方加减**

（1）大便干结,加生地黄、玄参以增液润燥。

（2）形体消瘦,面色萎黄甚神疲体倦者加太子参、炒白术、茯苓益气健脾。

（3）腹痛,加白芍缓急止痛。

（4）阴虚盗汗明显者,加知母、黄柏滋阴降火。

3. 煎煮及服用方法 第一煎以 3~4 倍于药量的冷水浸泡 30 分钟,武火煮至水沸腾后转为文火,煎煮 30 分钟,出锅前 10 分钟放入白蔻仁,第二次水沸腾后煎煮 20 分钟即可。两次煎液兑匀分早晚两次于饭前半小时或饭后 1 小时温服。

4. 注意事项

（1）白蔻仁主要有效成分为挥发油,性质不稳定,容易挥发,须在出锅前10 分钟时投入。

（2）慎食甜食、油腻等食物,忌食生冷瓜果、冰糕、冰水等冷饮食品,以免影响消化功能。

（3）服药后食欲改善明显时,注意控制饮食,以免复伤脾胃。

（五）验案精选

案 1:续某,女,4 岁,2012 年 7 月 16 日初诊。

主诉:间断纳差 1 月。

病史:患儿自上月手足口病后纳食欠佳已近一月,表现为不思饮食、见食不香,食量较以往减少约 1/3。精神可,暂无偏食、嗜食之虞,时有盗汗,大便质干,2~3 日一行,小便调,睡眠可。

查体:咽红,扁桃体Ⅰ度肿大。地图舌,脉滑。体重:12kg。

诊断:厌食（胃阴虚）。

治法:益胃生津。

处方:益胃汤合养胃增液汤、增液汤加减。

沙参 8g	麦冬 8g	玉竹 8g	石斛 8g
生地 8g	玄参 8g	炒三仙各 10g	莱菔子 10g
鸡内金 10g	连翘 10g	知母 8g	黄柏 8g
甘草 6g			

水煎服,日 1 剂,连服 6 剂。

二诊:药后食欲改善明显,盗汗减轻,大便仍干,1~2 日一行。地图舌处萌生薄苔,脉细数。上方继服 6 剂。嘱注意控制饮食,避免食伤。

一年后患儿因外感病再次复诊,家长告知服用上药后患儿食欲佳,体重增长至同龄人水平。

按语:小儿脾常不足,又易偏食嗜食甘甜味美之品,以致脾胃积热内伏,复感夏令风热时毒温邪,外侵肌表,内应脾胃。初期因内热上熏口舌出现口疮、溃疡而影响食欲,后期则为热邪耗伤胃阴,令胃不受纳而食少,病程较短,脾运尚健,故精神尚可,予益胃汤合养胃增液汤以养阴益胃,令胃阴足而水谷纳;然其尚"水不足以行舟,而结粪不下",故合增液汤以滋阴润燥、增水行舟,加连翘清热散结通便,加炒三仙、炒莱菔子、鸡内金以消食助运,行气通便,并予知母、黄柏滋阴降火。相较于脾气虚者,胃阴虚患儿因其病在胃为腑,病位尚轻浅,故临床见效较快,最多调理2~3次即可。

案2:杨某,女,5岁,2013年9月9日初诊。

主诉:间断纳差1年余。

病史:患儿无明显诱因间断纳差1年余。表现为食欲不佳,正餐进食量少,平素嗜食零食。精神可,大便质偏干,1~2日一行,小便可,睡眠可。

查体:面色萎黄。舌红花剥苔,脉细数。体重:15kg。

诊断:厌食(脾胃两虚)。

治法:养胃生津,益气健脾。

处方:益胃汤合养胃增液汤、四君子汤加减。

太子参8g	炒白术8g	茯苓8g	沙参8g
麦冬8g	玉竹8g	石斛8g	炒三仙各10g
炒莱菔子10g	鸡内金10g	白蔻仁10g	甘草6g

水煎服,日1剂,连服6剂。

二诊:药后患儿食欲改善,时有主动索食,地图舌改善明显。大便干,2~3日一行。上方加广砂仁10g。水煎服,日1剂,连服6剂。

三诊:药后患儿食欲改善明显,正餐进食量较前有增,舌质淡红,舌苔白。大便仍干,1~2日一行。首方加广砂仁10g、连翘8g、大黄3g。水煎服,日1剂,连服6剂。

半年后随访,患儿药后食欲改善,主动索食,近半年体重增长2kg。

按语:该患儿嗜食高蛋白高热能零食日久,积而化热,耗伤胃阴,胃腑体阳而用阴,阴分不足,胃失濡润,则受纳、腐熟水谷功能下降,出现厌食;舌苔乃胃气所生,阴液不足,胃气虚弱不能上荣舌面而现花剥苔;脾主运化,在体合肉,其华在面,胃受纳失权,脾运化无力,气血不能上荣,则面色萎黄,无力充养肌肉而令消瘦,故辨证为脾胃虚弱。初诊以四君子汤合益胃汤、养胃增液汤加减。

方中四君子汤益气健脾,益胃汤合养胃增液汤养阴生津,炒三仙、炒莱菔子、鸡内金开胃导滞。复诊患儿地图舌及纳差改善明显,食量较前明显增加,其平素大便易干,"脾不为胃行其津液"亦令便干,此时胃阴旋复恐一时难以运化,故加广砂仁醒脾行气。三诊患儿食欲向愈,地图舌转为白苔,乃食积之倾,故继以广砂仁行气,并加连翘及少量大黄以散结消积,促进胃肠蠕动。

二七、四君子汤合平胃散

(一) 处方来源

四君子汤:出自《太平惠民和剂局方·卷三》;组成:人参、炙甘草、茯苓、白术;功用:益气健脾。主治:脾胃虚弱。面色萎白,语声低微,四肢无力,食少便溏,舌质淡,苔白,脉细软。

平胃散:出自《太平惠民和剂局方》;组成:苍术、厚朴、陈皮、甘草;功用:燥湿运脾,行气和胃。主治:湿滞脾胃。脘腹胀满,不思饮食,口淡无味,恶心呕吐,嗳气吞酸,肢体沉重,怠惰嗜卧,常多自利,舌苔白腻而厚,脉缓。

(二) 经验对方

组成:太子参 8g、白术 10g、陈皮 10g、苍术 10g、茯苓 10g、厚朴 10g、砂仁 10g、白豆蔻 8g、焦三仙各 10g、莱菔子 10g、鸡内金 10g、甘草 6g。

功用:益气健脾,燥湿和胃。

主治:脾胃气虚。面色萎白,语声低微,四肢无力,不思饮食,口淡无味,恶心呕吐,嗳气吞酸,肢体沉重,怠惰嗜卧,食少便溏,舌质淡,苔白,脉缓。

方义:脾胃为后天之本,气血生化之源,人之中焦昌盛,气机通达,输布津液,生化气血以营周身,则病无由生。小儿五脏之中脾常不足,胃小且弱,容物不多,常因内伤饮食,或加外感邪气,伤及弱小之脾胃,致脾胃气机紊乱,升降失常,纳运失和,脾胃位于中州,同属中土,脾为阴土,喜燥恶湿,外感湿邪,内伤食滞,脾失健运,湿滞脾胃,则口不知五味而不欲食。方中太子参为清补之品,其健脾生津作用较好;白术苦温,健脾燥湿,加强益气助运之力;茯苓甘淡,健脾渗湿。茯苓、白术合用,则健脾祛湿之功更显。苍术以其味苦性温而燥,最善燥湿,兼以健脾,能使湿去而脾运有权,脾健则湿邪得化。脾气之转输,湿邪之运化,皆赖于气之运行,况湿邪阻碍气机,气滞则湿郁,《本草崇原·苍术》:"凡欲补脾,则用白术;凡欲运脾,则用苍术;欲补运相兼,则相兼而用。"茯苓、白术、苍术三者合而用之,则补运兼施;湿邪阻碍气机,以厚朴芳化苦燥,行气除满,气行则湿化;陈皮理气和胃,燥湿醒脾,助苍术、厚朴之力;砂仁、白豆蔻芳香醒脾;使以甘草健脾和中,兼调和诸药。诸药合用燥湿运脾、行气祛湿,使湿去脾健,气机调畅,脾胃自和。

临床应用:厌食、功能性消化不良属脾胃气虚,面色萎白,神疲乏力,不思饮食。

（三）组方思想

1. 四君子汤益气健脾。明·万全《幼科发挥·小儿正诀指南赋》:"肠胃脆薄兮,饮食易伤……流歠放饭,总败脾而损胃。"小儿脾胃受损,纳运失健,法当调补为善。以四君子汤补脾胃之气,气足脾运,饮食倍进,则余脏受荫,而色泽身强。

脾胃气虚证伴面色少华、形体偏瘦等气虚征象;脾胃阴虚证伴口舌干燥、食少饮多等阴虚征象。若因症状不多而辨证困难时,可重点从舌象分析证候。本病的治疗,以脾健不在补贵在运。宜以轻清之剂解脾气之困,拨轻灵脏气以恢复转运之机,俾使脾胃调和,脾运复健,则胃纳自开。何谓平胃? 柯韵伯解释说,《内经》以脾运太过为敦阜,不及曰卑监,平胃者,平胃土之卑监,培其卑者使之平,非削平之谓。平胃散调脾土之卑监,《医宗金鉴》用治一切伤食脾胃病。四君平胃相合,能使脾气升而健,胃气平而降,升降相因,燥湿相济,相得益彰。太子参代替人参,不仅仅是因为人参价格昂贵,小儿稚阴稚阳之体,太子参性味甘平,作用缓和,为清补之品,且补气健脾,生津润肺,补气而不滞气。

2. 平胃散燥湿运脾,行气和胃。脾失健运,则湿邪停聚,脾气不升,胃失和降,饮而无味,纳而不香。以平胃散燥湿以健脾,行气以祛湿,使湿去脾健,气机调畅,脾胃自和。

3. 苍术、白术妙用:《本草通玄》中说:"宽中发汗,其功胜于白术。大抵卑监之土,宜以白术培之,敦阜之土,宜与苍术平之。"苍术健脾平胃,燥湿化浊;白术益气健脾,燥湿利水。苍术苦温辛烈,燥湿力胜,散多于补,偏于平胃燥湿;白术甘温性缓,健脾力强,补多于散,善于补脾益气。二药伍用,一散一补,一胃一脾,则中焦得健。脾胃纳运如常,水湿得以运化,患儿则食而知味。

（四）使用注意

1. **药量** 10g 为 6~7 岁小儿常规用药剂量,临床依年龄及病情不同而增减药量。

2. **处方加减** 腹胀便干加枳实、郁李仁。食积不化加麦芽、莱菔子。呕吐者,加半夏以降逆止呕。

3. 煎煮及服用方法

（1）白蔻仁、砂仁均具有挥发油,性质不稳定,容易挥发,在煎煮时须后下,在其他药物煮沸后 10 分钟下入。

（2）厌食患儿不愿口服大量药物,故以煎出 50~100ml 药量为宜。

4. 注意事项　注意少进甘肥厚味、生冷干硬之类食品,更不能滥服补品、补药等。食物不要过于精细,鼓励患儿多吃蔬菜及粗粮,对患儿喜爱的某些简单食物,应允其进食,以诱导开胃。

（五）验案精选

> 闫某,女,7 岁,2014 年 7 月 7 日初诊。

主诉(家长代):纳差 3 年。

病史:患儿自上幼儿园起,纳食少,不欲饮食,遇肯德基、麦当劳等其他油炸食物进食稍多,易积食,偶有呕吐,无发热、咽红、咽痛等外感症状,平素大便正常,日一行。

查体:体型偏瘦,精神稍弱,面黄,腹胀,叩诊鼓音明显。无压痛,无反跳痛,舌质红,苔白厚,脉弦细。指纹不显。体重:19kg。

诊断:厌食(脾胃虚弱)。

治法:益气健脾,燥湿和胃。

处方:四君子汤合平胃散加减。

太子参 8g	炒白术 10g	茯苓 10g	炒苍术 10g
陈皮 10g	姜半夏 8g	砂仁 8g	白蔻仁 8g
焦三仙各 10g	莱菔子 10g	鸡内金 10g	甘草 6g

5 剂,水煎 100ml,日 1 剂,分 3 次口服。

二诊:家长诉服药期间偶有腹痛,大小便调,舌质红,苔白厚,纳食差。前方加广木香 8g、香附 6g,连服 5 剂,每日 1 剂,水煎频服。

三诊:患儿药后纳食好转,无腹痛,舌质红,苔白,大便日 1 次。续服前方 6 剂,巩固疗效,半月后随访,食欲好转,纳食正常。

按语:该患儿厌食多年,脾胃气虚,运化无力,《诸病源候论·脾胃诸病候》说:"脾胃二气相为表里,胃为水谷之海,主受盛饮食者也;脾气磨而消之,则能食。今脾胃二气俱虚弱,故不能饮食。"患儿面黄肌瘦,身高体重落后于同龄均值。进食快餐类食物,造成饮食习惯不良,脾胃受损,更加肥甘厚味更易酿生痰湿,胃气上逆,而有呕吐,苔白厚;运化不及,出现积食腹胀。治以健脾益气,消积导滞,方选四君子汤合平胃散加减。方中减去行气消胀之厚朴,加入姜半夏以和胃止呕。二诊时诉服药期间出现腹痛,加入广木香、香附,行气散寒以止痛。药后腹痛之症除,胃开纳食,病情好转。

二八、香砂平胃散合肥儿丸

(一)处方来源

香砂平胃散:出自《医宗金鉴》卷五十四;由炒苍术、陈皮、姜炒厚朴、炙甘草、缩砂仁、醋炒香附、南山楂、炒神曲、炒麦芽、麸炒枳壳、炒白芍组成;功用:健脾消积,温中燥湿。主治:伤食腹痛。

肥儿丸:出自《太平惠民和剂局方》;由炒神曲、黄连、肉豆蔻、使君子、炒麦芽、槟榔、木香组成;主治:小儿疳病者,多因缺乳、吃饭太早所致,或因久患脏腑胃虚虫动,日渐羸瘦,腹大发竖,不能行步,面黄口臭发热,面无精神。

(二)经验对方

组成:太子参 6g、炒白术 8g、茯苓 8g、苍术 8g、厚朴 8g、黄连 4g、白蔻仁 8g、广木香 8g、乌药 8g、炒白芍 10g、槟榔 8g、广砂仁 8g、延胡索 8g、炒麦芽 8g、炒神曲 8g、炒山楂 8g、莱菔子 10g、甘草 6g。

功用:健脾消积,温中燥湿,杀虫消积,健脾清热。

主治:蛋白质-能量营养不良;小儿疳积、虫积证。

方义:香砂肥儿汤方中加太子参(孩儿参),功能益气健脾、生津润肺,补气而不燥,尤其适用于小儿;白术健脾燥湿、益气和中,人参、白术相合,健脾之力更宏;该方主治为饮食不节,食滞脾胃,郁久化热,湿热生虫所致之小儿疳积证。治以健脾消食,清热驱虫。方中重用神曲、麦芽消食化积,健脾和中;黄连清热燥湿,治生虫之源;肉豆蔻、木香健脾止泻,行气止痛,加苍术、厚朴、白芍、砂仁、延胡索、乌药增强其燥湿行气止痛之力。合神曲、麦芽健脾消食积;槟榔下气驱虫,化积消疳;与黄连为伍增其清热之力。使君子能引起呃逆、眩晕、呕吐,故少用。

(三)组方思想

1. 肥儿丸　主治为饮食不节,食滞脾胃,郁久化热,湿热生虫所致之小儿疳积证。治以健脾消食,清热驱虫。诸药相合,标本兼顾,共奏驱虫消积,健脾清热之功。使食积得消,脾虚得健,热去虫下,正气渐复,病愈而体肥,故得名"肥儿"。

2. 香砂平胃散　前四味药是经典方剂平胃散,祛脾胃之湿。湿性重滞,湿多则身重嗜卧,甚则下注而为泄泻。治宜燥湿运脾,行气和胃之法。香附和砂仁都是行气药,香附辛平入肝经,疏肝开郁,行气止痛之功行肝气。砂仁醒脾和胃,行气化滞升脾气。

3. **香砂肥儿汤**　小儿先天禀赋不足,脾胃虚弱,气血生化不足,任何疾病都会影响脾胃,临床用药须多方配合,灵活化裁,补气作用大大增强,而且配合后方中的健脾行气药,调和脾胃,促进药物吸收,两方合用,方能使症状的改善达到最佳效果。

(四) 使用注意

1. **药量**　10g 为 6~7 岁小儿用药量,临床依年龄不同而增减药量。

2. **处方加减**　自汗较重者,可加生龙骨、生牡蛎,先煎 30 分钟,以加强固表止汗之效。

3. **煎煮及服用方法**

(1) 贾老强调补益药宜慢火久煎,务使药力尽出。

(2) 服药时间以空腹为佳。如果腹痛明显建议饭后 1 小时服用。

4. **注意事项**

(1) 小婴儿可小剂量多次频服。

(2) 服药期间禁食生冷、黏腻、牛羊肉及海鲜发物。

(五) 验案精选

❧ 刘某,女,4 岁 5 个月,2005 年 1 月 3 日初诊。

主诉:消瘦、腹痛反复发作,纳差 1 年余。

现病史:1 年来患儿食欲欠佳,并经常诉说脐周疼痛,热敷或者按揉后可减轻,家长曾给予阿苯达唑片 2 片口服 1 次,未见虫下。5 天前发热后口服罗红霉素,药后恶心、偶咳,呕吐物为胃内食物,伴腹痛。查血常规示淋巴细胞偏高,白细胞总数正常。热退后更不思饮食,伴腹痛就诊于我院儿科门诊。

查体:体重 14kg,面色萎黄,毛发稀疏发黄,心肺未见异常,腹大,偏硬,腹胀,肠鸣音弱。舌苔白腻,有齿痕。脉细数。

诊断:蛋白质 - 能量营养不良;脾疳。

治则:健脾消积,杀虫消积。

处方:肥儿丸合香砂平胃散加减。

太子参 8g	白术 8g	茯苓 8g	陈皮 8g
姜半夏 8g	苍术 8g	厚朴 8g	白蔻仁 8g
炒三仙各 10g	莱菔子 10g	竹茹 6g	黄连 3g
炒白芍 10g	广木香 10g	甘草 3g	生姜 3 片

水煎服,日 1 剂,连服 4 剂,早晚分服。

二诊:服药后患儿纳略增,腹痛减轻,近几日食油腻食物较多,口气重有异味,诉腹胀不适,原方减竹茹加砂仁8g,加炒槟榔8g。水煎服,日1剂,连服6剂。

三诊:半月后,家长带患儿来诊,面色明显好转,食欲明显增加,要求继续调治,贾老守方6剂。嘱其家长给患儿合理饮食,注意卫生,以免寄生虫病再发。

按语:蛋白质-能量营养不良是由于缺乏能量和蛋白质所致的一种营养缺乏症。喂养不当,消化吸收障碍是重要原因。多见于婴幼儿,特征为体重不增,体重下降,渐进性消瘦,皮下脂肪减少或消失,重者可有水肿。中医认为是由于饮食不节,脾胃受损,气液耗伤所致。肠虫症是小儿时期常见的一类疾病。由于环境污染、个人饮食不洁等原因造成寄生虫在人体内寄生。此症种类甚多,其中以蛔虫、蛲虫、姜片虫、钩虫发病最为普遍。感染轻者一般可引起营养障碍、消化紊乱及各种精神症状;重者在全身或某些重要器官造成严重的病理损害,甚至危及生命。香砂肥儿汤健脾消积,温中燥湿,杀虫消积,健脾清热。主治患儿饮食不节,食滞脾胃,郁久化热,湿热生虫所致之小儿疳积、虫积证。也用于脾胃不和引起的胃脘胀痛及伤食腹痛,消化不良,面黄肌瘦,大便干结者。本案患儿用方中没有用到延胡索,主要是因为患儿虫积、食滞所致,用温中燥湿,杀虫消积治法,行气理气达到止痛的效果。方中包含的六君子汤益气健脾,燥湿化痰来扶正气;包含平胃散燥湿运脾,行气和胃以养胃气。

二九、橘皮五仁汤合增液承气汤

(一) 处方来源

橘皮五仁汤:出自《重订通俗伤寒论》;组成:桃仁、杏仁、郁李仁、柏子仁、松子仁、橘皮;功用:润肠通便;主治:津枯肠燥所致的便秘。症见胸满腹胀,大便秘结,舌红而干,脉数。现常用于儿童、老年、产后或习惯性便秘。

增液承气汤:出自《温病条辨》;组成:玄参、生地、麦冬、玄明粉、大黄;功用:滋阴增液、泻热通便;主治:阳明温病,因热结津伤、肠腑失润,无水舟停所致的热结阴亏便秘证。可见大便秘结,口干唇燥,舌苔薄黄而干,脉细数。

(二) 经验对方

组成:玄参10g、生地10g、麦冬10g、玄明粉3g、橘皮10g、桃仁10g、杏仁8g、柏子仁10g、火麻仁10g、郁李仁10g、甘草6g。

功用:滋阴增液,润肠通便。

主治:大便干结,排出困难,常伴有腹痛、腹胀,纳差,口渴喜饮,有口气,小便短赤,舌苔黄燥,脉滑等。

方义:玄参苦、咸、微寒,苦寒泻下,咸可软坚,可清热凉血,滋阴润燥;生地苦、寒,清热凉血,养阴生津,现代研究证明,玄参、生地皆具镇静作用,能够缓解精神紧张所致的肛门括约肌紧张;麦冬微苦、微寒,具有清热凉血、滋阴润燥、养阴生津之效,现代药理研究表明其可改善肠道局部血液循环,增进胃肠蠕动,促进排便,三者相须为用,共为君药。柏子仁、郁李仁、火麻仁、桃仁、杏仁皆为仁子类药物,含脂肪油较多,有缓泻作用,能刺激肠黏膜,使分泌增加,蠕动加速,减少大肠吸收水分,起到润肠通便作用,且桃仁性善破血,治血结、血秘、血燥,其治便秘功专力宏,以上诸仁共为臣药,辅助君药以提高滋阴润肠之效。橘皮辛、苦、温,具理气健脾、燥湿化痰之效,《本草纲目》记载:"其善治百病。同泻药则泻,同降药则降";玄明粉泻下攻积,润燥软坚,《珍珠囊》:"其用有三:去实热,一也;涤肠中宿垢,二也;破坚积热块,三也";橘皮、玄明粉起佐使作用,加强主药疗效。甘草为使,缓急止痛,调和诸药。方中诸药相合,清热而不伤津、润肠而不致泻、破血而不耗液,苦温并用,使津液得充,肠道得润,糟粕乃下。

便秘是小儿常见的一种消化系统疾病,随着疾病谱的改变,其逐渐成为影响儿童身心健康及生长发育的常见问题。早在《黄帝内经》中就有关于便秘的记载,其认为便秘与脾胃受寒、肠中有热以及肾脏有关,如《素问·厥论》曰:"太阴之厥,则腹满䐜胀,后不利。"《灵枢·邪气脏腑病形》曰:"肾脉微急,为不得前后"。后代医家对其病因病机进行补充完善。《诸病源候论·小儿杂病诸候论》曰:"小儿便不通者,脏腑有热,乘于大肠故也";《景岳全书·天集·杂证谟》曰:"证属形气病,形气俱不足,脾胃虚弱,津血枯涸而大便难";《医宗金鉴·幼科心法》曰:"夫乳与食,小儿资以养生者也。胃主纳受……若父母过爱……则宿滞不消而疾成矣。"其分别指出了便秘中的脏腑积热、肠燥津亏、乳食积滞三型。

贾老认为小儿便秘病因无外乎虚实两方面,主要分燥热内结、气机郁滞、肠燥津亏和脾肾气虚四类。临床上以肠燥津亏型多见,一方面是因为小儿为"稚阴稚阳"之体,易耗损津液,致津枯肠燥;另一方面还因为小儿处于旺盛的生长发育阶段,对水谷精气的需求比成人相对高,加之小儿脏腑功能较弱,存在着摄入水液不足、运化功能不健的现象。贾老临床治疗肠燥津亏型便秘,常用橘皮五仁汤合增液承气汤为主方加减治疗,两方相合,可增强其功用,扩大主治范围,可谓是方中有方,法中有法。

临床应用:儿童肠燥津亏型便秘以大便干结,或数日一行,排出困难,状如羊屎,常伴有腹痛、腹胀、口臭,纳差等为主要表现者。

（三）组方思想

1. 五仁橘皮汤来源于元·危亦林的《世医得效方》,原方为五仁丸,《重订通俗伤寒论》将其改为汤剂,功效为润肠通便,主要用于治疗津枯肠燥所致的便秘,现常用于老年、产后或习惯性便秘。其中杏仁配橘皮,以通大肠气闭;桃仁合橘皮,以通小肠血秘,气血通润,肠自滑流,故以为君;郁李仁得橘皮,善解气与水互结,洗涤肠中之垢腻,以滑大便,故以为臣;佐以松、柏通幽,幽通则大便自通。

2. 增液承气汤出自《温病条辨》,具有滋阴增液、泻热通便之功效,主治因热结津伤、肠腑失润,无水舟停所致的热结阴亏便秘证。治阳明温病,热结阴亏,燥屎不行,下之不通,津液不足,无水舟停,服增液汤不下者。本方即增液汤加硝、黄而成。取增液汤之玄参、麦冬、生地以滋养阴液,润肠通便,更加大黄、芒硝以泻热软坚,攻下腑实。共奏滋阴增液,泄热通便之效。

3. 橘皮五仁汤合增液承气汤加减化裁后,贾老用火麻仁代替松子仁,去大黄,加甘草,因为火麻仁甘平,质润多脂,能润肠通便,且又兼有滋养补虚作用,尤其适用于老人、产妇、儿童及体弱津血不足的肠燥便秘证。另外,因松子仁与柏子仁功效相近,且药房松子仁经常缺货,贾老常用火麻仁代替原方中的松子仁。去掉大黄,是因为大黄泄热通便力较强,且服后容易腹痛,其中所含的鞣质物质泻后会重新出现便秘现象,所以贾老一般不用,而加用甘草取调和诸药之意。

（四）使用注意

1. **药量** 10g 为 6~7 岁小儿常规用量,临床依据年龄及病情不同而调整药量。玄明粉其性咸、苦、寒,多服易伤正,常用 3~6g;苦杏仁有小毒,常用量为6~8g。

2. **处方加减**

（1）对便秘病程较短,且口臭、腹胀、舌苔黄厚的里热明显患儿常加 3g 大黄,且贾老常叮嘱家属,大黄无须后下,是仅取其消食导滞,软化大便之意。

（2）积滞较著,加焦三仙、莱菔子、鸡内金。

3. **煎煮及服用方法** 方中玄明粉冲服,是其他药物煎好以后将玄明粉冲入其中一起兑服。服用方法:一般为每天服用两次,早晚空腹各服一次。

4. **注意事项**

（1）此方中仁类药所含油脂较高,煎煮期间容易烧焦糊锅,所以煎煮时应不断搅拌以防烧焦药物。

（2）除服药治疗外，家长平素应注意培养患儿良好的生活规律，合理饮食，及时排便，加强运动等。

（3）使用玄明粉时应中病即止，恐愈通愈损津液，且燥结症状轻者，可去之不用。

（4）小儿脾胃虚弱，临床易出现夹滞之症，故该方在应用时常加入鸡内金和莱菔子，消食导滞、除胀行滞以通便。

（五）验案精选

患儿张某，女，2 岁，2015 年 3 月 16 日来诊。

主诉：大便干 5 月。

现病史：患者近 5 个月来大便 3~4 日一行，便质干，便时常因疼痛哭泣，纳食可，眠佳，小便调。舌质红，苔白厚，脉滑。

查体：腹部叩诊为鼓音。

诊断：便秘（肠燥津亏证）。

治法：滋阴润燥、润肠通便。

处方：

玄参 8g	生地 8g	麦冬 8g	桃仁 6g
杏仁 8g	柏子仁 8g	火麻仁 10g	郁李仁 8g
橘皮 10g	甘草 6g	莱菔子 10g	鸡内金 10g

6 剂，水煎 150ml，日 1 剂，早晚温服。

二诊：患者服药后大便日 1 行，质不干，成形。舌质红苔薄，脉滑，腹软。前方加当归 8g。6 剂，水煎 150ml，日 1 剂，早晚温服。嘱家长药尽不必复诊，平素注意培养患儿良好的生活规律，合理饮食，及时排便，加强运动等。

半年后随访，患儿药后大便正常。

按语：便秘属中医学"便结"的范畴，为临床常见病，据报道因便秘就诊的患儿占综合门诊总数的 5%~10%，占小儿胃肠病门诊的 25%。目前西医治疗本病主要是口服缓泻剂、润滑剂，外用开塞露，严重者灌肠。而中医学认为，本病病位在大肠，并与肺脾胃肝肾密切相关。小儿肺为娇脏，与大肠相表里，若肺的升降功能失常，则肺失宣降，腑气不通，或肺之燥热下移大肠，则大肠传导功能失常；小儿脾常不足，脾虚无力传达，糟粕内停；胃热炽盛，下传大肠，灼耗津液，燥屎内结；肝属木，主疏泄气机，若气机郁滞，则腑气不得通畅；肾常虚，主五液而司二便，肾气不足，则开合失司，津液匮乏，肾阳不足，则大肠失于温煦，肾阴不足，则肠道失润，大便不通。故肺脾胃肝肾功能失常均可导致便秘。中医通过辨证论治疗效显著。

此患儿便质干,排便周期长,伴有肛裂,舌脉之象亦说明内有热结,日久化燥伤阴,属"肠燥津亏"。张介宾《景岳全书》所记载:"津血枯涸者,法当滋补化源。"虑其便秘日久,就诊前症状未有改善,说明其喂养情况可能存在着误区,所以贾老在处方用药的基础上着重对其家长强调了日常喂养方面的注意事项。一诊药后症状改善明显,二诊效不更方,酌情加入当归,增养血润燥之意,巩固疗效。

除药物治疗外,贾老认为本病的护理调摄非常重要。患儿在日常生活中应培养良好的饮食习惯,多食粗纤维食物、蔬菜,食药结合可缩短疗程及避免复发,同时增强腹肌锻炼,既可增加腹壁肌肉的力量,又能刺激肠动,促进排便。此外还须保持心情舒畅,戒忧思恼怒,养成良好的排便习惯。

三〇、调胃承气汤合保和丸

(一)处方来源

调胃承气汤:出自《伤寒论》;由大黄、芒硝、甘草组成;功用:缓下热结。主治:阳明腑实,发热汗出,口渴心烦,大便秘结,腹满痛拒按,脉滑数。胃热发斑,口齿咽喉肿痛,中消,疮疡等见上述症状者。

保和丸:出自《丹溪心法》;由山楂、神曲、莱菔子、半夏、茯苓、陈皮、连翘组成;功用:消食和胃。主治:一切食积。脘腹痞满胀痛,嗳腐吞酸,恶食呕逆,便秘或大便泄泻,脉滑,舌苔厚腻或黄。

(二)经验对方

组成:山楂 10g、神曲 10g、莱菔子 10g、陈皮 10g、姜半夏 8g、茯苓 10g、连翘 10g、大黄 4g、玄明粉 3g、甘草 6g。

功用:消食和胃,泻下热结。

主治:食积便秘。

方义:方中大黄苦寒以泄热通便,荡涤肠胃;芒硝咸寒以泻下除热,软坚润燥;以炙甘草调和大黄、芒硝攻下泄热之力,使之和缓;重用山楂,能消散一切饮食积滞,尤善消肉食油腻之积;神曲消食健脾,善化酒食陈腐之积;莱菔子下气消食,长于消谷面痰气之积,并为臣药。君臣相配,可消一切饮食积滞。因食阻气机,胃失和降,故用半夏、陈皮行气化滞,和胃止呕;食积易于生湿化热,又以茯苓渗湿健脾,和中止泻;连翘清热而散结,共为佐药。诸药相合,共奏消食和胃、泻下热结之功,使食积得消,胃气得和,热清湿去,诸症自愈。

临床应用:适用于胃肠积滞,大便不通诸症。临床症见脘腹痞满胀痛,嗳腐吞酸,恶食呕逆,发热汗出,口渴心烦,便秘,脉滑,舌苔厚腻或黄。

(三) 组方思想

1. 调胃承气汤缓下热结。本方以大黄苦寒,泻火通结为君,芒硝咸寒,软坚润燥为臣,甘草甘缓和中,益气养胃,以缓硝、黄之苦泄,使药力缓缓下行为佐。燥热得解,胃气自和,故名调胃承气汤。调胃承气汤不用枳、朴,虽后纳芒硝,但大黄与甘草同煎,故泻下之力较前二方缓和,称为"缓下剂",主治阳明燥热内结,有燥实而无痞满之阳明腑实证及糖尿病、皮肤病、口疮、牙龈炎等属胃肠实热见大便干或不干者。药力从胃中过,从大肠去,临证中要谨慎辨证,合理选方,以随证治之。

2. 保和丸消食和胃。保和丸实由三类药组成。第一类药是消食药:山楂、神曲、莱菔子。吴昆在《医方考》中指出:"山楂甘而酸,酸胜甘,故能去肥甘之积;神曲甘而腐,腐胜焦,故能化炮炙之腻;莱菔子辛而苦,苦下气,故能下面食之滞。"方中每味消食药都有其偏性,贾老临证时,并非山楂、神曲、莱菔子必需三药并用,可以随证并用,也可以随证取其一,还可以根据药物偏性和所伤之物及其兼夹证,随宜取用炒谷芽、炒麦芽、炒槟榔等消食之品。食积较重时,贾老喜用的一组消食导滞药为:炒三仙、莱菔子、鸡内金。第二组药是二陈汤去甘草。二陈汤具有和胃化痰之功,食积每致胃呆痰阻,故在消食化积的同时佐以化痰和胃。不用甘草,免其甘缓影响消导畅中之功。第三组药是连翘、大黄。当代医家焦树德在《方剂心得十讲》中对保和丸中使用连翘有大段的阐述:"此方妙在加入连翘一味。诸药微苦性凉,在大队消食导滞、和中降气之品中加入连翘,不但能清郁热、散滞结,而且用其升浮宣透之力,以防消降太过而使全方有升有降,有消有散,有温有凉,有化有导,呈现出一派活泼生机。再者本品善理肝气,既能舒散肝气之郁,又能苦平肝气之胜。在脾胃积滞,中运不健之机,加入平肝舒郁之品,更能防肝来乘。"可见连翘在本方中实具有画龙点睛之作用。使我们更能体会前贤对中药深入领悟和善于妙用的精神。大黄用小量(3~6g)久煎,能清热散结消积。

(四) 使用注意

1. **药量**　玄明粉其性咸、苦、寒,多服易伤正,常用 3~6g。余药除大黄、半夏外,10g 为 6~7 岁小儿常规用药量,临床依年龄及病情不同而增减药量。

2. **处方加减**

(1) 若食滞较重者,可酌加枳实、槟榔等以增强其消食导滞之力。食积化热较甚而见苔黄、脉数者,可酌加黄芩、黄连以清热;兼脾虚者,加白术以健脾。

（2）对便秘病程较短,且里热明显,或胃肠积热引起口齿咽痛等症状的患儿,对症用药的基础上,可加大大黄用量,但无须后下,仅取其清热消食导滞,软化大便之功。此外,治疗中大黄不可久用,虽然大黄泄热通便力较强,但部分小儿服后容易腹痛,且大黄中所含的鞣质物质泻后会重新出现便秘现象。

3. 煎煮及服用方法　用冷水（水量三倍于药）将上述药材（玄明粉除外）浸泡,大火煮开后,再用慢火（小火）使药液保持较小沸腾即可。从煮开后等起,时间约20分钟,倒出煎好的药液,再加冷水,量比头煎时稍少,大火煮开,再小火煮约15分钟。两次药物混合,分早晚分服。

方中玄明粉冲服,是指其他药物煎好以后将玄明粉冲入其中一起兑服。使用玄明粉时应中病即止,不可过量,恐愈通愈损津液,且燥结症状轻者,可去之不用。

（五）验案精选

辛某,女,4岁,2016年8月16日初诊。

主诉: 发热咳嗽1周,腹胀便闭4天。

病史: 患儿于1周前外出贪凉饮冷而致外感发热,经治疗感冒症状缓解,仍有低热、咳嗽反复不愈,遂于今日来我院就诊。刻下症见:低热,咳嗽,可闻痰鸣,烦躁寐差,手心潮红灼热汗出,纳呆,大便已四日未解。既往有反复积滞病史。

查体: 体温36.5℃,咽部充血,扁桃体Ⅱ度肿大,未见脓性分泌物,腹部叩诊鼓音,有轻压痛,无反跳痛、肌紧张。舌苔满布黄厚腻,脉象滑数。

诊断: 风热感冒夹滞。

治法: 清热散邪,消食通腑。

处方: 以调胃承气汤合保和丸加减。

焦三仙 8g	炒莱菔子 8g	炒鸡内金 8g	陈皮 8g
姜半夏 6g	茯苓 8g	连翘 8g	生大黄 5g
玄明粉 3g	炒苍术 6g	柴胡 6g	杏仁 6g
射干 8g	甘草 6g		

水煎服,日1剂,连服4剂。

二诊: 患儿热退,大便通,咳嗽大减,睡眠已安,纳稍增,舌苔稍厚,予成药保和丸口服巩固疗效。

按语:《伤寒论》调胃承气汤原文:"太阳病三日,发汗不解,蒸蒸发热者,属胃也,调胃承气汤主之""伤寒吐后,腹胀满者,与调胃承气汤""阳明病,不吐,不下,心烦者,可与调胃承气汤。"可见此方具有泻热和胃、润燥软坚的功效。贾老认为,该患儿外感表证后出现发热、咳嗽、烦躁寐差,便秘等症,属胃肠实热,阳明腑实,热聚于胃,痰食热阻,腑气不通。未见潮热谵语等证,主以调胃承气汤合保和丸。

　　方中以焦三仙可消饮食积滞。食阻气机,胃失和降,故佐入半夏、陈皮行气化滞,降逆和胃;茯苓淡渗利湿以健脾。食积易于化热,故佐入连翘清热散结,以治食积所化之热。大黄苦寒泄热去实;玄明粉咸寒,润燥软坚,通利大便;炙甘草甘平和中;方中柴胡、炙甘草为小柴胡汤的原型,也可加用黄芩加强清除郁热的作用;连翘轻清宣透郁热,更添一味杏仁则气化湿亦化矣! 诸药合用,共奏消食和胃、通腑肃肺止咳之功。全方旨在消食积、清郁热、通腑气,从而达邪外出。

　　调胃承气汤通过清热通下和胃,一个是使胃气下行,一个能通过畅通胃肠腑气,使上部之热下行,所以此方常用来起到釜底抽薪的作用。上部有热,特别是胃脘以上,胸膈,甚至于包括头面咽喉,上焦有热用此方,可以起到以泻代清,釜底抽薪的作用。所以临证在这方面用的也很多,譬如像血热上冲、吐血衄血等,本方釜底抽薪,引热下行,以泻代清,属上病下治之法。

　　现代研究表明调胃承气汤具有解热、解毒、调节胃肠功能、调节肠道菌群、清洁肠道、抗菌、利胆、利尿、增强免疫等药理学作用。目前该方已广泛用于消化、循环、呼吸、内分泌、免疫等多系统疾病的治疗。而保和丸及其组方具有助消化,保肝、利胆,调节胃肠,镇吐,抗溃疡,促进损伤黏膜修复及抑菌抗菌等作用。毒理试验还表明该方应用于临床相当安全。西医常见的胃肠疾病如胃食管反流症、慢性胃炎、功能性消化不良等病皆可用本方加减治疗。

三一、茵陈蒿汤合平胃散

(一) 处方来源

　　茵陈蒿汤:出自《伤寒论》;组成:茵陈、栀子、大黄;功用:清热利湿退黄。主治:湿热黄疸。一身面目俱黄,腹微满,口中渴,小便不利,舌苔黄腻,脉沉数者。

　　平胃散:出自《太平惠民和剂局方》;组成:苍术、厚朴、陈皮、甘草;功用:燥湿运脾,行气和胃。主治:湿滞脾胃。脘腹胀满,不思饮食,口淡无味,呕吐恶心,嗳气吞酸,肢体沉重,怠惰嗜卧,常多自利,舌苔白腻而厚,脉缓。

（二）经验对方

组成：茵陈 6g、栀子 2g、苍术 4g、陈皮 4g、厚朴 4g、茯苓 4g、泽泻 4g、板蓝根 4g、五味子 4g、砂仁 4g、白蔻仁 4g、甘草 4g。

功用：退疸除黄，燥湿运脾，行气和胃。

主治：新生儿病理性黄疸，皮肤、面目黄染，黄色较鲜明，伴有脘腹胀满，不欲吮乳，小便不利，大便稀溏，次数增多，精神不振或烦躁啼哭，舌苔厚腻，指纹滞。

方义：该方为贾六金主任治疗新生儿病理性黄疸（湿重于热）的经验对方，由茵陈蒿汤合平胃散加减化裁而来。湿热交蒸，困蕴脾土，肝胆疏泄失常，郁蒸肌肤，则一身面目俱黄；脾主运化，喜燥恶湿，湿热内郁，运化失司，故而脘腹胀满，不欲吮乳；湿热下注则小便不利，大便稀溏。方中重用茵陈为君药，因其"能主黄疸而利水"，祛湿热于小便；栀子清热降火除烦；苍术苦温而燥，最善燥湿以运脾；"气化则湿亦化"，故厚朴、陈皮行气消满、理气和胃；茯苓利湿而不伤正，泽泻泄热渗湿利水，宣通内脏之湿；板蓝根苦寒清热，五味子益气生津，两药有降低丙氨酸氨基转移酶，保护肝脏的作用，祛邪亦扶正；砂仁、白豆蔻辛温行气、芳香化湿；甘草甘缓和中，调和诸药。

新生儿黄疸是以初生婴儿皮肤、面目黄染为特征的疾病，古称胎黄，也称胎疸。本病是新生儿时期常见、多发疾病，临床分生理性黄疸和病理性黄疸。生理性黄疸可自行消退，不需要治疗。病理性黄疸，多见于早产儿、多胎儿、身体虚弱的高危儿等，可由不同疾病引起，积极诊治预后尚好。若重症可引起胆红素脑病，造成神经系统的永久性损害，甚至发生死亡。

难治性黄疸患儿多已接受过光疗、口服茵栀黄等多种治疗方法，病因不明，但皮肤黄染仍持续不退或退而复现，颜色较鲜亮，多伴有精神不振，大便稀溏，次数增多，舌苔厚腻等症状。贾老据此辨证其属湿热阻滞，处于湿重于热之阶段——"湿不祛、热不清，则黄不退"。贾老认为，临床常用的茵栀黄口服液存在祛邪有余，扶正不足；清热有余，利湿不足；通便有余，利尿不足之缺点。故用茵陈蒿汤合平胃散加减，集苦寒（温）燥湿、淡渗利湿、芳香化湿于一体，寒温并用、升降同调、辛苦芳淡相合，着重于祛其湿以清其热而退其黄，杂合以治，各得其宜。

临床应用：治疗新生儿病理性黄疸，属湿重于热者，以面目身黄染持续不退或退而复现为特征表现。

（三）组方思想

1. 茵陈蒿汤清热利湿。初生小儿秉受其母之湿热邪气,内蕴脾胃,熏蒸肝胆,致胆汁外溢,症见一身面目俱黄,故要以清热祛湿为首要治则。组方使用去大黄,恐苦寒败胃,更增患儿便溏一症,故去之不用。

2. 平胃散燥湿运脾。脾气之转输,湿邪之运化,皆赖于气之运行。湿邪重浊黏腻,易阻碍气机,郁而化热,杂合致病。小儿脾本最虚,受邪侵袭,则黄疸缠绵难愈。故在清热祛湿之时需要辅以健脾行气之品,燥湿以健脾,行气以化湿。

3. "利小便"为中医一大治法,贾老在临床中十分重视。黄疸因湿热内蕴,气化失职,出现小便短黄,方中茵陈、栀子苦寒通下,泄在其中,又加入茯苓、泽泻泄热利水,均意在通过利小便祛邪外出,而达到利胆退黄之效。

4. 板蓝根、五味子妙用。此二味药物的应用,既根据其药性又依据其药理,此处应运更偏重其药理。因其可有效降低转氨酶、保护肝细胞、促进肝脏的解毒过程,起到扶正的作用。

（四）使用注意

1. **药量** 4g 为新生儿常规用药量,临床依年龄及病情不同而增减药量。

2. **处方加减**

（1）加入茯苓、泽泻二味药,此处有合五苓散之义。茯苓利湿而不伤正,泽泻泄热渗湿利水,宣通内脏之湿。但不用桂枝,因其性温、味辛甘,会影响清利湿热的功效。

（2）首诊处方一般不加用白术,因其燥湿力弱而止泻力强,若大便转硬则会增加胆红素的肝肠循环,不利于退黄。

3. **煎煮及服用方法** 本方所用药物煎煮不宜太久,一般以 15~20 分钟为宜,砂仁、白豆蔻需后下。此病症患儿年龄尚轻,胃小且弱,需少量多次频服。1 天 1 剂,可分 5~6 次,共服下约 40~50ml 即可。

4. **注意事项**

（1）此病证患儿要保持大便通畅质软,便干会影响退黄之效。

（2）本方在临床运用中需注意中病即止,不可过用。后期仍需注重调理脾胃,并且患儿母亲亦需注重清淡饮食,提倡少量多次喂哺。

（五）验案精选

周某,女,28 天,2015 年 2 月 23 日初诊。

主诉:面目黄染 25 天。

病史:患儿自出生后 3 天发现皮肤面目黄染,随时间推移黄疸日渐加重,曾就诊于儿童医院诊断为新生儿黄疸,住院给予蓝光箱照射及静脉点滴茵栀黄注射液退黄治疗,效果不显。来诊时患儿面部皮肤、巩膜黄染,吐舌,纳乳尚可,大便稀溏,日泻 6~7 次。

查体:精神不振,舌红苔白厚腻,指纹淡紫于风关。颜面皮肤及巩膜黄染,躯干皮肤轻度发黄,腹软,肝脾无肿大。

辅助检查:经皮测胆红素仪测得胆红素值 15mg/dl。

诊断:胎黄(湿热阻滞证)。

治法:清热利湿退黄。

处方:以茵陈蒿汤合平胃散加减。

茵陈 6g	栀子 3g	苍术 4g	厚朴 4g
陈皮 6g	茯苓 4g	泽泻 4g	板蓝根 4g
五味子 4g	砂仁 4g	白蔻仁 4g	甘草 3g

水煎服,日 1 剂,少量频服约 30~40ml,连服 5 剂。

二诊:服药一周后,患儿皮肤面目黄染明显消退,大便尚调,舌淡红苔白厚,经皮测胆红素值降至 8mg/dl。首方茵陈加至 8g,加黄连 1.5g、炒白术 4g,继服 5 剂以巩固疗效。

按语:《医宗金鉴·幼科杂病心法要诀》有云:"儿生遍体色如金,湿热熏蒸胎受深。"孕妇湿热太盛,小儿在胎即受母之热毒,出生后湿热之邪外泄不及,泛溢肌表则身黄;肝开窍于目,影响肝胆疏泄则目黄;湿热内郁,下注膀胱则小便短黄,波及肠腑则大便稀溏。"法当渗湿兼清热",但这类小儿到我们接受治疗时其已经用过多种治疗方法,大多过用苦寒,脾胃已伤。贾老辨治此类患儿时认为其仍属湿热为患,但侧重于脾虚湿盛。故在方中加大了砂仁、白豆蔻等祛湿药的使用,淡渗利湿与芳香醒脾相结合,同时其性辛苦温,亦可防止苦寒败胃,一举两得。二诊时患儿诸症俱减,说明方证相应,故加大茵陈用量、稍加黄连,继以清热利湿,同时加用炒白术,味苦甘、性温,一可燥湿,二可健脾益气。贾老常说,医者所开处方必是经过了临证检验的有效之方,在其上加味之药必应有其道理。这也是用方遣药的奇妙之处,此处加用性凉之品随之必加以佐制之药,且所加之药一般作用并不单一,取其药性,又用其药效。

贾老强调,虽然此类患儿病程较久,但仍要据其症状表现来判断其邪气轻重,不可一味偏重清热利湿,否则过用一分苦寒之品就会损伤一分正气,致使患儿病情缠绵难愈。一般来说,对此病证十余剂足矣。

三二、当归六黄汤合牡蛎散

（一）处方来源

当归六黄汤：出自《兰室秘藏》；由当归、生地黄、熟地黄、黄连、黄芩、黄柏、黄芪组成；功用：滋阴清热，固表止汗。主治：阴虚火旺盗汗证。症见发热盗汗，面赤心烦，口干唇燥，小便黄赤，大便干结，舌红苔黄，脉数。亦治自汗。

牡蛎散：出自《太平惠民和剂局方·卷八》；由黄芪、麻黄根、牡蛎组成；原书主治：治诸虚不足，及新病暴虚，津液不固，体常自汗，夜卧即甚，久而不止，羸瘠枯瘦，心悸惊惕，短气烦倦。功用：敛汗固表。主治：体虚卫外不顾的自汗证。症见自汗，夜卧更甚，心悸惊惕，短气烦倦，舌质淡红，脉细弱。

（二）经验对方

组成：黄芪 8g、当归 8g、熟地 8g、生地 8g、黄柏 8g、黄芩 8g、黄连 4g、黄精 10g、龙骨 20g、牡蛎 20g、浮小麦 10g、麻黄根 8g、甘草 6g。

功用：滋阴清热，固表敛汗。

主治：气阴两虚夹热的盗汗自汗证。症见自汗盗汗，面色不华，口干唇燥，大便干结，舌红苔黄，脉数。

方义：方中当归、生地、熟地入肝肾而滋阴养血，阴血充则水能制火，为方中君药。盗汗因火旺迫阴，水不济火，故臣以黄连、黄芩、黄柏，三黄以泻火除烦，合苦以坚阴之意；热清则火不内扰，阴坚则汗不外泄，合君药以育阴清热。由于汗出过多，表气不固，故倍用黄芪以益气实卫、固表止汗，又可合当归、熟地以益气养血。黄精养阴润肺，补脾益气，滋肾填精的功效配黄芪、牡蛎、黄连等益气养阴，泻火泻热；麻黄根甘平，功专止汗，为佐药。小麦甘凉，专入心经，养心气，退虚热，诸药合用，则有滋阴清热、益气固表止汗之功，于是内热、外汗皆可相应而止，使气阴得复，自汗可止。

（三）组方思想

1. **当归六黄汤** 为治疗阴虚火旺的盗汗而设。因肾水不足，不能上济心火，则心火偏亢，阴虚则火愈旺，火旺则阴液不守，蒸越外出，故见以盗汗为主的诸种阴虚火旺表现。治宜滋阴清热，固表止汗。

2. **牡蛎散** 阳气虚不能卫外固密，则表虚而阴液外泄，故常自汗出。夜属阴，汗出过多，心阴不足，阳不潜藏，虚热内生，故汗出夜卧更甚。汗出过多，不但心阴受损，亦使心气耗伤，故心悸惊惕，短气烦倦。治宜益气固表；敛阴止汗。

3. **当归六黄牡蛎汤** 滋阴清热，固表敛汗。主治气阴两虚盗汗自汗证。

症见发热盗汗,面赤心烦,口干唇燥,小便黄赤,大便干结,舌红苔黄,脉数。妙用黄精养阴润肺,补脾益气,滋肾填精。配黄芪、牡蛎、黄连等益气养阴,泻火泻热,以助滋阴清热、益气固表止汗之功,于是内热、外汗皆可相应而止。

(四)使用注意

1. 药量 10g 为 6~7 岁小儿用药量,临床依年龄不同而增减药量。

2. 处方加减

(1)睡眠不安稳,加柏子仁、五味子。

(2)自汗甚者,加太子参。

(3)大便秘结者,加莱菔子 10g。

3. 煎煮及服用方法

(1)方中龙骨、牡蛎先煎 30 分钟,放入其余的药,再煮 40 分钟,煮两遍为宜。

(2)本药宜饭后 1 小时服用,早晚温服。

(3)小婴儿少量多次频服。

4. 注意事项

(1)服药后,中病即止,以防伤正。

(2)在内服中药基础上,合理膳食营养,加强户外活动,利于疾病康复,缩短病程。

(3)服药期间禁食生冷、黏腻、牛羊肉及海鲜发物。

(五)验案精选

❧ **案 1**:赵某,女,4 岁,2006 年 10 月 20 日初诊。

主诉:出汗 2 年。

病史:2 年来患儿动则满头出汗,睡眠差,夜间易醒。去医院检查考虑缺钙,补过钙片,吃过玉屏风颗粒,疗效不佳。最近 1 年来,反复呼吸道感染,肌注过头孢,口服抗病毒冲剂,出汗症状加重,故来我院门诊诊治。平素大便稍偏干,日 1 行。

查体:精神可,消瘦,面色白,方颅,"O" 型腿。咽淡红色,双侧扁桃体 I 度肿大,心肺未见异常,有鸡胸,肋弓外翻。腹软,肝脾未及肿大。舌苔白腻,脉细数。

诊断:佝偻病(气阴两虚兼火旺)。

治则:滋阴清热,固涩收敛。

处方:当归六黄汤合牡蛎散加减。

黄芪 8g	当归 8g	生地 8g	熟地 8g

黄柏 8g	黄连 4g	黄芩 8g	黄精 10g
生龙牡各 15g	珍珠母 15g	浮小麦 10g	麻黄根 8g
甘草 6g	菊花 10g		

水煎服,日 1 剂,连服 4 剂。

二诊:患儿服药后出汗症状大减,夜间微有盗汗,二诊当天有流涕、喷嚏,未发热。纳可,大便偏干,日一行。苔白稍厚,咽稍红。加防风 8g。水煎服,日 1 剂,连服 5 天。

三诊:感冒痊愈,出汗减轻,纳差,便干来调理。首方加鸡内金 10g、莱菔子 10g。水煎服,日 1 剂,连服 6 天。

按语:佝偻病是由于婴幼儿、儿童、青少年体内维生素 D 不足,引起钙、磷代谢紊乱,产生的一种以骨骼病变为特征的全身慢性营养性疾病。主要的特征是生长着的长骨干骺端软骨板和骨组织钙化不全,维生素 D 不足使成熟骨钙化不全。高危人群是婴幼儿,可以通过摄入充足的维生素 D 得以预防。北方佝偻病患病率高也可能首发表现为低钙惊厥、生长迟缓、萎靡、易激惹或者婴儿期易于发生呼吸道感染。

该患儿出汗多,易反复呼吸道感染,抓主证气阴两虚,当归六黄牡蛎汤滋阴清热,固表敛汗,三次诊治均以当归六黄牡蛎汤主方不变,即使感冒也不去加解表药,一味防风即可除热感冒治愈。纳差加鸡内金、莱菔子就可以增加食欲。从根本调整机体。

妙用黄精养阴润肺,补脾益气,滋肾填精的功效。配黄芪、牡蛎、黄连等益气养阴,泻火泻热,以助滋阴清热、益气固表止汗之功,于是内热、外汗皆可相应而止。

案 2:栗某,女,17 岁,2011 年 8 月 8 日初诊。

主诉:出汗多 10 年伴反复口腔溃疡。

病史:患儿自幼易感冒,经常打针输液,曾多次因"支气管炎""化脓性扁桃体炎"住院治疗。近 10 年来易出虚汗,动则更甚,上学期间精力不集中,心烦气躁。口腔内颊黏膜、舌面、齿龈处经常起口疮。偶有睑腺炎出现。多次求治都没有得到好的疗效。慕名到我院儿科贾老师门诊诊治。患儿平素怕冷,头晕,口黏,眠差,大便干。

查体:精神尚可,高瘦体型,毛发干燥,偏黄。口腔内有口疮于颊黏膜、舌面、齿龈处,地图舌,苔少,呈剥苔。心肺未见异常。脉浮数。

诊断:细菌性口炎;汗证(气阴两虚)。

治则:滋阴清热,固表敛汗,益气养心。

处方:当归六黄汤合牡蛎散加减。

黄精 20g	黄芪 15g	当归 12g	炒枣仁 15g
栀子 15g	知母 12g	黄柏 12g	黄连 6g
黄芩 10g	五味子 12g	炒白芍 12g	浮小麦 15g
麻黄根 12g	生龙牡各 30g	甘草 6g	生地 10g

水煎服,日 1 剂,连服 5 剂。

二诊:患儿口腔溃疡好转,出汗症状减轻,睡眠改善。当时因参加比赛考试一夜之间右眼起了睑腺炎,晨起有脓性分泌物。加秦皮 10g、炮山甲 6g,水煎服,日 1 剂,连服 4 剂。

三诊:睑腺炎治愈,口腔溃疡、出汗症状好转。患儿精神学习都明显进步,家长想继续调治根除疾病。因家在农村,开首方 10 剂。水煎服,日 1 剂。

四诊:1 年后,感冒发烧来诊,已考上大学。诉溃疡病未再复发。

按语:上述病例治疗以滋阴清热,固表敛汗,清心养阴为主。方选当归六黄牡蛎汤滋阴清热,固表敛汗。主治阴虚火旺所致的口腔溃疡,自汗盗汗。又加栀子、知母、五味子、炒白芍以助滋阴清热之力。

当归六黄牡蛎汤滋阴清热,固表敛汗,主治阴虚火旺所致的口腔溃疡、自汗盗汗。因患者反复口腔溃疡,加炒白芍养血敛阴。本案患者,合并睑腺炎,患者急火攻眼,加用秦皮、炮山甲清热解毒,消肿排脓。

案 3:田某,男,6 岁,2003 年 8 月 4 日初诊。

主诉:自幼出汗多伴尿床,易感冒。

病史:患儿自幼身体瘦弱,平时不思饮食,挑食,动则满头出汗。好动,脾气暴躁。夜间经常尿床,白天该患儿也有尿频现象,家长以为先天不足,未引起重视,没有正规治疗。因为马上上学所以前来就诊于我院贾老师门诊。大便干结,2~3 日 1 行。

查体:精神好,面色萎黄,脸颊瘦削,眼睛凹陷。毛发稀疏泛黄。心肺未见异常,腹大,肝脾未及。腹胀,叩鼓音,肠鸣音活跃。咽淡,舌苔少,呈地图舌。脉细缓。

辅助检查:X 腰骶椎正侧位片:未见异常。

诊断:遗尿;汗证(肺脾肾三虚,气阴不足)。

治则：滋阴清热，固涩收敛，健脾益气。

处方：当归六黄汤合牡蛎散加减。

黄芩 10g	黄连 6g	黄柏 10g	生地 10g
山药 10g	熟地 10g	当归 10g	生石膏 15g
黄芪 12g	浮小麦 12g	麻黄根 12g	生龙骨 30g
生牡蛎 30g	五味子 12g	甘草 6g	

水煎服，日 1 剂，连服 5 剂。

二诊：出汗症状有所减轻，吃饭情况也见好，家长有信心再来就治。上方加山茱萸 10g、桑螵蛸 10g。6 剂，水煎服，日 1 剂。

三诊：半月后复诊，面色好转，食欲增加，平素偶有感冒，尿床次数减少。能自己起床上厕所。二诊守方不变，10 剂，每周 5 剂，水煎服。

按语：原发性遗尿症俗称尿床，多指从婴儿期延续而来，5 岁以上儿童在夜间睡眠状态下的不自主排尿，每周不少于 2 次，从未有过 6 个月以上不尿床，并且排除其他可能引起遗尿的器质性疾病。至今遗尿症的病因仍不十分明确，近年的研究认为是多病因所致。膀胱功能不良是原发性遗尿症又一不可忽视的重要病因，在难治性遗尿症患者中，这一因素的影响尤其突出。研究发现 86% 的原发性遗尿症患儿存在不同类型的膀胱功能不良。这种异常并非解剖学上的，而是功能性的。

肾与膀胱互为表里，膀胱主贮藏和排泄尿液，在《灵枢·本输》中即有"膀胱者，津液之府也"的记载。小儿稚阴稚阳之体，明代儿科医家万全就指出小儿"肺常不足""脾常不足""肾常虚"的体质特点。临证辨证施治要注重小儿体质的辨识，小儿素禀肾虚，固摄无权，膀胱失约，则小便自遗。

本病临证常见患儿多胎禀不足、体弱多病或有隐形脊柱裂者，证候以睡中经常遗尿，甚至一夜数次，小便清长，面色苍白少华，神疲乏力，舌淡苔白，脉沉无力为辨证要点，或兼纳呆、便溏，或多汗易感。该患儿自幼身体瘦弱，平时不思饮食，挑食，动则满头出汗，好动，脾气暴躁。夜间经常尿床，白天该患儿也有尿频现象，脉沉细缓，证属肺脾肾三虚，气阴不足，膀胱失约。故治法以滋阴清热，固涩收敛，健脾益气，方用当归六黄汤合牡蛎散加减，服药后症状大减。方中加用黄精，甘平，归脾肺肾经，补益肺脾肾，非常适合小儿体质"肺脾肾常不足"的特点。《本草纲目》言其"补诸虚……填精髓"。贾老师擅长用黄精治疗小儿各种虚证。复诊又加山茱萸、桑螵蛸补肾助阳固涩。诸药相配阴阳并补，补涩兼施，体现其方中有法，法中有方，复方化裁的证治特色。

三三、清心涤痰汤合定痫丹

（一）处方来源

清心涤痰汤: 出自《医宗金鉴》;药物组成:人参、茯苓、橘红、半夏、黄连、竹茹、甘草、枳实、石菖蒲、胆南星、麦冬;功用:益气化痰,安神宁心。主治:急惊风后余邪未尽,惊风已止,余邪仍存,余热未尽,睡眠不安,时有惊扰,舌质红。

定痫丹: 出自《医宗金鉴》;药物组成:人参、当归、白芍、枣仁、茯神、远志、琥珀、天竺黄、白术、橘红、半夏、天麻、钩藤、甘草;功用:安神定痫。主治:病退后调理,时有惊恐惊扰,夜寐不安,面色不华,声音低微,舌质淡,脉细缓。

（二）经验对方

组成: 太子参 10g、茯苓 10g、橘红 10g、半夏 8g、竹茹 6g、甘草 6g、黄连 6g、枳实 10g、胆南星 8g、麦冬 10g、炒白芍 10g、天麻 10g、钩藤 10g、枣仁 10g、远志 10g、石菖蒲 10g、琥珀 6g。

功用: 扶正祛邪,益气化痰,安神止惊。

主治: 急惊风后余邪未尽调理,或复杂型热惊厥,患儿惊风发作已止,正气不足,面色少华,夜寐易惊,时有惊恐,舌质淡红,脉缓。

方义: 小儿急惊风病因复杂,热痰惊风为主要病机,以风热动风最为常见。临床治疗不外清热、豁痰、镇惊、息风治法。风热动风证当先清解风热,正如"疗惊必先豁痰,豁痰必先祛风,祛风必先解热,解热必先祛邪"。然临床所见多数热厥患儿极期已过,急惊风发作经治已止,为防其再度发作,不留后患,常需调理。贾老紧扣痰热这一关键病机。方中竹茹、枳实、陈皮、茯苓、半夏、甘草为温胆汤,作为基础方,有理气化痰之效,黄连苦寒清热清解余邪;太子参、麦冬、枣仁益气安神,胆南星、菖蒲、远志化痰开窍,加天麻、钩藤,息风、祛痰、止痉,琥珀粉性味平甘,镇惊安神,安五脏、定魂魄;清心涤痰汤与定痫丸合用,扶正祛邪,诸药共奏益气化痰,安神镇惊之功效。

（三）组方思想

1.《医宗金鉴·幼科杂病心法要诀》为贾老倡导中医儿科医者的必读之书。其中论述急惊后调理法颇为详尽,原文"急惊之后尚未清,痰热琥珀抱龙灵,神虚气弱痰兼热,清心涤痰大有功"。急惊风病性多阳证、热证、实证,起病急,来势凶,病情凶险,预后较差,极期多为风火相煽,常以苦寒清热,截风定搐治疗以取速效,然小儿稚阴稚阳之体,苦寒峻猛之药,伤人正气,故贾老擅长以清心涤痰汤为主方,益气化痰,宁心安神治疗急惊风后期,以杜后患。

2. 定痫丹亦出自《医宗金鉴·幼科杂病心法要诀》,为病退后补益安神以调理用,方中有六君子汤健脾益气、燥湿化痰,当归、白芍养血柔肝,天麻、钩藤祛风止痉,枣仁、远志、琥珀、天竺黄化痰宁神,其中方药组成与主方清心涤痰汤近似,故贾老在合方使用益气安神的基础上,加用天麻、钩藤祛风化痰,二药主入肝经,针对小儿肝常有余而设。

3. 二方合用化繁为简,贾老提出为我所用,化裁而用,用于急惊风后调理,疗效显著。

（四）使用注意

1. 药量 8g 为 6~7 岁小儿常规用药量,临床依年龄及病情不同而增减药量。

2. 处方加减

（1）若余热未尽,舌质红者,加黄连清心安神。

（2）肝旺风动,急躁易怒,夜寐难安患儿,加蝉蜕,与钩藤、天麻组合加强息风止惊功效。

（3）病至后期,不仅健脾益气,而且需补肾,故常加用"三补"熟地、山药、山萸肉补益脾肾,更常加黄精益气养阴。

3. 煎煮及服用方法 本方所用药物多补益之品,煎煮一般以30分钟为宜。

4. 注意事项

（1）黄连苦寒,剂量不宜太过,中病即止。

（2）服药中正常饮食。

（五）验案精选

王某,男,3岁6个月,2014年3月17日初诊。

主诉:反复热厥5次。

病史:患儿自1岁以来,因上呼吸道感染反复高热惊厥5次,近半年来有热惊厥3次,且有2次发生于一次病程中,每次惊厥发作,都伴有发热,惊厥以四肢抽搐,伴双目上视,持续时间约1~2分钟,可自行缓解,曾就诊于多家医院,脑电图异常,建议抗癫痫药物治疗。家长为求进一步诊治来诊,患儿来诊精神尚好,神志清楚,纳食好,大便干结,夜寐欠安。

家族史:患儿母亲幼年时有高热惊厥病史。

查体:发育正常,营养中等,面色尚华,舌淡红苔白,脉数。

辅助检查:①脑电图见有棘慢波,异常儿童脑电波。②头颅核磁:双侧额叶局部皮层下白质内异常信号影,考虑髓鞘化不良。

诊断:复杂型热性惊厥(惊风,气虚夹痰)。

治法:涤痰清热,平肝息风。

处方:

茯苓 8g	姜半夏 6g	胆南星 6g	竹茹 4g
枳实 8g	橘红 8g	炒枣仁 8g	太子参 8g
天麻 6g	炒白芍 8g	钩藤 8g	蝉蜕 4g
琥珀 3g	栀子 6g	炒三仙各 8g	莱菔子 8g
甘草 6g			

水煎服,日 1 剂,连服 6 剂。

二诊:上方服用 1 周,无明显不适,舌淡红苔白,脉数。前方加远志 8g、节菖蒲 8g。6 剂。

三诊:纳好,大便好转,寐好,舌淡红苔白。前方减栀子、莱菔子、钩藤、琥珀,加生地 6g、山药 6g、山茱萸 6g。10 剂。

四诊:病情平稳,大便偏干,余无不适,舌唇红苔白,脉数。上方加黄精 8g。服药 2 周。

随访,半年中因感冒发热 1 次,但未见惊厥。半年后复查脑电图示正常。

按语:患儿以有热惊厥为主症,属"急惊风"范畴,然因有热惊厥多次,并在一次病程中有反复发作,伴脑电图异常,诊断复杂型热性惊厥,当注意癫痫。贾老以涤痰清心,平肝息风,兼益气安神为治法,用清心涤痰汤合定痫丹加减,方中寓温胆汤以化痰宁神,天麻、钩藤、蝉蜕平肝息风,白芍柔肝止痉,太子参、炒枣仁、琥珀粉益气安神镇静,佐炒三仙、莱菔子消食导滞。患儿头颅核磁检查异常示"髓鞘化不良",头颅属脑,"脑为元神之府""脑为髓之海",故其本在肾,责之于胎元失养,肾精不充,遂加三补(熟地、山药、山茱萸)补肾填精,合远志、菖蒲豁痰宁心,并黄精益气养阴,贾老擅用黄精疗小儿虚证,服药 1 月,随访痊愈,效果很好。贾老提出急惊风的治疗应当注意三重三防:一是重清热防复发,复杂型热厥抽搐一次后,体温仍未降至正常,重点应控制体温,防止复发;二是重预防防发作,指单纯型热厥,当监测体温和提前预防性用药;三是重调理防转化,防止复杂型热厥转化为癫痫,当重视未病先防。

三四、导赤散合六妙汤

(一) 处方来源

导赤散:出自《小儿药证直诀》;由生地黄、甘草、木通组成;功用:清心养阴,利水通淋。原方主治:小儿心热。视其睡,口中气温,或合面睡,及上窜咬牙,皆心热也。心气热则心胸亦热,欲言不能而有就冷之意,故合面睡。现临床主治心经热盛。口渴面赤,心胸烦热,渴欲冷饮,口舌生疮;或心火移热于小肠,症见小便赤涩,尿时刺痛,舌红,脉数。

六妙汤:贾老自拟方,由苍术、黄柏、牛膝、薏苡仁、苦参、金银花组成,功用:清热燥湿解毒。主治:湿热内蕴诸证。湿热下注之痿、痹证及湿热阻滞之湿疮、带下、尿频、紫癜等。

(二) 经验对方

组成:生地 10g、通草 6g、竹叶 8g、苍术 10g、黄柏 10g、牛膝 10g、薏苡仁 10g、苦参 6g、金银花 10g、甘草 6g。

功用:清心养阴,利水通淋,清热解毒燥湿。

主治:心经蕴热及湿热浸淫,流注三焦诸症。

方义:导赤散原方中木通入心与小肠,味苦性寒,清心降火,利水通淋,用以为君。生地入心肾经,甘凉而润,清心热而凉血滋阴,用以为臣,与木通配合,利水而不伤阴,补阴而不恋邪。竹叶甘淡,清心除烦,引热下行。甘草用梢者,取其直达茎中而止淋痛,并能调和诸药,且可防木通、生地之寒凉伤胃,为方中佐使。四药合用,共成清热利水养阴之剂。

六妙汤是在四妙丸基础上加味而成。四妙丸以黄柏清热燥湿为君,苍术燥湿健脾为臣,牛膝补肝肾,强筋骨,活血通经,兼可引药下行同时为佐、使药。薏苡仁渗湿泄浊,导湿热从小便出,为佐药。苍术和薏苡仁配伍,强化健脾利湿之功,断湿热之源。全方共奏清热、利湿、活血之功,是治疗下肢痿弱,足膝红肿,筋骨疼痛,关节屈伸不利之良方。重用薏苡仁,而黄柏用量较二妙丸减少,且采用盐炒黄柏,乃取其偏于滋阴降火,从而全方的清热效力大为减弱。因此四妙丸偏于利湿除痹。贾老在前贤四妙丸基础上,再加苦参、金银花作汤剂,即本文所述六妙汤。苦参味等黄柏,寒类大黄,效似黄连,功用清热燥湿,祛风杀虫。主治湿热泻痢、肠风便血、黄疸、水肿、带下、阴痒、疥癣、皮肤瘙痒、湿毒疮痒等。药理研究,苦参有抗过敏和减轻变应性接触性皮炎反应的作用。金银花经冬不凋,味甘性寒,功用清热解毒,主治外感风热或温病发热,中暑,热痢,热淋,痔漏疮痈,疖肿,瘰疬以及一切肿毒,不论已溃未溃,以及多种感染性疾病。《本草正》谓其善于化毒,攻治痈疽肿毒,疮痒杨梅,风湿诸痛,诚为至药。

临床应用:本方清热燥湿,直捣湿热互结之邪。酌情加减后可用于治疗儿科、皮肤科湿热内蕴诸证，如婴儿湿疹、脓疱疮、少女阴道炎、银屑病、寻常疣、痔疮脱肛、习惯性擦腿动作、红斑性肢痛、下肢丹毒、尿路感染、前庭大腺炎、肠炎、痢疾、过敏性紫癜、风湿性关节炎等。

（三）组方思想

1. 导赤散清热利水，宣通郁热。原书主治小儿心热。现临床主治心经热盛诸症。贾老认为导赤散所针对的"心热"并非单纯之心火热盛，而当以蕴郁之热理解。金·刘完素在《素问病机气宜保命集·病机论第七》中所说："半身以上，湿气有余，火气复郁，所以明其热能生湿""夏日火热极甚……而万物反润，以水出液，林木津流。及体热极，而反汗液出，是火极而反兼水化"。热为湿阻而强，湿为热蒸而甚，热湿相夹则"心热"而生。此热循其经而扰及机体，便会出现"视其睡，口中气温，或合面睡，及上窜咬牙""目内赤""发搐"等"心气热"的证象，火极而反兼水化。

总之，导赤散病机之"心气热"主要是热湿相夹之蕴郁之热，而不是真正的单纯的心热或心阳亢盛之火。而后世之"心热移于小肠"是其方证病机的拓展，并非钱乙之原意。其组方机理上主要是以畅通三焦、宣通蕴郁之热为主，而并非单纯之"导心热自小便而出"。全方是一张集畅、清、利三法于一体的切合小儿病理特点的经典之方。

2. 六妙汤清热解毒燥湿。主治湿热浸淫，流注三焦诸症，治疗重在清热解毒燥湿。本方清热燥湿，能直捣湿热互结之邪。六药合作汤剂，"汤者荡也"，清热解毒燥湿功能更强，儿科临证应用效果显著。金银花为君，治痈疮肿毒未成脓能消，已成脓能溃，溃后能补。黄柏清热燥湿，泻火解毒，为诸疮必用之物；薏苡仁利水渗湿，健脾除痹，清热排脓；苍术苦温，善能燥湿，能健脾祛风湿，与薏苡仁相伍，顾护中气、防止苦寒药伤脾胃；牛膝补肝肾、强筋骨，活血祛瘀，利水通淋，引血下行，泻中有补。

3.《洞天奥旨》说：诸疮必用金银花者，以其可以消火毒也，金银花少用则力单，多用则力厚而为有功之臣。《本草逢原》说金银花为内外痈肿之要药，解毒祛脓，泻中有补，亦是痈疽溃后之圣药。《药性通考》："此药无经不达，多服将周身之毒气化为黄水从大小便排出。毒既化，疮又从何而生哉？"《本草纲目》言其功用："一切风湿气，及诸肿毒、痈疽、疥癣、杨梅诸恶疮，散热解毒。"清代名医傅山在其外科专著《青囊秘诀》中也尤为推崇金银花，对疮疡病的治疗不用刀圭外治，全部用汤剂内消，载方98首，金银花使用率最高。因此，金银花为清热解毒之要药。苦参、金银花二药相须，与四妙相合，清热燥湿解毒之功能卓著,不仅于湿热下注之痿证、痹症,而且于多种湿热为患的其他病证中,临床应用疗效显著,体现了中医异病同治之优势。

4. 贾老经验对方,既能治疗心经蕴热,热湿相夹之蕴郁之热,又能治疗湿热浸淫,流注三焦诸症;清热解毒燥湿之余,又可清心养阴,利水通淋。

（四）使用注意

1. **药量** 除竹叶、苦参、通草外,8g 为 6~7 岁小儿常规用药量,临床依年龄及病情不同而增减药量。

2. **处方加减**

（1）关木通属马兜铃科,其所含马兜铃酸,经研究证明可能引起人体肾脏损害,故临证一般用通草代替木通。

（2）若心火较盛,可加黄连以清心泻火;心热移于小肠,小便不通,可加车前子、赤茯苓以增强清热利水之功。

（3）皮肤红斑、水疱、糜烂、渗液、瘙痒,缠绵难愈者。可加防风、白芷、蝉蜕祛风止痒。

（4）过敏性紫癜兼有尿血、关节痛、腹痛等症,且病程缠绵,易于反复者,加连翘、丹皮、赤芍、小蓟、仙鹤草、茜草,清热利湿,凉血止血,兼滋阴降火,效如桴鼓。

（5）下部湿疮,可加赤小豆、赤茯苓等,以清湿热、解疮毒。

（6）妇女宫颈炎、阴道炎等属肾虚湿热下注者,或幼女性阴道炎可归属中医带下病之黄带者,临证可合用易黄汤,苦寒燥湿、淡渗利湿、健脾除湿。

（7）本方使用日久若有纳差、便溏,可加炒白术、茯苓等,健脾燥湿功效更佳,标本同治,湿祛脾健。

3. **煎煮及服用方法** 用冷水(水量三倍于药)将上述药材充分浸泡20~30 分钟,大火煮开后,再用慢火(小火)使药液保持较小沸腾即可。从煮开后等起,时间约 20 分钟,倒出煎好的药液,再加冷水,量比头煎时稍少,大火煮开,再小火煮约 15 分钟。两次药物混合,分早晚分服。

4. **注意事项**

（1）方中苦寒、阴柔寒凉药物较多,使用过程中要注意顾护脾胃。

（2）用药期间忌服寒凉、肥甘厚腻及海鲜发物。

（五）验案精选

江某,女,7 岁,2014 年 5 月 12 日初诊。

主诉:尿频尿急 3 天。

病史：患儿 3 天前无明显诱因出现尿频，尿急，伴有身热，纳呆，大便干结。

查体：体温 37.8℃，舌质红，苔黄厚，脉滑数。

辅助检查：血常规正常，尿常规中白细胞（++）、上皮细胞（+）。

诊断：泌尿道感染（膀胱湿热）。

治法：清热利湿通淋。

处方：六妙汤合导赤散加减。

苍术 10g	黄柏 8g	薏苡仁 10g	怀牛膝 10g
苦参 8g	金银花 10g	生地 8g	通草 6g
竹叶 6g	车前子 8g	瞿麦 8g	甘草 6g

水煎服，日 1 剂，连服 6 剂。

1 周后复诊，症状消失，复查尿常规正常。

按语：泌尿道感染是小儿较为常见的感染性疾病，根据病原体侵袭的部位不同，可分为肾盂肾炎、膀胱炎、尿道炎，属中医淋证范畴。《诸病源候论》："小儿诸淋者，肾与膀胱热也。"《医宗金鉴》对淋证病因病机总括"诸淋皆缘寒热湿"。对于小儿淋证的认识，古代儿科医家有认为多属于热者，亦有肾虚和属寒者。

本案患儿辨证为膀胱湿热。临床观察，小便频数，尿道灼痛，舌质红，苔黄厚，脉滑数为证候要点。起病急，病程短，有热象，贾老辨证为湿热下注，客于肾与膀胱，气化不利，开阖失司，排尿失常，故见尿频、尿急等症。故拟方六妙汤合导赤散，全方清热解毒燥湿与清热养阴共存，利水而不伤阴，泻火而不伐胃，滋阴而不恋邪。适合小儿稚阴稚阳体质，充分注意到小儿易寒易热，易虚易实，病变迅速的病理特点，服药 1 周痊愈。

三五、六味地黄汤合实脾散

（一）处方来源

六味地黄汤：出自《小儿药证直诀》；组成：熟地黄、山茱萸、山药、泽泻、牡丹皮、茯苓；功用：滋补肝肾。主治：一切慢性疾病过程中出现的肝肾不足，肾阴亏损。表现为腰膝酸软，眩晕，耳鸣，盗汗遗精，以及小儿囟开不合之症；或虚火上炎而致骨蒸潮热，手足心热，或消渴，或虚火牙痛，口燥咽干，舌红少苔，脉细数。

实脾散：出自《济生方》；组成：厚朴、白术、木瓜、木香、草果仁、大腹子、附子、白茯苓、干姜、炙甘草；功用：温阳健脾，行气利水。主治：阳虚水肿。表现为身半以下肿甚,手足不温,口中不渴,胸腹胀满,大便溏薄,舌苔白腻,脉沉迟者。

(二)经验对方

组成:生地黄 10g、山药 10g、山茱萸 10g、茯苓 10g、牡丹皮 10g、泽泻 10g、厚朴 10g、白术 10g、木瓜 10g、木香 8g、草果仁 8g、大腹皮 10g、槟榔 8g、附子 8g、干姜 8g、甘草 6g。

功用:益肾健脾,行气利水。

主治:肾病综合征。小儿水肿属脾肾阳虚,水湿泛溢者。表现为肢体浮肿,身半以下明显,按之凹陷,面色萎黄,神疲乏力,胸闷腹胀,纳少便溏,小便短少,四肢欠温,舌质淡红,苔白或少,脉缓或细弱。

方义:肾病综合征之水肿以其病机虚实夹杂,缠绵难愈而谓之阴水。脾肾功能不足是本病发生的内因,感受外邪是其反复发作的诱因,总属本虚标实。对本病的认识医家多责之脾肾阳虚而无以运化水液,且因初用激素即能获效,故多偏于温补脾肾,仅在激素发挥效用出现伤阴表现时方滋阴降火。方中生地养五脏之阴而清热、山萸肉养肝肾而涩精、山药补益脾肾而固精,三药共为君药。臣药附子善温肾阳,助气化以行水,干姜偏温脾阳,助运化以制水,二药与三补同用以阴中求阳,令阳得阴助而生化无穷;茯苓淡渗脾湿,助山药益脾,防山药敛邪,泽泻清泄肾浊,防生地滋腻敛邪,并清降肾中虚火;丹皮清泄肝火,制山萸肉之温,且防酸涩敛邪。佐以白术助茯苓健脾渗湿,使水湿从小便而利,木瓜芳香醒脾而化湿;厚朴、木香、槟榔、大腹皮、草果行气导滞,化湿行水,使气行则湿化,气顺则胀消。并以少量甘草以调和诸药。诸药合用,使滋补而不留邪,降泄而不伤正。

临床应用:治疗肾病综合征之水肿,证属脾肾阳虚,表现为肢体浮肿,身半以下明显,按之凹陷,面色萎黄,神疲乏力,胸闷腹胀,纳少便溏,小便短少,四肢欠温。

(三)组方思想

1. 六味地黄汤补肾、利水、滋阴。肾藏精,为先天之本,主水之脏。小儿稚阳未充,稚阴未长,肾常虚,表现为生理上其肾阴肾阳均未充盈、成熟,病理上"肾无实证"。水为至阴,其本在肾;现代医学中的蛋白与中医学中的精气、精微类似,其封藏于肾中,一旦邪伤肾脏,令肾封藏失职,精微即从小便渗出,故本病病位总不离肾。六味地黄丸系宋·钱乙从《金匮要略》的肾气丸去桂枝、附子而成,原名"地黄丸",用治肾怯诸证;《小儿药证直诀》言此为幼科补肾专药,原方中三泻用量较少,意在以补为主,贾老治疗水肿使用本方时茯苓、泽泻常与三补药量相同,意在加强其利水之效。肾为水火之脏,内寓元阴元阳,一损俱损,在使用激素的不同阶段,人体的阴阳会表现出不同的失衡状态,贾老认为本病虽总属阳虚,用激素易耗气伤阴,故效果多难以为继;且利水之品易伤阴津,而实脾散温燥之性亦会伤阴,因此常以本方补肝肾之阴以防止诸伤阴之弊。

2. 实脾散温阳健脾,行气利水。《素问·至真要大论》言"诸湿肿满,皆属于脾";张景岳言"水唯畏土,其制在脾,脾虚则土不制水而反克""凡治肿者必先治水,治水者必先治气,若气不能化则水必不利"。《医宗金鉴》指出"治水当以实脾为首务也"。今以实脾饮治疗阴水,既温阳健脾,又化气行水,服之能使脾阳来复,肾阳渐振,水湿得化,脾以执中以灌四傍。贾老指出实脾散与真武汤虽均治阳虚水肿,但除白芍外实脾散组成几乎包含真武汤,既温肾健脾,又行气利水,因此凡肾病水肿之脾肾气虚或脾肾阳虚证皆用实脾散即可。

3. 二方合用,补肾健脾,行气利水,六味地黄汤得实脾散补肾护阴而不敛邪,实脾散得六味地黄汤利水消肿而不伤正。

4. 易熟地为生地:熟地味浓、质厚,性味甘温,擅于温补,其所滋之阴为肾之阴精,滋腻较甚。生地性味甘寒,功长清补,清热凉血、养阴生津,其所滋之阴为五脏之阴津,现代药理研究还表明生地浸膏有利尿作用,此处易熟地为生地,既助利水,又防止伤阴,还兼清激素使用过程中所致的虚火,可谓妙矣。

5. 妙用益母草:《金匮要略》言"水不利则病血,血不利则病水",水湿浊邪阻碍经络,形成血瘀,即叶天士所谓"久病入络"。现代文献报道指出,肾病综合征患者常有血液高凝状态。活血化瘀可改善此状态,促进免疫复合物的吸收,利于病变毛细血管的修复,而药理学研究表明益母草含益母草碱等多种生物碱,毒性很低,可使尿量增加,适用于肾病综合征的各种证型,因此贾老在行气利水的基础上常加益母草,既能活血,又能利水。

(四)使用注意

1. 药量 10g为6~7岁小儿用药量,临床依年龄、体重及病情不同而酌情增减药量。

2. 处方加减

(1)水肿消退,尿蛋白减轻时可去辛热之附子、干姜,加平补肾精之菟丝子、续断、补骨脂。

(2)腰困明显者,可加菟丝子、桑寄生、杜仲。

（3）后期水肿已消，蛋白尚存，可加黄芪益气升阳。

（4）双下肢水肿明显时可加车前子、怀牛膝以加强利水之效。

3. 煎煮及服用方法　对于小儿贾老使用附子不超过10g，且方中有干姜共煎可解附子毒，故附子不必先煎，与诸药同时待水沸腾后煎煮半小时即可。分早晚两次温服，饭前半小时或饭后一小时均可。

4. 注意事项

（1）积极预防呼吸道传染病，尤其上呼吸道感染。

（2）多做户外活动，接触阳光，增强抵抗力。

（3）若邪实明显，如外感风邪、疮毒、水湿等致阳水者，不宜使用。

（五）验案精选

张某，男，8岁，2014年11月10日初诊。

主诉：间断双下肢水肿4月余，加重2天。

病史：患儿4月余前无明显诱因出现双下肢水肿，就诊于当地医院，诊断为肾病综合征，曾予泼尼松（具体剂量不详）治疗，病情时轻时重。近2天双下肢憋胀、双腿困乏无力。纳一般，眠可，大便溏，小便短少。

查体：面色萎黄，精神萎靡，双侧小腿凹陷性水肿，舌质淡胖，苔白滑，脉沉细。

辅助检查：尿常规：蛋白（+++），可见透明及颗粒管型。

诊断：肾病综合征；水肿（脾肾阳虚）。

治法：益肾健脾，行气利水。

方药：六味地黄汤合实脾散加减。

生地黄 10g	山药 10g	山茱萸 10g	茯苓 10g
牡丹皮 10g	泽泻 10g	厚朴 10g	白术 10g
木瓜 10g	木香 10g	草果 10g	槟榔 10g
大腹皮 10g	附子 6g	干姜 6g	益母草 12g
甘草 6g			

6剂，水煎服，日1剂，分早晚两次空腹温服。

二诊（2014年11月17日）：药后精神好转，尿量增加，水肿减轻，纳食增加，查尿蛋白（++）。双侧小腿凹陷性水肿（±），舌质淡胖，苔白，脉沉细。原方继服10剂。

三诊（2014年12月1日）：药后精神好转，水肿消失，偶有乏力感，纳食增加，尿量正常，大便成形。双侧小腿凹陷性水肿（-），舌质淡，苔白，脉沉细。查尿蛋白（+）。治以益肾温阳，补气活血。生地黄 10g、山药 10g、山茱萸 10g、茯苓 10g、牡丹皮 10g、泽泻 10g、续断 10g、菟丝子 10g、补骨脂 10g、黄芪 15g、益母草 10g、甘草 6g。6 剂，水煎服，日 1 剂，分早晚两次空腹温服。

四诊（2014 年 12 月 8 日）：现精神可，纳可，二便调，无明显不适。查尿蛋白（±）。上方继服 6 剂。

之后患儿间断调理，约 1 年左右。期间尿蛋白维持在（−）~（+）之间，未再见水肿。

按语：该小儿患有肾病综合征，前期使用激素治疗后效果不明显，病程较久，阴损及阳，大量水谷精微外泄，加重脾肾亏损，令阴阳两虚。初诊时以六味地黄汤合实脾散益肾温脾，化气行水，待二诊时尿量增加表明起效，以原方继续巩固，10 余剂水肿即消。后期蛋白尿恢复时间所需较久，临床依据患儿病情有所差别，但总不离益气活血，现代研究表明黄芪能增加鼠肝白蛋白 Erna 的表达，在肾病综合征的治疗中不仅能调节蛋白质的代谢，还能有效降低高脂血症，防止肾小球硬化和保护肾脏功能；而益母草碱对血小板聚集、血栓形成及红细胞聚集性有抑制作用，能改善肾功能。该患儿后期以补肾、益气、活血为法，令其正气日盛以御病邪。

三六、缩泉丸合桑螵蛸散

（一）处方来源

缩泉丸：出自《校注妇人良方》；由益智仁、乌药、山药组成；功用：补肾缩尿。主治：肾虚所致的小便频数、夜间遗尿。舌淡，脉沉弱。

桑螵蛸散：出自《本草衍义》；由桑螵蛸、远志、菖蒲、龙骨、人参、茯神、当归、龟甲组成；功用：调补心肾、健脑开窍、缩尿固精。主治：心肾两虚证。如小便频数，或尿如米泔色，或遗尿，心神恍惚，健忘。舌淡苔白，脉细数。

（二）经验对方

组成：熟地 10g、山药 10g、山萸肉 10g、乌药 10g、益智仁 10g、桑螵蛸 10g、远志 10g、石菖蒲 10g、补骨脂 10g、菟丝子 10g、生麻黄 4g、甘草 6g。

功用：补肾益气，开窍醒神，固涩缩尿。

主治：夜间遗尿，数日或者每晚均有遗尿，尿后能醒，重者一晚上遗尿数次，遗后仍熟睡不醒。舌红苔白，脉缓。

方义：遗尿是指夜间无意识排尿现象，俗称尿床，多见于学龄前儿童，轻者数日遗尿 1 次或尿出后能醒，重者夜间遗尿数次，遗后仍熟睡不醒，一般为功能性疾病。早在《内经》中就有"膀胱不约为遗溺"的记载,说明遗尿是由于膀胱不能固摄所致。其中肾与膀胱功能的正常与否尤为重要,肾为先天之本,与膀胱相表里,肾主水,司开合,膀胱的主要功能是贮尿、排尿,贮尿依靠肾气的固摄能力,排尿也要依靠其控制能力,故此作用称为肾司膀胱开合。肾气足,司开合,则能正常贮尿、排尿;肾气失于充足,开合失司,小便不能自禁,则遗尿。

方中熟地、山药、山萸肉取六味地黄丸中三补之意。熟地甘温,补血滋阴,补精益肾;山药甘平,健脾补肺,益胃补肾,固肾益精,助五脏,安神志;山萸肉酸温,补益肝肾,涩精固脱,收敛止汗。三药合用重在补肾益气。益智仁、山药、乌药构成缩泉丸。益智仁辛温,暖肾固精缩尿,《本草备要》记载:"能涩精固气,温中进食,摄涎唾,缩小便",乌药辛温,调气散寒,能除膀胱肾间冷气,止小便频数,再加山药,三药温肾祛寒,使下焦得温则寒去,膀胱之气复常,约束有权。取桑螵蛸散中之桑螵蛸、远志、石菖蒲三味,桑螵蛸甘咸入肾,补肾温阳,固精缩尿,《本草逢原》言其:"肝肾命门之药也,攻专收涩",远志、石菖蒲开窍醒神,益气安神定志,调补心肾;补骨脂辛温,补肾壮阳,固精缩尿,暖脾止泻,纳气平喘,菟丝子辛温,补肾壮阳,补肝明目,补脾止泻,固气保胎,两药相合,加强补肾固涩之功;生麻黄辛温,归肺、膀胱经,生用发汗力强,长于发汗解表利水,可利尿,并引诸药入膀胱经;甘草性平,补益脾胃,调和诸药。

贾老经过长期的临床观察总结:①小儿遗尿首先要分清功能性与器质性,前者易治,后者难疗。②腰骶部有黑青胎记的小儿要做 X 线检查排除腰骶椎隐裂的可能性。对于有此类胎记的幼儿,疗程较长,家长要有耐心,并注意饮食调理,营养均衡,养成良好的排尿习惯,且服用中药期间应做好护理工作:睡前排空小便;睡前尽量少饮水及流食、水果;夜间按时叫醒患儿,养成自己起床去卫生间排小便的习惯;避免对患儿打骂、训斥。

临床应用:治疗小儿遗尿肾虚不固证。

(三)组方思想

1. 补肾是关键。肾为先天之本,《素问·逆调论》记载:"肾者水脏,主津液",指出了肾主水的功能,即肾脏具有主管全身水液代谢,调节体内水液平衡的作用。肾与膀胱相表里,膀胱贮尿、排尿功能的发挥主要靠肾气的固摄能力,此作用称为肾司膀胱开合,故本病的关键是肾司膀胱开合失司,治疗时应积极补益肾气,增强其固摄能力。

2. 缩泉丸补肾缩尿。膀胱失于约束则遗尿,须温煦膀胱,使膀胱之气复常,则约束有权。缩泉丸中益智仁、山药、乌药能温肾驱寒,使下焦得温则寒去,寒去则气化功能正常。

3. 遗尿是患儿夜间尿床,不能自知的一种疾病,故利用尿意唤醒患儿是配合治疗疾病,养成良好的排尿习惯的一个重要方面。也就是中医所讲的开窍醒神。桑螵蛸散中远志、石菖蒲、桑螵蛸等,有调补心肾、健脑开窍、缩尿固精之效。

4. 妙用生麻黄。现代医学认为,本病是由于大脑皮层高级中枢对低级排尿反射中枢失控引起,患儿睡眠过深,不易唤醒是发生本病的一个重要原因。故"催醒"是治疗小儿遗尿的关键。方中用生麻黄有两个作用:一是归肺、膀胱经,可以引诸药入膀胱;二是药理研究表明,其对中枢神经系统有明显的兴奋作用,可以配合远志、石菖蒲开窍醒神,患儿容易叫醒。

(四)使用注意

1. **药量** 10g 为 6 岁小儿用药量,临床依年龄不同而增减药量。

2. **处方加减**

(1)病程较长的,加黄芪 12g、韭菜子 10g、覆盆子 10g、白果 10g。

(2)夜间不易叫醒者,重用生麻黄 6~8g。

(3)寒湿较重者,加炮姜 6g、肉桂 6g。

(4)积食者,加焦三仙各 12g、鸡内金 12g。

3. **煎煮及服用方法** 每剂中药煎煮两次,煎煮时先煎生麻黄,去沫。第一次:加入净水(水量倍于药物的 3~4 倍),浸泡 30 分钟后煎煮,药物沸腾后再文火煎煮 30 分钟,将药液滤出即可。第二次:煎煮沸腾后文火煎煮 20 分钟即可。

服用方法:一般为每天服用两次,早晚各服一次,服药时间:早饭前 30 分钟,晚饭后 60 分钟温服。

4. **注意事项**

(1)湿热重者慎用。

(2)遗尿好转后,应兼顾调理脾胃。

(3)对于年龄较小的患儿,可小剂量多次频服。

(4)服药期间,要做好上述护理工作。

(五)验案精选

周某,男,6 岁,2015 年 11 月 16 日初诊。

主诉:夜间尿床 6 年。

病史: 患儿 3 岁后仍有夜间尿床,每日一次,甚或数次,伴有困睡不醒,每遇其他不适,如疲劳、情绪激动、睡前饮水等遗尿现象则明显加重,面白消瘦,磨牙,纳食欠佳,便干。

查体: 体型偏瘦,舌红苔白,脉沉缓。

辅助检查: 尾骶部 X 线片示:尾骶骨未见异常;尿常规:未见异常;腹部彩超示:双肾、输尿管、膀胱未见明显异常。

诊断: 遗尿(肾气不足,膀胱失约)。

治法: 补肾益气,开窍醒神,固涩缩尿。

处方:

熟地 10g	山药 10g	山萸肉 10g	益智仁 10g
乌药 8g	桑螵蛸 10g	菟丝子 10g	远志 10g
石菖蒲 8g	补骨脂 10g	生麻黄 4g	白果 6g
甘草 6g	鸡内金 10g	焦三仙各 10g	

水煎服,日 1 剂,连服 6 剂。

二诊: 服药后,患儿仍有夜间尿床,可叫醒,纳食欠佳,大便偏干,2 日一行。前方加黄芪 10g。水煎服,日 1 剂,连服 6 剂。

三诊: 服药后,患儿时有夜间尿床,偶能自己醒。前方生麻黄加至 6g。水煎服,日 1 剂,连服 6 剂。

按语:《仁斋直指·小儿附遗方论·大小便诸证》记载:"小便者,津液之余也,肾主水,膀胱为津液之腑,肾与膀胱俱虚,而冷气乘之,故不能约制。其水出而不禁,谓之遗尿。睡里自出,谓之尿床。此皆肾与膀胱俱虚挟冷所致也",详细论述了遗尿的病因病机,即小儿肾气不足,不能温养膀胱,致膀胱气化功能失常,闭藏失职所致。治疗此病当以补益肾气,调理开阖为法。

案例中的患儿以 6 岁后仍有夜间尿床,伴有困睡不醒就诊,贾老根据症状体征及舌脉,辨为肾气不足,膀胱失约,方用缩泉丸合桑螵蛸散加熟地、山药、山茱萸、补骨脂、菟丝子、生麻黄、白果。熟地、山药、山萸肉为六味地黄丸中三补,重在调补肾气,固摄肾精;补骨脂、菟丝子温肾阳、补肾气、益肾精;生麻黄归肺、膀胱经,利小便,引药归经;白果缩尿止遗。现代医学表明,白果有收缩膀胱括约肌的作用,可以辅助治疗小儿遗尿;患儿纳食欠佳,加鸡内金、炒三仙消食化滞,开胃进食。服药 6 剂后,患儿夜间可以被叫醒,12 剂后,夜间时有自己醒来。三诊时,生麻黄加量至 6g,增强兴奋神经中枢之效,使患儿感受膀胱刺激征后易觉醒。之后调理脾胃,随诊未再有遗尿。

三七、缩泉丸合五子衍宗丸

(一)处方来源

缩泉丸:出自《校注妇人良方》;由益智仁、乌药、山药组成;功用:补肾缩尿。主治:肾虚所致的小便频数、夜间遗尿。舌淡,脉沉弱。

五子衍宗丸:出自《医学入门》;组成:菟丝子、五味子、枸杞子、覆盆子、车前子;功用:温阳益肾,补精填髓。主治:肾虚遗精,阳痿早泄,小便后淋沥不尽,精寒无子,闭经,带下稀薄,腰酸膝软,须发早白,夜尿增多,舌淡嫩苔薄,脉沉细软。

(二)经验对方

组成:乌药 10g、益智仁 10g、山药 10g、菟丝子 10g、五味子 10g、枸杞子 10g、覆盆子 10g、车前子 10g。

功用:温肾缩尿,补肾益精。

主治:膀胱虚寒伴肾虚明显而致的小便频数,余沥不净等病症。

方义:本方为治因肾气不足所致的膀胱虚寒证之方,临床多表现为小便频数,遗尿不禁。贾老运用此方治疗遗尿时常常根据患儿的具体情况随证加减,取得了良好的疗效,并得体会遗尿多与肾和膀胱的功能失调有关,其中尤以肾气不足、膀胱虚寒为多见。隋代巢元方在《诸病源候论·小便病诸候·尿床候》中明确指出:"夫人有于睡眠不觉尿出者是其禀质阴气偏盛,阳气偏虚者,则肾与膀胱俱冷,不能温制于水,则小便多,或不禁而遗尿。"故临证当补肾固尿,培补元气,温补下元使其开阖有度,水液不得随意流失,方能达到水津四布、五经并行的目的。另外临证还要考虑调畅三焦气机,开窍醒神、交通心肾使水火既济。故在小儿遗尿的治疗中,要对上述脏腑全面进行调理,才能达到治疗目的。方中益智仁辛温入肾经,温肾纳气,固摄小便;乌药辛温质重,下通肾与膀胱,温散下元之寒,以促膀胱气化,使水液不直趋于下;以山药末为糊,补益脾肾,固涩精气。三药合用,温肾祛寒,健脾运湿,肾气足,膀胱固,脾气运,气化复常,固摄有权,而建缩尿止遗之功。菟丝子既能温补肾阳,又可补益肾阴,且可补脾以资化源;枸杞子味甘质润,滋补肝肾而益精,二药合用,补肾益精的功用大增。覆盆子补肾助阳,固肾涩精;五味子滋肾水以固涩下焦。现代医学研究表明小剂量的五味子有兴奋作用,使膀胱充盈时易醒,能及时起床解溲。车前子利湿泄浊,防诸药滋腻恋邪。诸药相伍,使肾虚得补,肾精充盛,则诸症可愈。

（三）组方思想

1. 缩泉丸:温肾祛寒,缩尿止遗,主治下焦虚冷,小便频数,小儿遗尿。

2. 五子衍宗丸:温阳益肾,补精填髓。菟丝子补益肾精,固肾止遗;覆盆子益肾固精缩尿;五味子收敛止遗;枸杞子滋补肝肾;车前子利小便,与上述四药相配,补中寓泻,补而不腻。

3. 小儿素禀肾虚,固摄无权,膀胱失约,则小便自遗。本病临床所见虚寒者多。病机为肺、脾、肾三脏气化失常,膀胱失约而成。辨证论治注重小儿五脏之中"肾常虚"的特点,紧扣肾虚不固为基本病机,因此以温补肾阳、固涩为治疗大法。两方合用,共奏温肾缩尿,补肾益精的功效。

（四）使用注意

1. **药量** 10g 为学龄儿童常规用药量,临床依年龄、体重及病情轻重不同而加减药量。

2. **处方加减**

（1）若遗尿次数多者,加桑螵蛸。

（2）若困寐不醒者,加石菖蒲、生麻黄。

（3）肾阳虚者,加续断、淫羊藿。

（4）食欲不振者,加焦山楂、焦神曲、焦麦芽。

3. **服用方法及注意事项** 宜水少浓煎,服药均应在睡前 2 小时以上。服药期间,嘱患儿白天不宜过度玩耍,以免疲劳贪睡。让患儿养成良好的饮食习惯,晚饭及临睡前少饮水。并嘱家长应在患儿经常尿床的时间提前 0.5~1 小时将患儿唤醒,让其起床排尿,从而逐步形成能自行排尿的习惯。

（五）验案精选

张某,男,5 岁,2014 年 3 月 16 日初诊。

主诉:尿床 2 年。

病史:家长诉患儿尿床 2 年,自幼体弱多病,每夜均有尿床,多则一夜数遗,次数频多,白天小便清长,患儿形瘦,面色不华,纳呆,便调。

查体:舌淡苔白,脉沉细缓。腰骶部皮肤见蒙古斑。体重:17kg。

辅助检查:腰骶 X 线:隐性脊柱裂。

诊断:遗尿(肾气不固)。

治法:补肾固本,缩泉止遗。

处方:			
熟地黄 8g	山药 8g	山萸肉 8g	桑螵蛸 8g
菟丝子 8g	补骨脂 8g	覆盆子 8g	韭菜子 8g

| 乌药 8g | 益智仁 8g | 车前子 8g | 生麻黄 8g |
| 白果 8g | 甘草 6g | | |

水煎服，日 1 剂，连服 6 剂。

二诊：诸症较前明显好转，由每天遗尿转为 1 周仅有 2 天尿床，纳呆，大便尚调，舌脉同前。加巴戟天 8g、鸡内金 8g、黄芪 8g。患儿服药 20 余剂后，诸症消除。随访未再复发。

按语：本病临证常见患儿多胎禀不足、体弱多病或有隐性脊柱裂者，证候以睡中经常遗尿，甚至一夜数次，小便清长，面色苍白少华，神疲乏力，舌淡苔白，脉沉无力为辨证要点，或兼纳呆、便溏，或多汗易感。隐性脊柱裂因禀赋不足致肾不能主骨生髓。熟地专补肾阴，补精益髓；山萸肉味酸，性温，补益肝肾，收敛固涩，为君。乌药、益智仁，与山药相须，合为"缩泉丸"，三药合用，温肾祛寒，使下焦得温而寒去，则膀胱之气复常，约束有权，遗尿自止。桑螵蛸为治疗遗尿的专药，其甘酸微温，益肾固精缩尿，为固精缩尿之要药，菟丝子、补骨脂、覆盆子、韭菜子，性味偏温，均有补肾之功，又有缩尿之效，加强益肾固精缩尿。山药、益智仁、补骨脂不仅入肾，而且皆入脾经，均有补肾健脾之功。麻黄入肺及膀胱经，具有辛温发散、宣肺通阳化气之功，配白果，也入肺经，不仅敛肺，且具有收涩之功。二药一宣一敛，使水道通畅、膀胱开合有度，起到宣上通下，以上制下的功效。诸药合用，共奏补肾固本，缩尿止遗之功。